# Besser als Chemotherapie, Bestrahlung oder Medikamente sind natürliche Heilmittel

Dies wurde durch Tausende von wissenschaftlichen Untersuchungen bestätigt. Geben Sie Zivilisationskrankheiten keine Chance.

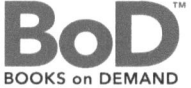

BoD™
BOOKS on DEMAND

Ich widme dieses Buch meinem geliebten Mann und Seelenpartner Michael mit dem Zitat von Nelson Mandela

**„Unser größter Ruhm ist nicht, niemals zu fallen, sondern jedes Mal wieder aufzustehen."**

Es ist gleichzeitig eine Botschaft an all jene, die meinen Mann und mich am liebsten haben fallen sehen.

Inas Mariam Al Naqib

# Besser als Chemotherapie, Bestrahlung oder Medikamente sind natürliche Heilmittel

Stärken Sie ihre Selbstheilung und
ihr körpereigenes Abwehrsystem
ohne Chemie und Medikamente.
Geben Sie Krankheiten wie
Krebs keine Chance.

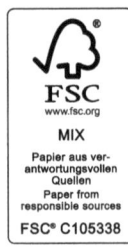

Bibliografische Information der Deutschen Nationalbibliothek:

Die Deutsche Nationalbibliothek verzeichnet diese Publikation in der Deutschen Nationalbibliografie; detaillierte bibliografische Daten sind im Internet über http://dnb.dnb.de abrufbar.

Herstellung und Verlag: BoD – Books on Demand, Norderstedt
ISBN: 978-3-7504-0662-9

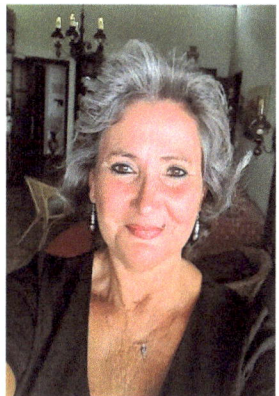

In diesem Buch finden Sie ausschließlich wissenschaftlich geprüfte und bestätigte Fakten aus der Natur, die eindeutig besagen, dass natürliche Heilmittel besser als Chemotherapie, Bestrahlung und Medikamente sind. Dies wurde durch Tausende von wissenschaftlichen Untersuchungen bestätigt. Auch Sie können ihre Selbstheilung und ihr körpereigenes Abwehrsystem stärken. Geben Sie Zivilisationskrankheiten wie Krebs keine Chance. 7 Jahre sind nun seit der Krebserkrankung meines Mannes vergangen. Durch seine Genesung habe ich mich entschlossen, dieses Buch für Sie zu schreiben. Für meinen Mann war damals sofort klar, dass er keine Chemotherapie und keine Bestrahlung akzeptieren würde. Schließlich fanden wir Alternativtherapien, die meinen Mann vom Krebs befreiten. Ich widmete mich dem Thema Ernährung und konzentrierte mich auf Naturprodukte, die speziell vorbeugend als auch therapierend erfolgreich gegen Krebs agieren. Ich möchte Ihnen mit diesem Buch mein bzw. unser erworbenes Wissen weitergeben. Wir können uns gegen Umweltgifte, Elektrosmog, Chemtrails und Pestizide schützen. Ich zeige Ihnen, wie wichtig Naturprodukte für uns Menschen sind und dass eine Entgiftung unumgänglich ist. Besonders in der heutigen Zeit, wo das Wasser, unsere Nahrung und unsere Luft kontaminiert sind. Die Natur lügt nicht. Sie schenkt uns Gesundheit, entgiftet unseren Organismus, lindert unsere Schmerzen und heilt unsere Krankheiten. Meinem Mann hat die Natur geholfen, krebsfrei zu werden, ohne Chemotherapie und ohne Bestrahlung. Ich veröffentliche hier meine persönliche Schatzkammer, mit vielen ausgewählten Naturprodukten.

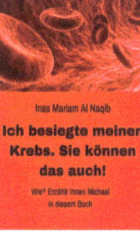

„Ich besiegte meinen Krebs. Sie können das auch!
Wie? Erzählt Ihnen Michael in diesem Buch".

# Impressum Fortsetzung

Bilder: Pixabay Creative Commons CC0

# Inhaltsverzeichnis

## Vorwort

Ich hätte niemals gedacht, dass mich das Leben eines Tages so herausfordern würde. Nachdem ich mehrere Schicksalsschläge erfolgreich gemeistert hatte, schien mein Leben als Mutter, Ehefrau und Gesundheitsberaterin seinen Lauf zu nehmen. Glücklich und stolz war ich schon immer auf meine Familie, die für mich meinen Lebensinhalt darstellt. Eines Tages kam mein Mann nach einem Arztbesuch nach Hause und bat mich, ruhig zu bleiben. Diese Worte alleine trieben mir schon die pure Panik ins Gesicht. Seit Wochen hatte er starke Durchfälle, die ihn zu seinem Arzt führten. Die Diagnose hieß Krebs. Er hatte ein Magenkarzinom und ein Barrett-Karzinom der Speiseröhre und unbeschreiblich schlimmen Durchfall. Der Wille meines Mannes war von Anfang an klar definiert: Keine Chemotherapie und keine Bestrahlung. Er stand in seiner Größe vor mir, sah mich an und war fest entschlossen, dem Krebs die Stirn zu bieten.

In den letzten 7 Jahren nach der Krebsdiagnose habe ich viele Alternativtherapien gegen Krebs kennen lernen dürfen. In diesem Buch habe ich mich ausschließlich auf wissenschaftlich geprüfte und bestätigte Studien konzentriert, die eindeutig besagen, dass natürliche Heilmittel besser als Chemotherapie, Bestrahlung und Medikamente sind. Ich habe mich auf diese Naturprodukte konzentriert, die speziell vorbeugend als auch therapierend erfolgreich gegen Krebs agieren. Leider erkranken immer mehr Menschen an Krebs. Es gibt aber Wege, wie wir uns gegen Umweltgifte, Elektrosmog, Chemtrails, und Pestizide schützen können. Ich gebe Ihnen Einblicke, wie wichtig die Natur für uns Menschen ist und dass eine Entgiftung des Organismus von immenser Bedeutung ist. Besonders in der heutigen Zeit, wo nicht nur das Wasser und unsere Nahrung kontaminiert sind, sondern wir auch gezwungen werden, die belastete Luft einzuatmen. Die

Natur lügt nicht. Sie schenkt uns Gesundheit, entgiftet unseren Organismus, lindert unsere Schmerzen und heilt unsere Krankheiten.

Meinem Mann hat die Natur geholfen, krebsfrei zu werden, ohne Chemotherapie und ohne Bestrahlung. Wie er das im Einzelnen geschafft hat, erzählt er in dem Buch **„Ich besiegte meinen Krebs. Sie können das auch!"**.

## Einleitung

Krebs entwickelt sich immer mehr zu einer Volkskrankheit. Viele namhafte internationale Wissenschaftler behaupten Folgendes: Bis zum Jahr 2020 wird jeder Zweite und bis zum Jahr 2030 jeder in den Industrieländern an Krebs erkranken, wenn man sich nicht schützt. Es gibt eine Krebs-Epidemie. In der Gegenwart werden die Umweltgifte sehr stark zunehmen und die Menschen werden aufgrund dieser Tatsachen immer kränker. Die Liste der Umweltgifte, Strahlungen und Elektrosmog ist mannigfaltig. Die Ernährung spielt jedoch auch eine große Rolle, ganz abgesehen von all den genmanipulierten Produkten, die alles andere als gesund für unseren Körper sind. Alles, was nicht der Natur entspricht, also manipuliert wurde, ist schädlich für unseren Organismus. All die industriellen Nahrungsmittel haben mit der Natur gar nichts zu tun und somit sind sie Gift für uns Menschen.

Zusammengefasst kann man sagen, es gibt auf sehr vielen Gebieten extrem negative Entwicklungen, die zusammenwirken und dann den Organismus schlicht und ergreifend zerstören. Vielen ist eventuell nicht bewusst, dass zu den Umweltgiften auch die Radioaktivität gehört, die deutlich zu messen ist. Die offiziellen Messungen geben grünes Licht, jedoch besagen die tatsächlichen Messungen, dass unsere Atmosphäre und Meere stark belastet sind. Die Zunahme der Radioaktivität nimmt natürlich Einfluss auf die Landwirtschaft und damit auf jeden von uns, denn all diese verstrahlten Nahrungsmittel landen auf unseren Tisch.

Radionuklide gehen in den Boden und somit in das Gras, in das Gemüse, werden von den Tieren aufgenommen und schließlich von uns. Zwischen dem Verzehr dieser verseuchten Produkte und der Erkrankung können Jahre liegen, also ist die Ursache oft nicht zu eruieren. Es ist für uns Menschen fast aussichtslos, sich gegen diese gravierenden Umweltgifte zu schützen. Wir werden gezwungen, die verseuchte Luft zu atmen, das kontaminierte Wasser zu trinken, die vergifteten Lebensmittel zu essen und zu guter Letzt sind wir permanenten Bestrahlungen ausgesetzt. Dass wir Krebs bekommen müssen, liegt bei all diesen Gefahren auf der Hand. Hier zu kapitulieren und zu sagen, dass es eben so ist, wäre der erste Schritt zum Suizid. Wir haben immer eine Chance, uns zu schützen, auch vor vielen negativen Einflüssen. Gerade was die Ernährung betrifft, sollten wir unbedingt wissen, dass die Natur uns viele Heilmittel schenkt. Naturprodukte, die in der heutigen Zeit als Heilmittel anerkannt und wissenschaftlich bewiesen wurden. Diese Nahrungsmittel braucht jetzt unser Körper mehr denn je, um sich vor den negativen Einflüssen zu schützen. Genauso wichtig ist ionisiertes, hexagonales Wasser, es ist lebensnotwendig. Nicht zu vergessen sind auch Luftreiniger, die uns wenigstens im Haus die Luft säubern. Wenn uns der Krebs dann dennoch erwischt, dann sorgen jene wissenschaftlich bewiesenen Heilmittel, die ich in diesem Buch benenne, dafür, dass sich unsere Zellen wieder regenerieren können. Anders als bei der Chemotherapie, die uns dann endgültig, im wahrsten Sinne des Wortes, tötet. Unser Planet bietet uns für jede Krankheit das passende Naturprodukt. Diese Heilpflanzen wecken unseren inneren Arzt, der uns vor bösartigen Krankheiten schützen als auch heilen kann. Schützen Sie sich und Ihre Familie gegen all diese Umweltgifte. Nehmen Sie es nicht auf die leichte Schulter und beugen Sie unbedingt vor. Die Gesundheit ist das höchste Gut eines jeden Menschen. Handeln Sie, bevor es zu spät ist.

## Kapitel 1: So fing alles an

Es war an diesem Tag alles anders, ich fühlte mich ausgelaugt und wartete darauf, dass mein geliebter Mann endlich vom Arzt zurück nach Hause kam. Ich wusste sofort, als er zur Tür rein kam, dass etwas passiert sein musste. Michael eröffnete das Gespräch und sagte: „Mein Schatz, ich habe Krebs. Mache dir aber keine Sorgen, das bekommen wir wieder hin." Er sprach das so aus, als ob er eben eine Beule ins Auto gefahren hätte. Für Michael war sofort klar, dass er seinen Weg mit allen Konsequenzen selbstbestimmt geht. Michael hat nie gezweifelt, dass er eine Lösung finden würde.

Für mich war die Zeit der Erkrankung meines Mannes ein Höllenritt, der mich zu einem neuen Menschen gemacht hat. Meine Liebe und meine Verbundenheit zu meinem Mann sind mit Worten nicht zu beschreiben. Bei all seinen Qualen, bedingt durch die unzähligen Durchfälle, war er stets darauf bedacht, dass es mir gut geht und ich die Hoffnung nie aufgeben darf. Er war der Todkranke, der Fels, der mich gestützt und getröstet hat. Michael ist ein ganz außergewöhnlicher Mann, er ist so, wie man sich einen backen würde, sofern das geht. Damit Sie wissen, was ich meine, möchte ich Ihnen Michael in wenigen Worten beschreiben. Er ist verantwortungsbewusst, ich kann mich zu 100% auf ihn verlassen. Er ist ehrlich und artikuliert ungeschminkt seine Meinung. Ich kenne keinen selbstloseren Menschen als ihn. Er bringt mich zum Lachen und fängt mich auf, bevor ich den Ansatz der Traurigkeit verspüre. Unsere Ehe ist ein Traum und er bettet mich mit seiner

Liebe immer auf rosa Wolken. Wir gehören einfach zusammen und sind Seelenpartner.

Michael erklärte mir, dass wir ein Selbstheilungsprogramm ins Leben rufen müssen, um seinen Krebs zu besiegen. Die komplette Umstellung aller Nahrungsmittel und Getränke hielt Einzug in unser Leben. Ich recherchierte und analysierte in der Apotheke Gottes und fand jeden Tag neue Hinweise und Erkenntnisse. Mittlerweile sind wir davon überzeugt, dass für jede Krankheit ein Kraut gewachsen ist. Nicht nur aus dem Grund veröffentlichen wir dieses Buch für Sie.

Nach expliziter Auswahl aller Daten und Fakten haben wir – mein Mann und ich - uns auf ein 5-Säulen-Programm geeinigt, um seinen lieben Krebs zu tätscheln und zu verwöhnen, damit er keine Lust mehr hat, größer zu werden.

In meinem Buch: „Ich besiegte meinen Krebs. Sie können das auch!" haben wir davon erzählt. Ich beschränke mich hier nur auf eine Zusammenfassung der einzelnen Säulen, um Sie nicht zu langweilen.

- Säule 1: Cherry picking in der Schulmedizin
- Säule 2: Back to the roots – zurück zu den Ursprüngen. Reset aller „falschen" Verhaltensmuster. Affirmationen für eine positive Zukunft
- Säule 3: Absolute Entgiftung des Körpers, Aktivierung des inneren Arztes
- Säule 4: Ernährung, komplette Umstellung aller Nahrungsmittel und Getränke
- Säule 5: Stärkung der Selbstheilungskräfte durch Meditation

Mit Hilfe dieser 5 Säulen hat Michael es geschafft, gesund zu werden. Durch diese unbewusste Auswahl entstand eine

Reihenfolge, die Michael krebsfrei werden ließ. Hier mit ein paar Worten die einzelnen Säulen.

**Säule 1** gab ihm am Anfang Sicherheit. Er wollte keine Chemo und keine anderen lebensbedrohenden Maßnahmen akzeptieren. Er brauchte aber analytische Messergebnisse, um jederzeit beliebig und flexibel reagieren zu können. Durch seine Maxime, sich nur bedingt der Schulmedizin auszuliefern, konnte er sich immer sicher sein, dass keiner etwas an ihm „ruinieren" konnte. Somit war Säule 1 Basis seiner Heilung und zählt zu den Fundamenten seines Erfolges.

**Säule 2** war in den Anfängen seiner Therapie sein persönliches Non (Nec) plus Ultra (lateinisch für „Nicht mehr weiter") im Sinne der Säulen des Herakles. Ohne eine komplette Umkonditionierung hätte er den Krebs niemals besiegen können. Und ich behaupte, dass keiner seinen Krebs besiegen wird, ohne seine alten Verhaltensmuster zu beerdigen.

**Säule 3** verschaffte ihm die Möglichkeit, innerhalb kürzester Zeit seinen komplett kontaminierten Körper zu entgiften. Als Abfallprodukt fand er noch seinen inneren Arzt, der in ihm schlummerte. Dieser wurde durch eine über 5000 Jahre alte überlieferte Heilkunst zum Leben erweckt. Ohne Totalentgiftung gibt es keine Heilung!

**Säule 4** war am Anfang nicht kriegsentscheidend. Ohne die vorangegangenen Steps hätte die Ernährung alleine nichts bewegt. Wer sich nur auf die Ernährung in dieser Phase der Gesundung verlässt, ist meiner Meinung nach verlassen! Die Ernährung übernimmt erst ab einem späteren Zeitpunkt eine wichtige Rolle. Die Ernährung gewinnt mit zunehmender Gesundung an Bedeutung.

**Säule 5** war essenziell! Aber auch hier muss ich klipp und klar sagen, dass ohne Säule 1 bis 4 die Meditation nur Schall und Rauch für einen Anfänger wie meinen Mann gewesen wäre. Die Meditation war wichtig und ihre Bedeutung wächst mit dem Zustand der Gesundung. Natürlich trifft diese Aussage nur auf Anfänger zu. Profis können alleine mit der Meditation alles erreichen.

Das waren noch einmal die 5 Säulen, die Michael gesund gemacht haben, in einer Kurzfassung. Heute, 7 Jahre nach diesen damaligen Ereignissen, habe ich mich dazu entschlossen, dieses Buch für Sie zu schreiben, um Ihnen etwas an die Hand zu geben, wie es auch ohne Chemotherapie, Bestrahlung und Medikamente geht. Bereits Paracelsus (1493 – 1541) sagte damals: „Gott hat niemals eine Krankheit entstehen lassen, für die er nicht auch eine Arznei geschaffen hat."

## Kapitel 2: Ernährung

Nun einiges zur Ernährung. Wussten Sie, dass Sardinien auch Die Insel der 100-Jährigen genannt wird? Dieses Phänomen wird immer wieder auch mit der Ernährung der Sarden in Verbindung gebracht. Hintergrund sind Veröffentlichungen im Zusammenhang mit den so genannten "Blue Zones". "Blue Zones" sind Regionen, in denen prozentual überdurchschnittlich viele Frauen und Männer sehr alt werden.

Folgende Regionen sind auf der aktuellen Liste verzeichnet: die griechische Insel Ikaria, Loma Linda in Kalifornien, Nicoya in Costa Rica, die japanische Insel Okinawa und Sardinien (hier besonders einige Dörfer im Inneren der Insel).

Als wichtiger Faktor für dieses Phänomen wurde von den Altersforschern die Ernährung herangezogen. Für Sardinien wurde die berühmte Kreta Kost, die eigentlich sardische Kost heißen müsste, genannt, die, so die These, lebensverlängernd wirken soll.

Die Sarden bevorzugen Ziegen- und Schafskäse, die reich an Nährwerten und leichter verdaulich als Kuhmilch und -käse sind. Die Sarden verwenden gerne den wilden Fenchel, der reich an Vitamin A, B und C ist und hilft, den Blutdruck unter Kontrolle zu halten. Sie lieben Olivenöl, Nüsse und Mandeln, Gemüse wie Bohnen, Kichererbsen und Disteln, Früchte und ab und zu Fisch oder helles Fleisch. Nicht zu vergessen das obligatorische Glas Cannonau, der sardische Wein par excellence, der reich an Antioxidantien ist und viele pflanzliche Farbstoffe besitzt.

Natürlich liegt es nicht nur an den Lebensmitteln, dass die Sarden alt werden. Es ist eine Kombination der verschiedensten Faktoren. Es spielen alle Lebensumstände eine Rolle. Es geht um Bewegung an der frischen Luft, um viele Sonnenstrahlen, um soziale Kontakte in der Familie, im Freundeskreis, im Dorf. Es geht um Wertschätzung der Menschen und um Respekt. Natürlich geht es besonders auch um das Essen und das Trinken. Wobei die Ausgewogenheit der Ernährung mit viel Gemüse und Hülsenfrüchten und relativ wenig Fleisch eine besondere Rolle spielt.

Ich möchte Ihnen hier noch von einer Studie aus Spanien berichten. In Pamplona wurde von Miguel Martinez Gonzales (Professor und Ernährungsforscher) eine Studie betrieben, die Mammakarzinome untersuchte. International ist die Häufigkeit von Brustkrebs ganz unterschiedlich. Die Spitze der Häufigkeit liegt in den USA im Gegensatz zu Mitteleuropa, wo Brustkrebs noch viel seltener vorkommt. Dies liegt eben auch an der Ernährung. Die amerikanische Lebensweise ist medizinisch gesehen die schlechteste auf der ganzen Welt.

Auch dort, wo mitteleuropäisch gegessen wird, steigt die Brustkrebsrate. Hingegen dort, wo mediterran gespeist wird, kommt Brustkrebs viel seltener vor. Es haben nicht die Länder am meisten Krebs, in denen die hygienischen Verhältnisse katastrophal sind, sondern die Länder mit wenig Sonne und einer Zivilisationsernährung, die von Geschmacksverstärkern durchzogen ist. Konsumieren Sie täglich gutes Olivenöl, ein Glas Rotwein, Gemüse und Kräuter, das hilft, sich vor Krebs zu schützen.

Noch ein Tipp zuletzt, was die Ernährung betrifft. Erinnern Sie sich bitte an frühere Zeiten, da kam der „Sonntagsbraten" auf den Tisch. Ein spezielles Essen, auf das sich die ganze Familie freute, weil es Fleisch gab. Sonntag war der Tag in der Woche, an dem die Familie allesamt am Tisch saß und Fleisch aß. Also einmal in der Woche. Genau diese Ernährung würde wunderbar in einen perfekten Ernährungsplan passen. Wir haben dieses besondere Essen leider in der modernen und schnelllebigen Welt verlernt. Fleisch ist billig um die Ecke vom Discounter zu erwerben. Dass es aber Fleisch ist, das aus einer Massentierhaltung stammt, wo die Tiere unter katastrophalen Zuständen gehalten werden und mit genmanipulierten und antibiotikahaltigen Zutaten gefüttert werden, ist vielen nicht bewusst. Nicht nur, dass wir diese grausame Tierhaltung mit dem Erwerb von diesem Fleisch billigen, wir vergiften unsere eigenen Zellen mit all den Giften, die dieses Fleisch beinhaltet. Vielleicht denken Sie darüber nach. Einmal in der Woche sollten wir Fleisch verzehren, aber nur von glücklich, freilebenden Tieren. Achten Sie bitte darauf, woher das Fleisch kommt, und was Sie zukünftig sonntags auf Ihrem Tisch zum Wohle Ihrer Familie auftischen.

## Die Ernährung spielt eine maßgebliche Rolle für unsere Gesundheit und ein langes Leben.

Krebs überlebt nur in einem übersäuerten Gewebe. Es ist also von höchster Priorität, unseren Körper zu entsäuern und sich basisch zu ernähren.

## Kapitel 3: Erreger von Krankheiten

W as verursachen Erreger? Sie lösen Krebs aus, schwächen unser Immunsystem, sie geben Toxine ab, die wiederum unsere Organe manipulieren (Toxoplasmose - Depression – Tod). Sie befinden sich im Tumor und sind der Tumor.

Wenn wir also wüssten, welche Heilmittel sowohl gegen Erreger als auch gegen Krebs wirken, kann man rückschließen, welche Ursache welche Erreger auslösen.

Anti-Erreger-Mittel sind gleichzeitig Mittel gegen den Krebs, also Anti-Krebs-Mittel. Aus diesem Grund ist ganz klar, dass Erreger mit Krebs zu tun haben müssen.

Erreger sind als Krebsauslöser inzwischen anerkannt. Tatsächlich ist Dr. Robert Bell, ein Krebsforscher und ehemaliger Vizepräsident der internationalen Krebsforschung am Cancer Research Fund UK, nach zahlreichen Forschungen zum Schluss gekommen, dass Impfungen mit ein Grund sind für die Krebsentwicklung. Das ganze wurde vom amerikanischen CDC Center for Disease Control and Prevention bestätigt. Sie gaben zu, dass in Impfstoffen Krebsviren beigemischt wurden.

**Der Erreger heißt Simian Virus SV40.**

Das ist **keine Verschwörungstheorie**, das ist anerkannt, bewiesen und bestätigt.

Übrigens ist eine der am häufigsten vorkommenden Erreger, der Eppstein Barr Virus (EBV), der bei 70% von uns Menschen vorkommt. Diese Erreger lösen Krankheiten aus. Leider sind diese Erreger in Verbindung mit Toxinen extrem aggressiv und leiten Krankheiten ein. Dazu muss man auch die Borrelien erwähnen, die Infektionen verursachen. Borrelien und EBV-Erreger ergänzen sich wunderbar, sie können sehr schnell bis in die DNA eines

Menschen vordringen und sind somit im Blut fast aussichtslos nachzuweisen. Es ist heutzutage eine Seuche, die man aber gerne und bewusst verschweigt.

Die Verbreitung der Borrelien geschieht schon lange nicht mehr nur durch Zecken, sondern ist durch alle Insektenstiche möglich. Stellen Sie sich bitte ein totes Tier vor, von dem Insekten Blut aufnehmen. Was passiert, wenn das Insekt danach Sie sticht, brauche ich ja hier nicht zu skizzieren, oder? Eventuell kennt der ein oder andere von Ihnen den Biologen Günther Enderlein oder den Mediziner Dr. Alfons Weber oder die Physiologin Dr. Hulda Regehr Clark. Dr. Hulda Regehr Clark lebte von 1928-2009. Sie stellte die Clark-Therapie auf. Diese besagt, dass es ausschließlich zwei Ursachen für chronische Krankheiten gibt. Die eine Ursache sind Parasiten, die andere Ursache Umweltgifte. Ferner sagt Dr. Clark, wenn man die Parasiten tötet und die Umweltgifte meidet, dann seien diese Krankheiten heilbar. All diese Wissenschaftler-es gibt noch mehr- sind sich einig, dass Bakterien, Protozoen und Parasiten Krebs auslösen können, sogar Krebs sind. Wenn also diese Einzeller sich verbinden, bilden sie ein neues Lebewesen. Dieses Lebewesen ist in der Entwicklung extrem kräftig und voller Energie. Es lebt dann komplett egoistisch zum Leidwesen des gesamten Organismus. Auch diese Theorien lehnt die Schulmedizin mit der Begründung ab, dass man dies natürlich im Mikroskop sehen müsste. Fakt ist jedoch, was man im Mikroskop nicht sucht, weil man es gar nicht kennt, kann man auch nicht finden.

Seltsamerweise ist aber bewiesen und wissenschaftlich anerkannt, was die Einzeller - die Toxoplasmen – beim Menschen verursachen. Sie sind in der Lage, in den Menschen schwerste Depressionen auszulösen bis hin zum Suizid.

Für mich und für alle, die sich mit diesem Thema beschäftigen, stellt sich hier die Frage, wenn Toxoplasmen das menschliche

Gehirn so manipulieren können, dann werden auch andere ähnlich geartete Lebewesen ebenfalls diverse Fähigkeiten besitzen. Würde die Schulmedizin dies anerkennen, dann hätten wir gezielte Mittel aus der Natur, die Krebs bekämpfen.

Die russische Chemikerin Tamara Lebedewa hat wissenschaftlich bewiesen, dass es sich bei Krebs um die einzelligen Parasiten, den Trichomonaden, handelt und nicht um entartete Körperzellen. Sie stellte fest, dass diese Einzeller die Fähigkeit besitzen, sich ihrer Umgebung absolut anzupassen. Dies sei auch der Grund, warum man bei mikroskopischer Betrachtung von Krebsgewebe die Trichomonaden nicht erkennt, also fälschlicherweise nicht als Parasiten entlarvt, sondern mit den Körperzellen verwechselt.

Salinomycin ist ein natürliches Antibiotikum. Es ist wissenschaftlich als Heilmittel gegen Krebs anerkannt. Hier existiert also ein anerkanntes Heilmittel gegen Krebs, was in der Lage ist, Mikroorganismen und gleichzeitig Krebs-Stammzellen zu töten. Dies alleine ist eine Bestätigung für die Theorie von Dr. Hulda Regehr Clark und natürlich von Tamara Lebedewa. Immer dann, wenn ich so etwas lese, fällt mir Christian Morgenstein ein, und ich denke an „Die unmögliche Tatsache", in der er schreibt:

*„Und er kommt zu dem Ergebnis:*
*Nur ein Traum war das Erlebnis.*
*Weil ,so schließt er messerscharf,*
*nicht sein kann, was nicht sein darf."*

Hier lesen Sie als Beispiel eine verheerende Fehldiagnose: Eine Dame wurde mit der Diagnose eines Schilddrüsenkarzinoms nach Hause geschickt. Vor ihr lag also ein langer Leidensweg mit Chemotherapie, wenn sie sich der Schulmedizin hingegeben hätte. Die Dame suchte jedoch eine andere Lösung und begab sich zu einem Mediziner, der Krebs nicht mit Chemotherapie behandelt. Er untersuchte die Dame und stellte fest, dass sie kein Krebs hatte, sondern Filariose (Infektion mit Fadenwürmern). Die Dame wurde erfolgreich mit Naturpräparaten behandelt. Wäre sie nicht zu einem anderen Mediziner gegangen, so hätte sie sich einer ganz klassischen Krebsbehandlung unterziehen müssen. Ob sie das überlebt hätte, stelle ich hier einfach mal in Frage.

Für die Schulmedizin und vor allem für die Pharmaindustrie ist es ausgeschlossen, der Theorie von Dr. Clark nachzugeben. Warum? Weil man dann ganz gezielte Naturheilmittel gegen Krebs einsetzen müsste.

All die chemischen Mittel und Medikamente würden dann als Gifte für den Organismus entlarvt. Die Pharmaindustrie würde Milliarden-Umsätze einbüßen und viele hochdekorierten Politiker und Ärzte könnten sich Ihren Lebensstandard nicht mehr leisten.

Fakt ist, dass Erreger wie Bakterien, Parasiten und Protozoen maßgeblich an der Krebsentstehung mitbeteiligt sind.

## Kapitel 4: Hexagonales Wasser ist lebensnotwendig

Was bedeutet Wasser für uns Menschen? Diese Frage möchte ich so einfach wie möglich und ganz grob beantworten. Wasser ist unser Lebenselixier! Alle Lebewesen kommen aus dem Wasser.

Wasser versorgt unsere Zellen, es verteilt alle zugefügten Stoffe in unserem Körper. Es fließt durch alle Nervenfasern, auch durch die kleinsten Kanäle sowie durch die Knochen. Wasser reguliert unseren Säure-Basen-Haushalt und den Elektrolythaushalt. Es löst die Gifte im Gewebe und sorgt für deren Ausscheidung. Leider ist unser Trinkwasser kontaminiert, nicht zuletzt aufgrund des sauren Regens, der dafür verantwortlich ist, dass durch die Säure Schadstoffe in den Boden gelangen und Rohre in Mitleidenschaft gezogen werden. Viel schlimmer sind die Giftstoffe, wie Fluor, Pestizide, Nitrate, Tensiden, Asbestfasern, Östrogenen, Blei, Medikamentenresten, vielfältige Keime..., die allesamt Teile unseres Trinkwassers sind. Die Liste der Schadstoffe und Giftstoffe ist wesentlich länger, ich habe nur einige hier benannt. Dass diese Gifte nicht gesund sind für uns, kann sich wohl jeder unschwer vorstellen. Im Einzelnen bedeutet das für unsere Gesundheit, dass die Leber über kurz oder lang ernsthaft zerstört wird, dass unsere Gehirne in Mitleidenschaft gezogen werden und unsere Kinder an gravierenden Entwicklungsstörungen leiden. Die Aggressivität bekommt ihren Höhepunkt und Epilepsie steht an der Tagesordnung.

Hier muss sich also ernsthaft etwas verändern. Nachdem nun unser Trinkwasser von Großunternehmen und der industriellen Landwirtschaft verseucht wurde, muss dieses vergiftete und lebensbedrohende Wasser wieder so aufbereitet werden, dass wir es wieder ohne Bedenken trinken können. Um dies zu erreichen, werden folgende Substanzen von den Wasserwerken in das Wasser beigemischt. Es handelt sich dabei unter anderem um Eisenchlorid, Kupfersulfat, Natriumsulfit, Schwefelsäure, Aluminiumsulfat, Chlorkalk, Brom, Eisensulfat, Ammoniumsulfat, Aluminiumwasser, Natriumthiosulfat, Aluminiumchlorid...

Ich frage Sie ernsthaft: Würden Sie nun bedenkenlos Ihrem Kind ein Glas Wasser aus dem Wasserhahn geben? Ich gebe meinen Kindern kein Wasser aus dem Wasserhahn. Unser Trinkwasser ist eine tickende Zeitbombe, die in uns als bösartige Krankheit explodiert. Wir brauchen Wasser, denn alle unsere Körperfunktionen laufen in Wasser ab. Trinken wir schlechtes Wasser, was mit Schwermetallen verunreinigt ist oder mit flüchtigen Verbindungen, wie z.B. Fluor und Chlor, werden wir krank. Da geht kein Weg daran vorbei. Glauben Sie bitte nicht, dass das handelsübliche Mineralwasser besser ist. Ganz klar NEIN. Es ist es nicht, es wird ebenfalls kaum gereinigt und untersucht. Mineralwasser ist keine Lösung! Auch dieses Wasser macht Sie ernsthaft krank, denn abgesehen davon, dass auch hier viele diverse Schadstoffe enthalten sind, ist es ein grobes Wasser, mit dickem Cluster (Struktur der Moleküle) und somit absolut untauglich für den Körper. Unsere Umwelt entwickelt sich immer mehr zu einem Giftlabor, dem wir Menschen nicht mehr entrinnen können. Von der Natur aus ist unser Körper so ausgerichtet, dass er im besten Fall unter den optimalsten Bedingungen sein Selbstheilungssystem aktiviert. Leider wird aber diese Selbstheilung, bedingt durch die Gifte, die wir jeden Tag einatmen, essen und trinken, unmöglich gemacht. Die Zivilisationsprobleme vermehren sich gefühlt stündlich, so dass unsere Selbstheilung an ihrer Arbeit gehindert wird. Diese Umweltgifte setzten sich in Form von Plaque in unserem Körper fest. In den Gelenken, den Organen, an den Wänden der Blutbahnen und überall dort, wo es Platz findet. Diese Tatsache ist ein gigantisches Problem für jeden Einzelnen von uns, denn unser Körper ist für all diese Fremd- und Giftstoffe nicht ausgerichtet. Das bedeutet, wir werden krank, mitunter sehr krank. So krank, dass wir sogar daran sterben.

Wasser, das wir trinken, sollte sauber und gesund sein, damit Giftstoffe, die sich in unserem Körper befinden, wieder ausgespült werden können. Wasser ist aber nicht gleich Wasser. Wasser sollte bestenfalls besondere molekulare Strukturen aufweisen, damit all die Giftstoffe, die wir Menschen umweltbedingt in uns aufnehmen, wieder aus dem Körper gelangen. Was wir Menschen brauchen, um diese Ablagerungen aus unserem Körper abzubauen, ist hexagonales Wasser. Dieses Wasser ist buchstäblich lebensnotwendig für uns. Es stoppt die Plaquebildung und baut sie gleichzeitig ab. Dabei ist es von Wichtigkeit, dass das Wasser eine hexagonale Form, also ein Sechseck, aufweist, wo sich sechs $H_2O$-Moleküle anordnen. Mit dieser hexagonalen Form erreicht das Wasser die höchste Energie, um die giftigen Substanzen aus dem Körper abzutransportieren. Aus dem Grund ist eine tägliche

Entgiftungskur (mit jedem Glas Wasser) in der heutigen Zeit unerlässlich für all jene, denen die Gesundheit wichtig ist. Hexagonales Wasser optimiert unseren Stoffwechsel und spült das Gift und damit den Keim der Krankheiten aus uns heraus. Wasser trinken ist aus vielen Gründen lebensnotwendig. Wenn wir unserem Körper nicht genug Wasser geben, dann ist der biologische Mechanismus unseres Körpers gestört. Was wiederum ein Grund für viele Krankheiten ist. Wassermangel, also eine Dehydrierung des Körpers in Verbindung dann noch mit einer belasteten Wasserversorgung, führt zu ernsthaften Krankheiten.

Hexagonales Wasser muss durch unsere Zellen fließen, dadurch wird elektrische Energie produziert, die die Reserven der Zellen wieder auffüllt, und im Anschluss werden die Abfallprodukte der Zelle wieder beim Verlassen mitgenommen. Dies kann jedoch nur funktionieren, wenn 1. ausreichend hexagonales Wasser in unserem Körper ist, und 2. wenn nicht mehr Giftstoffe zugeführt werden als ausgeschwemmt werden können. Je mehr wir hexagonales Wasser trinken, desto mehr verfügbare elektrische Energie hat unser Körper. Dies ist elementar für unsere Gesundheit.

Problematisch wird es, wenn wir krank sind und unser Hausarzt uns Medikamente verschreibt, die einem Chemiecocktail gleichen. In diesem Fall muss der kranke Körper die chemische Medizin verarbeiten, kann sie jedoch nicht ausscheiden. Diese toxischen Bestandteile der Medikamente kommen dann in eine Ecke im Körper, wo sie gelagert werden. So wächst der eigene Müllberg in uns und wir werden entweder davon richtig krank, wo wir wieder zum Arzt gehen und wieder Chemie einnehmen müssen, und sich der Müllberg in uns noch mehr anhäuft, oder wir werden aufgrund der Nebenwirkungen der eingenommenen Präparate krank, so dass wir wieder zum Arzt gehen und die nächste Medizin verabreicht bekommen. Sie merken schon, hier ist eine never ending story, die leider kein happy end haben kann. Nur Sie können diesen Schwachsinn beenden. Trinken Sie das richtige Wasser!

Hexagonales Wasser bewirkt unter anderem: Stärkung des Gehirns, steigert die Konzentration, steigert die Ausdauer, eliminiert Entzündungsherde im Gehirn, beugt Demenz vor, agiert gegen Krebs, agiert gegen Tumorbildung, verhindert Arthrose, verhindert Arthritis, lindert Rückenbeschwerden, lindert Gelenkschmerzen, agiert gegen Kopfschmerzen, unterstützt den Magen und Darm, beugt Magen- und Darmerkrankungen vor, stärkt und schützt das Herz, agiert gegen Arteriosklerose, senkt den Blutdruck, senkt den Cholesterinspiegel, aktiviert das Immunsystem, stärkt die Abwehrkräfte, agiert gegen Asthma, schützt die Bronchien, beugt Diabetes vor, aktiviert die Verdauung, fördert die Fettverbrennung, aktiviert den Stoffwechsel, glättet die Haut und schützt Sie vor Zivilisationskrankheiten.

Zum Schluss noch ein Zitat von Prof. Dr. Mu Shik Jhon (1932-2004): *„Studien sagen uns, dass unsere DNS und andere Makromoleküle unmittelbar von strukturiertem hexagonalen Wasser umgeben sind. Diese hexagonalen, aus sechs Wassermolekülen bestehenden Einheiten, scheinen existenziell wichtig für die Gesundheit zu sein. Gesunde Zellen sind immer von hexagonal strukturiertem Wasser umgeben, Krebs- oder Diabetes-Zellen - zum Beispiel – sind von Wasser mit zerstörter Struktur umgeben. Wenn man dieses zerstörte, „tote" Wasser durch restrukturiertes hexagonales, „lebendiges" Wasser ersetzt, sollte es möglich sein, den Ursprungszustand der Zellen wiederherzustellen."*

Es gibt viele Forschungsberichte, die besagen, dass hexagonales Wasser die Weiterentwicklung von Krebs stoppt. Achten Sie auf Ihre Gesundheit und trinken Sie täglich genug vom richtigen Wasser.

## Kapitel 5: Zellerneuerung

Wussten Sie, dass sich der menschliche Körper alle 7 Jahre komplett erneuert? Wussten Sie, dass ein erwachsener Mensch aus ca. 100 Billionen einzelnen Zellen besteht? 100 Billionen Zellen sind 100.000 Milliarden Zellen oder 100 Millionen von Millionen einzelner Zellen, oder einfach hier als Zahl 100.000.000.000.000, winzige einzelne Zellen. Die durchschnittliche Größe einer Zelle liegt bei 0,025 mm. Nur am Rande sei erwähnt, dass die weibliche Eizelle mit 0,12 mm die größte aller menschlichen Zellen ist.

In jeder Sekunde sterben bei einem Menschen rund 50 Millionen Zellen und fast ebenso viele werden wieder neu kreiert, wobei die Bilanz nicht ausgeglichen ist. Mit zunehmendem Alter reduzieren sich unsere Zellen.

Dr. Jonas Frisén vom Karolinska-Institut machten bereits 2005 von sich reden, als er die komplette Austauschzeit verschiedener Körperteile errechnete und publizierte: Nach seinen Berechnungen erneuert sich unser Skelett alle 10 Jahre, unsere Leber alle 2 Jahre, der Dünndarm braucht 16 Jahre. Die Lungenbläschen benötigen nur 8 Tage, die Magenschleimhaut 7 Tage, bis sie runderneuert sind. Ich höre hier damit auf, weitere Regenerationszeiten aufzulisten. Bei Mehrbedarf fragen Sie Dr. Google. Der kann Ihnen bestimmt helfen.

Wenn man das so liest, dürfte doch überhaupt keine Krankheit eine Chance haben, sich bei uns längerfristig einzunisten, oder? Was denken Sie? Ich denke jedenfalls, da ist etwas faul. Eigentlich sollte uns unser Immunsystem doch permanent schützen können, oder?

Deshalb fragte ich mich, was der Grund für dieses Problem ist und beschäftigte mich im Rahmen meiner Recherche damit. Ich wollte verstehen, wo die Ursache liegt.

Wird unser Körper in seiner Funktionalität gestört, wird sofort die körpereigene Regeneration und Massenproduktion von Zellen in Mitleidenschaft gezogen. Was heißt das? Wenn Sie in anderen Verhältnissen als im Garten Eden leben, sich von gespritztem Obst und Gemüse ernähren, kein gesundes Wasser trinken, Alkohol konsumieren, Medikamente schlucken, Drogen konsumieren, Fertiggerichte kochen, Umweltgifte einatmen und kontaminierte, chemische Lebensmittel verspeisen, strapazieren Sie Ihren Körper zu sehr und er fängt an zu schludern und wird langsam krank.

Aus dem Grunde ist eine gesunde Ernährung von immenser Wichtigkeit für unseren Körper. Achten Sie auf Ihre Ernährung und geben Sie ihrem Körper, das was er braucht. Ernährung ohne Gift. Trinken Sie viel gesundes Wasser, um Ihre Zellen zu versorgen und speisen Sie Obst, Gemüse, Kräuter und Gewürze, die nicht kontaminiert sind.

Bereits Hippokrates kannte dieses Problem und sagte: *„Krankheiten befallen uns nicht aus heiterem Himmel, sondern entwickeln sich aus täglichen Sünden wider die Natur."*

Ohne in die Wissenschaft abzudriften, müssen Sie wissen, dass jede Zelle von einer wasserundurchlässigen Zellwand umgeben ist. (Halten Sie sich bitte nun die o.a. Größe der durchschnittlichen Zelle von 0,025 mm vor Augen.) Aber jede Zelle benötigt Wasser, um zu überleben. Dafür gibt es an jeder Zelle spezielle Wasserkanäle (wie unsere Wasserleitungen), die man Aquaporine nennt. Diese Aquaporine sind verantwortlich dafür, dass die Zelle versorgt wird. Nun stellen Sie sich bitte vor, dass diese Aquaporine mit zunehmendem Alter verstopfen. Was passiert? Die Zellen werden nicht mehr ordnungsgemäß mit Wasser versorgt und sterben!

Was muss man tun? Man muss die Aquaporine durchspülen und säubern! Man braucht dafür reines, sauberes Wasser, das folgende Eigenschaften besitzt:

- das Wasser muss FREI von chemischen Schadstoffen aller Art sein und eine hexagonale Struktur besitzen,

- geringer Säuregehalt; das Wasser soll einen basischen pH-Wert haben,

- das Wasser sollte reich an Elektronen sein, ein geringes Redoxpotential besitzen und antioxidative Eigenschaften haben,

- man braucht Wasser, in dem die WASSERCLUSTER (*) reduziert sind, damit wieder eine bessere Zellgängigkeit gegeben ist.

(*) Wassercluster? In normalem Wasser schließen sich Wassermolekül-Cluster (H-O-H) über eine Wasserstoffbrückenbindung zu größeren Molekülkomplexen (wie ein Teppich) zusammen. Diese Molekülkomplexe sind nicht gut zellgängig und trocknen die Zelle aus. Sobald man ionisiertes, gesundes Wasser (am besten täglich frisch hergestellt) trinkt, spült man die Aquaporine durch und versorgt die Zelle wieder mit dem Lebenselixier Wasser und reinigt die Wasserkanäle.

Viele Studien zeigen zweifelsfrei, dass es für unsere Gesundheit und unser Wohlbefinden von unschätzbarem Wert ist, täglich dem Organismus möglichst viel reines Wasser zuzuführen. Aber Wasser ist nicht gleich Wasser! Alle Stoffwechselvorgänge in unserem Körper finden in einer wässrigen Umgebung statt.

Wasser macht den Unterschied!

- Der Mensch besteht zu 70% aus Wasser.

- Das Gehirn sogar aus bis zu 90%.

- 80.000 Liter Wasser werden täglich im Körpergewebe bewegt.

- Alles Leben kommt aus dem Wasser.

Bereits der Nobelpreisträger Albert Szent-Gyorgyi (1893 – 1986) (Entdecker des Vitamin C) propagierte: *„Wasser ist die Mutter und Matrix allen Lebens"*!

Wie Sie eventuell wissen, besteht der menschliche Körper bei der Geburt zu 95 Prozent aus Wasser. Mit zunehmendem Alter besteht der Anteil jedoch nur noch knapp zu 70 Prozent, da die Fähigkeit der Wasserspeicherung von Jahr zu Jahr abnimmt. Deshalb kann man ohne Umschweife sagen, dass Wasser die Quelle und die Grundlage unseres Lebens ist. Wenn Sie sich gut fühlen und ein optimales Gesundheitsniveau haben möchten, sollten Sie täglich ausreichend Wasser trinken. Denken Sie aber immer daran, Wasser ist nicht gleich Wasser. Der Unterschied ist gravierend.

Dr. Mu Shik Jhon konnte nachweisen, dass Krebs- und Diabetes-Zellen eine Gemeinsamkeit haben: Die Molekularstruktur des Zellwassers, das die Zellen umgibt, ist zerstört. Dr. Mu Shik Jhon sagte: *„Wenn man dieses Wasser das die Zellen umgibt durch restrukturiertes hexagonales Wasser ersetzt, sollte es möglich sein, den Ursprungszustand der Zellen wieder herzustellen."* Zahlreiche Berichte belegen, dass hexagonales Wasser die Weiterentwicklung von Krebs und Diabetes stoppt.

Der Nobelpreisträger Dr. Alexis Carrel bewies mit einem Experiment bereits 1912, dass die Zelle selbst, aus der alle Lebewesen bestehen, unsterblich ist. Er konnte beweisen, dass nur die Flüssigkeit, die die Zelle umgibt, dafür sorgt, dass die Zelle stirbt. Sobald die Flüssigkeit degeneriert, stirbt die Zelle. Dr. Carrel hielt ein Hühnerherz 28 Jahre lang am Leben! Das Herz befand sich in einer Nährlösung, die täglich ausgetauscht wurde, um so das Herz bzw. seine Zellen perfekt zu ernähren. Dadurch konnten alle Stoffwechselrückstände vom Hühnerherz kontinuierlich und vollkommen abtransportiert werden. Erst nach 28 Jahren, als Dr. Carrel aufhörte, die Flüssigkeit ständig zu wechseln, um das Experiment zu beenden, starb das Herz.

Das Ergebnis dieses Experiments lässt sich wie folgt zusammenfassen: Vollkommen perfekt ernährte Zellen und entsorgte Gifte und Schlacken sind der Garant für die ewige Jugend und ein gesundes Leben.

**Entgiften Sie Ihren Körper und denken Sie immer daran: Man ist, was man isst und man ist, was man trinkt.**

## Kapitel 6: „Freie Radikale"

Was sind „freie Radikale" und was macht sie so gefährlich für uns Menschen? Freie Radikale sind kurzlebige, extrem reaktionsfreudige Sauerstoffmoleküle, denen ein Elektron, also ein negativ geladenes Teilchen, fehlt. Freie Radikale entstehen als natürliche Nebenprodukte von Stoffwechselprozessen bei der Atmung. Zunächst sind sie keine Gesundheitsgefahr, weil der Körper eine gewisse Menge an freien Radikalen für bestimmte Vorgänge benötigt, z.B. für die Abwehr von Bakterien und zur Aktivierung der Selbstheilung. Zusätzlich zur Atmung entstehen „freie Radikale" durch unterschiedliche Einflüsse wie z.B. ungesunde Ernährung, Elektrosmog, Rauchen, falsche Getränke, Alkohol, Medikamente und Stress. Sind die Anzahl der freien Radikale im Körper um ein Vielfaches erhöht, werden sie zu einer massiven Gesundheitsgefahr.

Freie Radikale entreißen gesunden Zellen das benötigte Elektron, das ihnen fehlt, um sich zu neutralisieren. Dadurch wird die Zelle, der ein Elektron gestohlen wurde, ebenfalls zu einem freien Radikal, dadurch versucht diese Zelle, der nächstbesten Zelle ein Elektron zu entreißen. So entstehen gesundheitliche Probleme und der Mensch leidet unter sogenanntem „oxidativem Stress". Sobald so die freien Radikale in großer Anzahl andere Zellen zum Mutieren bringen, stören sie wichtige Abläufe im gesamten Körperinneren. So werden durch die freien Radikale Zellen geschädigt, Proteine, Gewebe, Blutgefäße sowie DNA irreparabel zerstört.

Dr. Patrick Flanagan sagte dazu: *„Alle Symptome des Alterns sind auf die eine oder andere Art begleitet von einer langsamen Dehydrierung unserer lebenden Gewebe, begleitet von oxidativen Schäden durch freie Radikale."* Private Anmerkung: Durch die Forschungsergebnisse von Dr. Patrick Flanagan wurde Michael klar, dass er ein „gesundes Wasser" brauchte, um seinen Krebs zu überleben.

Versorgen Sie Ihren Körper mit hochwertigen Antioxidantien. Das ist eine der Grundbedingung für ein langes, gesundes Leben. Antioxidantien sind Moleküle, die ein überzähliges, freies Elektron zur Verfügung haben, das sie leicht an andere Moleküle abgeben können. Dadurch werden freie Radikale neutralisiert.

In Statistiken konnte ich lesen, dass unsere ca. 100 Billionen Körperzellen täglich ungefähr 10.000 Mal von freien Radikalen angegriffen werden.

Freie Radikale spielen eine entscheidende Rolle – wenn nicht sogar die Hauptrolle - bei der Entstehung von chronischen Krankheiten, wie z. B. Krebs, Herzinfarkt, Bluthochdruck, Diabetes, usw.

Zum anderen sind freie Radikale für Alterserscheinungen verantwortlich. Der Nobelpreisträger Dr. Albert Szent-Gyorgyi (*16. September 1893 in Budapest, Ungarn; † 22. Oktober 1986 in Woods Hole, Massachusetts), Entdecker des Vitamin C, sagte: *„Alterungssymptome sind in der einen oder anderen Form immer* *mit einer langsamen Entwässerung unseres lebenden Gewebes verbunden, begleitet von oxidativer Schädigung durch freie Radikale."*

Somit gilt: „Antioxidantien sind das natürliche Schutzschild unseres Körpers – wenn sie in ausreichender Menge vorhanden sind." Sorgt man dafür, wird man wieder gesund!

**Unabhängige Wissenschaftler schlagen Alarm.**

Die Anzahl an freien Radikalen im Körper nimmt immer mehr zu, und der Körper nimmt immer weniger Vitamine und sekundäre Pflanzenstoffe zu sich, um Antioxidantien zu bilden und sich so vor freien Radikalen zu schützen. Hier sind Sie gefordert!

Reduzieren Sie die Konzentration von freien Radikalen in Ihrem Körper, bevor das Immunsystem geschwächt wird, dass Ihr Organismus nicht anfällig für Erkrankungen wird. Oxidativer Stress fördert Herz-Kreislauf-Probleme, Sehprobleme, Gelenkbeschwerden, Arteriosklerose und rheumatische Erkrankungen, Demenz und sogar Krebs.

Durch eine ausgewogene bewusste Ernährung lässt sich maßgeblich dazu beitragen, dass freie Radikale und Antioxidantien sich in ihrem Organismus die Waage halten können. Die wichtigsten Antioxidantien befinden sich in unterschiedlichen verschiedenen Vitaminen, Spurenelemente, Mineralien und sekundären Pflanzenstoffen. Äußerst wertvoll sind Carotinoide (X), die sich unter anderem in Kürbis, Grünkohl, Weißkohl, Karotten, Feldsalat, Wirsing, Guaven, Süd- und Zitrusfrüchte, Aprikosen und Tomaten finden, sowie Allicin (Y) aus Knoblauch, Bärlauch, Zwiebeln oder Lauch. Sie finden in diesem Buch unzählige positive Beispiele von wissenschaftlich bestätigen Nahrungsmitteln, die ein außergewöhnliches, großes antioxidatives Potential haben.

**Man ist, was man isst und man ist, was man trinkt.**

(X). Carotinoide gehören zu der Gruppe der sogenannten sekundären Pflanzenstoffe, die für den Menschen als gesundheitsfördernd angesehen werden. Bei den Carotinoiden handelt es sich um lipophile (fettlösliche) Farbpigmente. Diese kommen in den Chromoplasten der pflanzlichen Organismen vor und geben vielen Pflanzen und Früchten ihre gelbe bis zum Teil rötliche Farbe.

(Y) Allicin wurde 1944 vom Wissenschaftler Cavallito beim Pressen von Knoblauch entdeckt. Er konnte die antibakterielle Wirkung dieses Stoffes zweifelsfrei nachweisen. Allicin verfügt über die Eigenschaft, schädliche Bakterien, Viren, Larven und Pilze (auch Schimmel) zu bekämpfen. Allicin kann sich an Wasser haften und erreicht so alle Bereiche des Körpers inklusive des Nervensystems. Allicin überwindet mühelos die Blut-Nervenwasserschranke, was bei Infektionen im Nervensystem gegenüber herkömmlichen Antibiotika einer der größten Vorteile ist. Die Natur ist besser als jedes Medikament.

Allicin kann die Oxidation von LDL-Cholesterin reduzieren und trägt somit zum Schutz vor Gefäßerkrankungen bei, es senkt den Cholesterinspiegel und beugt so koronare Herzerkrankungen vor. Allicin verbessert die Fließeigenschaften des Blutes und hält die Blutgefäße sauber und elastisch. In unabhängigen weltweiten Untersuchungen wurde die antibakterielle Wirkung von Allicin auf Mikroorganismen erfolgreich nachgewiesen. Die Untersuchungen konnten beweisen, dass Allicin z.B. Escherichia Coli, Staphylococcus Aureus, Klebsiella, Streptococcus, Clostridium und Samonella ohne negativen Einfluss auf die Darmflora abtötet.

Während die Schulmedizin mit ihrem Antibiotika immer öfter auf resistente Bakterien stößt, ist es sehr unwahrscheinlich, dass Mikroorganismen auf Allicin eine Resistenz entwickeln können. Auch diese Behauptung ist mittlerweile wissenschaftlich bestätigt.

Die Natur ist besser als jedes chemisch unnatürlich hergestellte Medikament.

**Essen Sie täglich Knoblauch und andere Heilmittel.**

## Kapitel 7: Antioxidantien

Ein Antioxidans oder in der Mehrzahl Antioxidantien bezeichnet eine chemische Verbindung, die eine Oxidation (eine chemische Reaktion, bei der ein Atom, Ion oder ein Molekül Elektronen abgibt) anderer Substanzen verlangsamt oder gänzlich verhindert.

Antioxidantien haben eine sehr große Bedeutung durch ihre Funktion als „Fänger" der freien Radikale im menschlichen Körper. Dadurch kann oxidativer Stress im menschlichen Körper verhindert werden. Die Oxidation wird im menschlichen Körper in Zusammenhang mit dem Altern und der Entstehung einer Reihe von Zivilisationskrankheiten gebracht.

Antioxidantien agieren in unserem Körper als chemische Verbindungen, die für unsere Gesundheit unerlässlich sind. Freie Radikale fügen unseren Zellen erheblichen Schaden zu. Als Folge dieser Zellschäden entstehen ernsthafte Krankheiten wie Krebs, Herz-Kreislauf-Erkrankungen und viele mehr. Wir Menschen sind in der Lage, Antioxidantien selber zu produzieren, wenn wir dem Körper das geben, was er zum Leben braucht. In Obst, Gemüse und Kräuter sind Antioxidantien enthalten, die uns gegen freie Radikale Schutz geben. Darum ist eine ausgewogene Ernährung extrem wichtig.

Mehrere wissenschaftliche Studien konnten nachweisen, dass künstliche Antioxidantien und Antioxidationsmittel, die in Nahrungsergänzungsmitteln,     Lebensmitteln,     Arzneimittel,

Kosmetika und Gebrauchsmaterialien Verwendung finden, zu einer gesteigerten Krebshäufigkeit und zu einem erhöhten Sterberisiko der Menschen führen.

**Aktivieren Sie wieder Ihren Urinstinkt, ernähren Sie sich und Ihre Familie natürlich.**

## Kapitel 8: Sekundäre Pflanzenstoffe

Das Aroma der sekundären Pflanzenstoffe dient den Pflanzen als Abwehrstoffe gegen Fressfeinde oder mikrobielle Angriffe und reguliert das Pflanzenwachstum. Sekundäre Pflanzenstoffe sind Bestandteile von Gemüse, Früchten, Kartoffeln, Hülsenfrüchten, Nüssen und Vollkornprodukten. Mittlerweile wurden mehr als 100.000 verschiedene sekundäre Pflanzenstoffe erforscht, die wir, je nach Ernährungsweise, mit dem Essen täglich aufnehmen.

Sekundären Pflanzenstoffen werden positive gesundheitsfördernde Wirkungen zugeschrieben. Sie aktivieren unsere Abwehrkräfte und stärken unser Immunsystem. Sie schützen uns auch vor Infektionen, die durch Viren, Pilze und Bakterien ausgelöst werden. Ihr Einfluss auf unsere Gesundheit ist in vielerlei Hinsicht extrem positiv und gesundheitsfördernd. Sie sollen beispielsweise entzündungshemmend, blutdruck- und cholesterinsenkend wirken. Weiterhin entfalten sekundäre Pflanzenstoffe neurologische, entzündungshemmende und antibakterielle Wirkungen. Sekundäre Pflanzenstoffe schützen uns vor Krankheiten wie vor Krebs.

Eingeteilt sind die sekundären Pflanzenstoffe nach ihren chemischen Strukturen und Wirkungsweisen. Sie werden als Saponine, Carotinoide, Phytosterole, Flavonoide, Glucosinolate, Monoterpene, Polyphenole, Phytoöstrogene, Sulfide bezeichnet.

# Kapitel 9: Senföle

Senföle sind eine perfekte natürliche Antibiotika-Alternative direkt aus der Natur. Senföle sind sekundäre Pflanzenstoffe und Inhaltsstoffe von Pflanzen aus der Familie der Kreuzblüten- und der Kapuzinerkresse-Gewächse. Sie sind charakteristisch für den scharfen Geschmack dieser Pflanzen. Sie dienen den Pflanzen als Abwehrstoffe gegen Fressfeinde und entfalten so die pflanzeneigenen Senföle.

Senföle sind in der Lage, Krankheitserreger gleich auf mehreren Ebenen anzugreifen und gelten als antibakteriell und entzündungshemmend. Senföle kommen in ihrer Wirkung, nicht aber bei den Risiken Antibiotika gleich. Senföle können mit ihren natürlichen Wirkstoffen Viren, Bakterien und Pilze abtöten. Senföle eignen sich bei häufig wiederkehrenden Blasenentzündungen als Behandlungsalternative. Senföle verhindern durch ihre antibakteriell wirkenden Inhaltsstoffe, dass sich die krankheitserregenden Bakterien im Körper ausbreiten. Durch verdauungsfördernde Wirkungen wird die Ausschüttung von Magensaft und Gallensaft extrem angeregt. Das Ausleiten von Giftstoffen wird dadurch gefördert. Aufgrund der harntreibenden Wirkung von Senföl wird der Stoffwechsel angekurbelt. Die Produkte des Stoffwechsels gelangen so schneller durch den Urin nach außen. Senföl unterstützt somit die Reinigung des Körpers von innen. Durch die anregende und immunstimulierende Wirkung werden die Organfunktionen von Magen, Nieren und Galle gestärkt. Der Organismus wird insgesamt gekräftigt und ist weniger krankheitsanfällig.

# Kapitel 10: D-Vitamine

Vitamin D und besonders das vielzitierte Vitamin D3 erzielte in den letzten Jahren für uns Menschen immer mehr an Bedeutung. Die Gruppe der D-Vitamine besteht aus mehreren fettlöslichen D-Vitaminen (Secosteroide), von denen D3 – auch Cholecalciferol oder Calciol genannt – das nachweisbar Wichtigste für den Körper ist.

Sowohl die neuesten wissenschaftlichen Erkenntnisse als auch das Bewusstsein für die Bedeutung von Vitamin D für eine optimale Gesundheit nehmen von Jahr zu Jahr zu. Ursprünglich hielten die Wissenschaftler Vitamin D nur für wichtig, um Rachitis und andere Knochenerkrankungen zu behandeln. Mittlerweile wissen die Experten, das Vitamin D mehr ist, als nur das Skelett beeinflusst.

Wie entsteht Vitamin D3? Durch ungefilterte Sonneneinstrahlung aufs Gesicht oder die Haut wird auf natürliche Weise Vitamin D3 (Cholecalciferol) mit Hilfe der entstehenden Wärme produziert. Bei direkter Bestrahlung der Haut durch die Sonne wird das meiste Vitamin D produziert. Durch Sonnenschutz (Creme) oder Kleidung wird die Bildung sofort gestoppt. Im Mittel reichen 15 Minuten ungeschützte Sonneneinstrahlung am Tag aus, um ausreichend Vitamin D für den Tag zu speichern.

Übrigens ist Vitamin D kein echtes Vitamin. Echte Vitamine werden mit der Nahrung aufgenommen. Wir werden nur über die Sonneneinstrahlung mit ausreichend Vitamin D versorgt, das aber auch nur funktioniert, wenn man ausreichend UV-B-Strahlen aufnehmen kann. In vielen Regionen in Europa ist dies aber kaum noch möglich, da sich die Menschen in Gebäuden mit künstlicher Beleuchtung aufhalten. Wenn man genügend Vitamin D erzeugt hat, kann dies im Fettgewebe und in der Leber für einige Monate zwischengelagert werden. Sind die Depots gefüllt, kann der Organismus über einige Wochen oder sogar bis zu 4 Monate davon zehren. Bei vielen Menschen kommt es heute zu einem Vitamin D-Mangel, da die aufgenommene Sonnenstrahlung nicht ausreicht. Menschen verwenden Sonnencreme mit einem hohen Sonnenschutz oder halten sich, im Schatten auf, wenn es darum geht, Vitamin D zu erzeugen.

Wie ich bereits eingangs geschrieben hatte, dachten die Wissenschaftler früher, dass Vitamin D nur etwas mit dem Skelett zu tun hat. Mittlerweile ist bekannt, dass Vitamin D eine Schlüsselfunktion für unseren Körper besitzt und existenziell für unsere Gesundheit ist. Internationale Forscher konnten nachweisen, dass Vitamin D an unzähligen Vorgängen in den menschlichen Zellen beteiligt ist. Mittlerweile behaupten Experten, dass die fehlende Versorgung der Menschen mit Vitamin D maßgeblich daran beteiligt ist, dass die Bevölkerung in den Industrieländern so krank ist. Wissenschaftler behaupten, dass eine Korrelation zwischen dem Fehlen von Vitamin D und den Zivilisationskrankheiten, wie Krebs, MS, Parkinson, Herz-Kreislauf-Erkrankungen und Autoimmun-Erkrankungen, besteht. Einige Experten gehen noch einen Schritt weiter und glauben, dass unser Hormon- und Immunsystem ebenfalls durch einen Vitamin D Mangel negativ beeinflusst wird. Dadurch sind die Psyche und der komplette Stoffwechsel der Menschen betroffen, was den Gesundheitszustand vieler Menschen erklären würde.

Mit den nächsten Sätzen möchte ich Ihnen meine Theorie beschreiben. Was war früher bei uns in den Regionen mit Menschen, die auf den Feldern gearbeitet haben? Die hatten keinen Krebs, weil sie täglich der Sonnenstrahlung ausgesetzt waren, und so ihre Depots füllen konnten. Untersuchungen in Afrika haben ergeben, dass die Menschen, die dort noch auf den Feldern arbeiten, kaum Krebserkrankungen haben. Wobei Menschen, die sich in Afrika berufsbedingt täglich in geschlossenen Räumen aufhalten und künstlichem Licht ausgesetzt sind, ebenfalls an Krebs erkranken, wie Menschen in den Industrieländern.

Nun wieder zurück zu den Aussagen, die internationale Wissenschaftler getätigt haben. Diese behaupten, dass einer der wichtigsten Vorteile von Vitamin D die Reduzierung des Krebsrisikos ist.

Am besten für die Menschen ist es, wenn das Vitamin D von der Sonne bezogen wird. Es ist der natürlichste biologische Ansatz. Es gibt jedoch andere Möglichkeiten, sich mit Vitamin D zu versorgen, sofern es nötig ist. Eskimos, die Völker im nördlichen Polargebiet, sind damit aufgewachsen, Fleisch und tierisches Fett roh zu essen, um sich mit D 3 und anderen Vitaminen zu versorgen. Die Vitamine befinden sich ausreichend im Fleisch, in den inneren Organen und in der Fettschicht von Walen und Robben.

Aber das finden bestimmt nur Menschen appetitanregend, die von Geburt an daran gewöhnt sind. Durch dieses vorgenannte Bespiel ist der Beweis erbracht, dass D3 auch durch Ernährung gewonnen werden kann.

Die besten Nahrungsquellen für D3 sind:

- Aal (gekocht)
- Atlantischer Hering
- Austern (gedämpft)
- Butter
- Lachs (gebacken)
- Lebertran
- Makrele (frisch & gekocht)

- Makrele (in Dosen & abgetropft)
- Rinderleber (gekocht)
- Schmalz (Schweinefett)
- Sardinen (in Öl eingelegt, abgetropft)
- Vollei

Versuchen Sie, Ihre Vitamin-Depots durch ungefilterte Sonneneinstrahlung auf natürliche Weise aufzufüllen. Verzichten Sie auf Sonnenschutz (Creme) und gehen Sie nach einigen Minuten – bevor Sie einen Sonnenbrand bekommen - in den Schatten. Ihr Gesundheitszustand wird es Ihnen danken.

## Kapitel 11: Chemotherapie versus Natur

Nahrungsmittel und Kräuter sind bewiesenermaßen im Stande, Krebsstammzellen an der Basisursache ihrer Krebsbösartigkeit zu töten. Das alleine ist schon eine Sensation. Des Weiteren demaskieren sie die Krebsstammzellen und lösen einen Zellselbstmord aus. Drei unwahrscheinlich wichtige und für uns Menschen lebensnotwendige und heilbringende Schritte bewirken Naturheilmittel. Hier geht es nicht um Behauptungen, sondern um wissenschaftlich belegbare Studien und deren Ergebnisse. Die Natur ist im Stande, in unserem Immunsystem die Krebszellen zu erkennen, diese zu outen und schließlich zu töten. Der große Unterschied zur Chemotherapie liegt u. a. darin, dass unsere Heilmittel nicht zytostatisch auf alle unsere Zelltypen wirken. Die Natur bewirkt in uns einen Reparaturmechanismus, der richtige Strategien zur Abwehr von Krebszellen entwickelt. Der Mensch wurde von unserem Schöpfer mit einem

Selbstheilungsmechanismus versehen. Sie müssen ihn nur aktivieren.

In der Natur gibt es Tausende von natürlichen Verbindungen, die nachweisbar eine Anti-Krebs-Aktivität auslösen.

**Das alles kann keine Chemotherapie.**

Die Chemotherapie kann die Krebsstammzellen nicht entlarven und sie kann nicht ausschließlich die Krebsstammzellen töten. Schon gar nicht kann sie einen programmierten Zelltod in Gang setzen. Die Chemotherapie kann nicht zwischen guten und schlechten Zellen trennen. Sie tötet alle Zellen. Sie tötet auch jene, die wir brauchen, um wieder gesund zu werden. Die Chemotherapie greift toxisch in unseren Organismus ein und tötet alle unsere Zellen.

Jetzt frage ich Sie: **Was ist besser?**

Jeder Mensch mit einem normalen Menschenverstand kennt die einzige und wahre Antwort. Natürlich ist die Chemotherapie Gift für uns Menschen. Ist Gift gesund? Nein, es tötet alle Lebewesen. Dieser Tatsche alleine sollte sich ein jeder Mensch, ob betroffen oder gesund, immer bewusst sein. In einem späteren Kapitel gehe ich bewusst noch einmal auf die Chemotherapie ein, denn leider gibt es für so viele betroffene Menschen nur den Weg, den die Schulmedizin im Falle einer Krebsdiagnose ausschließlich verfolgt. Die Panik und die Angst, die Betroffene mit der Diagnose erhalten, lähmt viele, um wirklich erst einmal Ruhe zu bewahren und andere Wege zu suchen, die einem wirklich helfen können, um den Krebs zu besiegen. Nicht wirklich hilfreich dabei ist unsere Gesellschaft, denn, wenn sich jemand gegen die Chemotherapie entscheidet, dann läuft er im Kreise der Familie, Freunde und Bekannte offene Türen ein. Er wird als verantwortungslos und egoistisch deklariert. Mein Mann und ich haben viele betroffene Menschen kennen lernen dürfen, die sich der Schulmedizin entsagt haben, und die dann von ihrem Umfeld quasi wie „Aussätzige" behandelt wurden. Die Natur besitzt Heilkräfte, wir müssen ihr nur die Chance geben, ihre Heilwirkung zum Zuge kommen zu lassen.

Die Chemotherapie hingegen besitzt keine Heilwirkung, sie tötet alles Leben!

Lesen Sie hier, was einige „Nestbeschmutzer" der Schulmedizin, Wissenschaft und Pharmaindustrie zur Chemotherapie veröffentlicht haben.

*„Der Beweis, dass die am häufigsten verbreiteten Krebsarten mittels Chemotherapie geheilt werden können, muss erst noch erbracht werden."* - Prof. John Cairns, Harvard University

*„Studien, die belegen können, dass Patienten durch die Chemotherapie eine größere Überlebenschance hätten, wurden nie durchgeführt. Bei allen Chemotherapie-Studien werden lediglich neue Zellgifte mit alten verglichen."* - Prof Ulrich Abel, Krebsforschungszentrum Heidelberg

*„Wenn ich an Krebs erkranken würde, dann würde ich mich auf gar keinen Fall in einem herkömmlichen Krebszentrum behandeln lassen. Es haben nur jene Krebsopfer eine Überlebenschance, die sich von diesen Zentren fernhalten."* - Prof. Charles Mathe, französischer Krebsspezialist

*„Ist diese Form der Therapie noch zeitgemäß? Und was ist mit den Unsummen an Forschungs- und Spendengelder passiert? Nach 20 Jahren intensiver Krebsforschung könnte man eigentlich ein anderes Ergebnis erwarten!"* - Autoren zweier Studien an über 200 000 Chemotherapie-Patienten

*"In der wissenschaftlichen Medizin wird keine Ursachenforschung betrieben, sondern Scheinursachen erfunden."* - Dr. med. M.O. Bruker, Arzt (1909-2001)

Nicht selten versprechen Ärzte eine Krebsheilung von 30% bis 70% mit einer Chemotherapie. Es gibt jedoch eine repräsentative Studie mit 228.000 Krebspatienten, von denen nach fünf Jahren nur noch 2,3% am Leben waren. (Quelle: Vitaltreff.net/Medizinskandal Krebs)

*„Die Krebs-Tumor-Lüge: Krebs - Studien werden mit diesem Trick erstellt: Von z.B. 1.000 Patienten überleben 20 Patienten eine Chemotherapie mit den alten Zellgiften. Werden nun neue Zellgifte verwendet, so überleben 30 Krebspatienten. Das ist eine Steigerung von 50% - sieht doch gut aus, würden Ärzte behaupten - oder etwa nicht? Nun sagt der Arzt zum Patienten, dass mit der neuen Chemotherapie seine Heilungschancen um 50% verbessert werden - und das stimmt sogar - von 1.000 sterben nur mehr 970 anstatt 980 an Krebs. Er sagt aber nicht die tatsächliche Erfolgsquote. Im obigen Beispiel sind das 3 % Überlebenschance. Die restlichen 970 Menschen wurden durch Chemikalien vorzeitig getötet - das sieht dann nicht mehr so gut aus."* (Quelle: Vitaltreff.net/Medizinskandal Krebs)

*„Kein Vertrauen in Chemotherapie"* Zitat eines ehrlichen und mutigen Arztes, nachdem er im Februar 2014 den 31. deutschen Krebskongress besucht hatte: *"Wir betreiben Raumfahrt, können Tiere und Pflanzen klonen, haben das menschliche Genom entschlüsselt, jagen Computer-Dateien mit Lichtgeschwindigkeit durch das Internet. Da ist es uns nicht möglich, die chronische Krebskrankheit zu heilen? Das kann doch nicht wahr sein ... da läuft doch gewaltig was schief. Es müssen sehr mächtige Interessensgruppen dahinter stecken, um das zu verhindern. Es geht dabei um sehr, sehr viel Geld."*

Nun ja, welche Interessensgruppen er gemeint hat, ist ja wohl hinlänglich bekannt. Das Geschäft mit der Krebskrankheit füllt die Kassen vieler Chemie-Giganten und deren Marionetten (Ärzte, Politiker, etc.). (Quelle: Vitaltreff.net/Medizinskandal Krebs)

## Kapitel 12: Essen Sie täglich Kurkuma und Ingwer

Kurkuma oder Curcuma wurde mehrfach eine „killer-Eigenschaft" nachgewiesen, wobei sich hier die Natur auf das Zentrum der Krebstumore richtet. Curcuma und Ingwer besitzen eine immense Kraft, Krebsstammzellen zu töten. Es sind zwei Gewürze, die immer wichtiger in Mitteleuropa werden. Kurkuma bekämpft Krebs, bereits bevor er entsteht!

Inzwischen haben tausende wissenschaftliche Untersuchungen eindeutig gezeigt: dass Curcumin – der wichtigste Wirkstoff, der sich in der Kurkumawurzel befindet – sich äußerst positiv auf die unterschiedlichsten Krebserkrankungen auswirkt. Curcumin schützt gesunde Zellen vor dem Angriff durch freie Radikale, die in unserem Körper große Schäden anrichten können, solange sie nach Elektronen jagen. Freie Radikale vermehren sich rasend schnell und schädigen unser Erbgut, die DNA. Dies führt zu unkontrollierten Zellteilungen in den Elektronen abgegeben werden und dadurch entsteht schlimmstenfalls eine Krebserkrankung.

Jeder, der sich vor Zivilisationskrankheiten schützen will, muss Antioxidantien als Waffen gegen freie Radikale einsetzen, um sich zu schützen. Die freien Radikale müssen Sie unschädlich machen, bevor sie unsere Zellen angreifen und unser Erbgut schädigen. Curcumin ist unbeschreiblich wichtig für uns Menschen. Curcumin ist schlicht und ergreifend der beste Zellschützer, den man sich vorstellen kann. Doch Curcumin kann noch mehr. Curcumin kann Krebs auf vielfältige Weise bekämpfen. Zusätzlich als Waffe gegen freie Radikale aktiviert Curcumin die unterschiedlichsten Gene und Enzyme. Dadurch werden Krebszellen eliminiert. Wissenschaftler sprechen hier von Apoptose, es ist eine Form des programmierten Zelltods. Dieses

„Suizidprogramm" einzelner Krebszellen ist dank der Heilkraft von Curcumin für Krebspatienten eine wirklich gute Nachricht.

Nun kann man definitiv davon sprechen, dass es einen natürlichen Wirkstoff gibt, der die unheilstiftenden Krebszellen außer Gefecht setzt und sie definitiv sehr wirkungsvoll davon abhält, sich unkontrolliert auszubreiten.

Mittlerweile sind die Erkenntnisse und Studienergebnisse von Curcumin auch in die Reihen der Schulmedizin vorgedrungen, dass die deutsche, österreichische und die amerikanische Gesellschaft für Onkologie Kurkuma zur begleitenden Krebstherapie empfehlen.

Kommen wir nun zum Ingwer. Auch Ingwer sollte in jedem Haushalt auf dem Speiseplan stehen. Die Forschung hat bewiesen, dass Ingwer in sich eine Zusammensetzung enthält, die 10.000-Mal wirksamer in der Krebsbehandlung ist als das Zytostatikum Toxol.

Toxol wird bei der Abtötung der Brustkrebs-Stammzellen in der Schulmedizin eingesetzt. Hier möchte ich unbedingt erwähnen, das Toxol auch ein Naturmittel ist. Es wird aus der Rinde der pazifischen Eibe gewonnen.

**Curcuma und Ingwer sind beides enorm starke Heilpflanzen, die sich wissenschaftlich erwiesen hervorragend zur Krebsprävention und Gesundheitsprophylaxe als auch zur Krebstherapie eignen.**

Ingwer, diese über 3000 Jahre alte natürliche Pflanze zeigt die gleiche Wirkung wie Aspirin. Genauso wie Acetylsalicylsäure, der Wirkstoff von Aspirin, hemmt Ingwer das Enzym Cyclooxygenase im Körper und lindert damit nachhaltig Schmerzen.

Ganz gleich, ob Sie unter Übelkeit, Zahnschmerzen, Gelenkschmerzen, Kopfschmerzen, Halsschmerzen oder Reisekrankheit leiden. Ingwer befreit Sie von Ihren Schmerzen und stärkt damit täglich Ihr Wohlbefinden, und das alles ohne jegliche

Nebenwirkungen. Sie brauchen sich außerdem keine Sorgen über eine mögliche Überdosis machen. Sie können dieses Heilmittel jeden Tag einnehmen, egal wo Sie sind und egal wie es Ihnen geht.

Wenn Sie Ingwer regelmäßig einnehmen, werden Sie nicht nur schmerzfrei leben, sondern Sie senken außerdem Ihren Cholesterinwert und damit Ihr Risiko auf einen Herzinfarkt. Sollten Sie nach einer Mahlzeit Blähungen plagen, essen Sie ein kleines Stückchen dieser Pflanze. Sie werden sich sofort besser fühlen. Wenn Sie  vor einem Flug eine Tasse Ingwertee trinken, wird das Thromboserisiko gelindert. Ingwer ist seit Jahrtausenden fester Bestandteil der indischen und malaysischen Küche, wo diese Pflanze angebaut wird. Langsam verbreitet sich dieses außergewöhnliche Heilmittel mit ihrer immensen Heilwirkung auch bei uns. Ingwer stärkt das Immunsystem und lindert außerdem akute Symptome wie Gliederschmerzen und Schnupfen.

Das Allerbeste an dieser Heilpflanze ist, dass Sie kein Rezept brauchen, um sich zu schützen. Sie können diese Heilpflanze in jedem Supermarkt kaufen und müssen dafür nicht mal in die Apotheke gehen.

## Kapitel 13: Gewürze und Kräuter sind wesentlich, um Erreger zu vernichten

Wenn Sie die wissenschaftlich bewiesenen Heilmittel in diesem Buch betrachten, dann werden Sie feststellen, dass sehr viele Gewürze benannt werden. In den Ländern, wo die Bevölkerung ihre Speisen scharf essen, also viele und scharfe Gewürze verwenden, haben deutlich weniger Menschen Krebs.

Viele Menschen glauben und setzen voraus, dass in den Ländern, wo die hygienischen Verhältnisse anders sind als in Europa, auch viele Krankheiten verbreitet sein müssen. Doch das ist nicht so, es ist ein Trugschluss. In Indien oder auch in Afrika sind im Verhältnis zu Europa viel weniger Menschen an Krebs erkrankt. Der Grund dafür ist in den Gewürzen und der Ernährung zu finden. Zusätzlich haben die Menschen in Indien und Afrika eine hohe Sonneneinstrahlung. Dazu lesen Sie später mehr in Verbindung mit Vitamin D3 und der Zirbeldrüse.

Gewürze werden schon seit Menschengedenken, besonders in warmen Ländern, dafür verwendet, um Nahrungsmittel zu konservieren und zweitens um Erreger in der Nahrung abzutöten. Gewürze machen unsere Speisen nicht nur schmackhafter, sondern sie agieren auch gegen Krankheiten und Erreger. Die Gewürze sind eine wichtige Quelle von Antioxidantien, die wiederum unsere Zellen von den freien Radikalen schützen. Diese freien Radikale sind die Ursache von Krebs und anderen Zivilisationskrankheiten.

Was die Gewürze betrifft sei noch zu erwähnen, dass sie in purer Form im Darm verbleiben und dort Parasiten erfolgreich bekämpfen. Dies ist unglaublich sinnvoll, wenn man krebsprofilaktisch etwas für sich tun will. Krebstherapeutisch jedoch müssen wir unbedingt zu den Gewürzen Öle verwenden. Nur so gelangen die im Darm befindlichen Heilmittel auch ins Blut.

## Kapitel 14: Weltweite Datenbank

In der Natur gibt es Tausende von natürlichen Verbindungen, die nachweisbar eine Anti-Krebs-Aktivität auslösen. Es gibt eine Datenbank in Amerika, die zum Zeitpunkt, als ich dieses Buch schrieb, 986 natürliche

Verbindungen aufgelistet haben, die auf Krebsstammzellen zielen und die Befähigung besitzen, Krebs zu töten.

Diese Webseite veröffentlicht wissenschaftliche Berichte über natürliche Gesundheitsthemen. Hier der Link **https://www.greenmedinfo.health/**

Dort findet man mehr als 10.000 natürliche Gesundheitsthemen, die in 8 durchsuchbaren Kategorien aufgebaut sind:

- Therapeutische Substanzen,
- Therapeutische Maßnahmen,
- Pharmakologische Maßnahmen,
- Krankheiten,
- Problemstoffe,
- Problematische Maßnahmen im Gesundheitswesen,
- Pharmakologische Nebenwirkungen,
- Trendthemen & Schlüsselwörter.

Unter der Rubrik Krebs findet man 8463 Artikel und Forschungsarbeiten bei Krebserkrankungen und 986 Substanzen, die erfolgreich auf Krebs untersucht wurden. In dieser Datenbank sind alle weltweiten Forschungsergebnisse aktuell hinterlegt, besonders die, die von der Pharmaindustrie uns vorenthalten werden, und leider niemals - solange Geld das Gesundheitssystem regiert – in der Schulmedizin angewendet werden.

Für unsere Recherche haben wir unter anderem diese Datenbank benutzt.

*»Wenn Du nicht bereit bist, Dein Leben zu ändern, kann Dir nicht geholfen werden.«*

## Kapitel 15: Das Geheimnis eines gesunden Lebens

Julia Flores Colque wurde im Jahr 1900 geboren, in einigen Tagen, am 26. Oktober 2018, wird sie ihren 118. Geburtstag feiern. Die 117-Jährige ist Angehörige eines Quechua-Volkes und wuchs in den Bergen Boliviens auf, wo sie Schafe und Lamas hütete. Produkte dieser Tiere, Obst und Gemüse wurden zu ihren Hauptnahrungsmitteln.

Wie die Nachrichtenagentur „Associated Press" berichtet, behält sie seitdem eine gesunde Ernährung bei, die sie nur selten für ein Stück Kuchen oder ein Glas Limonade unterbricht. Produkte der Lebensmittelindustrie und Pharmazeutika lehnt sie kategorisch ab. Mit 115 stürzte sie und verletzte sich, ein herbeigerufener Arzt aus dem Dorf prophezeite ihr, dass sie niemals mehr gehen werde. Eine Diagnose „Oberschenkelhalsbruch" trifft meist ältere Menschen und das Sterberisiko wird dadurch statistisch erhöht. Julia Flores Colque interessierte sich nicht für diese Diagnose und bewies dem Arzt das Gegenteil und wurde wieder gesund. Ihre Großnichte Augustina Berna (65 Jahre) beschreibt ihre Tante mit den Worten: "Sie war immer aktiv, locker und lustig". Bei dem Interview am 23. August 2018 spielte die 117-jährige Julia Flores Colque mit "Chiquita", einem der Haustierhunde der Familie, während sie vor ihrem Haus in Sacaba, Bolivien sitzt. Flores Colque, die nie verheiratet war oder Kinder hatte, genießt die Gesellschaft ihrer Hunde, Katzen und dem stolzen Hahn.

Die ältesten und gesündesten Menschen der Welt befinden sich in folgenden Regionen: Himalaja, Südostasien, Griechenland, Sardinien, Costa Rica, viele Teile Südamerikas, Mongolei.

Was fällt dabei auf? In all diesen Regionen fehlt zum größten Teil Folgendes: Luftbelastungen wie Feinstaub, Aluminium, Strontium, Barium und chemische Verbindungen und andere Mikropartikel in den oberen Luftschichten (Jetstream), CO2-Ausstoß usw. Industrie ist in diesen Regionen kaum bis gar nicht vorhanden. Chemisch belastete Lebensmittel (Dosenfutter, Fertiggerichte) fehlen ebenfalls in diesen Regionen. Die Menschen ernähren sich von frischen Pflanzen, Fisch und frei lebenden Tieren. Es wird gekocht und gebacken, wie sie das von ihren Großeltern gelernt haben. Mikrowelle und sonstige Hightech-Küchengeräte gibt es nicht. Die Menschen kennen keine Impfungen und Pharmazeutika, sie nutzen natürliche Medizin, was jedoch selten nötig ist.

Wie sieht es also aus in diesen Regionen, in denen die Menschen gesund leben und sehr alt werden?

Diese Menschen haben eine saubere Luft, einen sauberen Himmel, keinen Stress und sauberes Quellwasser ohne Chemiecocktail wie in unserem Leitungs- bzw. Mineralwasser.

Es ist soooooo einfach! Warum lassen Sie sich vergiften? Warum riskieren Sie Ihre Gesundheit? Warum werfen Sie Ihr Leben weg?

Ein paar gute Ratschläge und Empfehlungen finden Sie in diesem Buch im Kapitel: „So entgiften Sie jeden Tag".

## Es existieren viele Ausreden, aber es existiert nur ein Leben! Oder haben Sie mehrere?

Nutzen Sie Ihre Möglichkeiten und leben Sie Ihr Leben selbst! Hören Sie auf, sich fremdbestimmen zu lassen! Übernehmen Sie wieder die Regie in Ihrem Leben.

**Zum Glück können Sie entscheiden, wem Sie vertrauen.**

Nutzen Sie Ihre Möglichkeiten und leben Sie Ihr Leben selbst! Hören Sie auf, sich fremdbestimmen zu lassen! Übernehmen Sie wieder die Regie in Ihrem Leben.

# Kapitel 16: Das Geheimnis der Zirbeldrüse

Betrachtet man das Gehirn als Schaltzentrale des Körpers, lassen sich verschiedene Gehirnareale bestimmten Funktionen zuweisen. Der Aufbau des Gehirns wird allgemein in folgende Bereiche aufgeteilt: Großhirn, Zwischenhirn, Kleinhirn und Hirnstamm.

Das Zwischenhirn wird abermals in Bereiche unterteilt: Thalamus, Hypothalamus, Subthalamus, Epithalamus.

Im Epithalamus befindet sich die Zirbeldrüse. Im menschlichen Hirn nimmt sie eine Größe von nur wenigen Millimetern ein und hat ein durchschnittliches Gewicht von ca. 100 Milligramm. Es ist davon auszugehen, dass sie in früheren Zeiten größer war.

Die im Zwischenhirn sitzende Drüse ist für die Produktion des Hormons Melatonin verantwortlich. Genauer gesagt sind es die sekretorischen Nervenzellen (Pinealozyten) der Zirbeldrüse, welche für die Melatoninbildung im Epithalamus zuständig sind. Als sekretorisch werden sekretabsondernde Drüsen und Zellen bezeichnet. Im Falle der Corpus pineale, ist es das Hormon Melatonin, das als Sekret abgesondert wird. Dieses ist auch für die Steuerung der inneren Uhr mitverantwortlich.

Der biologische Begriff 'Chronobiologie' umfasst physiologische Prozesse, die einem bestimmten Zeitrhythmus bzw. wiederkehrenden Verhaltensmustern folgen. Ein solches Phänomen ist der Biorhythmus, den wir auch als Innere Uhr bezeichnen. Unsere innere Uhr regelt den Wach-Schlaf-Rhythmus sowie viele unserer alltäglichen Routinen und Gewohnheiten, die wir scheinbar automatisiert in einem bestimmten Zeitfenster erleben.

Die innere Uhr hilft uns dabei, dass wir den Alltag mit einem gewissen Rhythmus bewerkstelligen, unsere Ressourcen optimal auf die Wachphasen aufteilen und im Schlaf optimal regenerieren können, um jeden Tag eine ausgewogene Balance zwischen Leistung und Erholung zu erzielen. Dies ist wichtig, um leistungsfähig, gesund und belastbar zu bleiben.

Die Zirbeldrüse ist Teil der Funktionsweise 'Innere Uhr', die sich auch in Teilen des Hypothalamus abspielt und mit dem sogenannten Suprachiasmatischen Kern interagiert. Dieser wird fachsprachlich als Nucleus Suprachiasmaticus (SCN) bezeichnet und sitzt im Hypothalamus.

Der SCN ist in der Lage, Informationen über die äußeren Umstände von Hell und Dunkel über die Augen aufzunehmen. Die Netzhaut empfängt den Lichteinfall, sendet Informationen an die Zirbeldrüse weiter. Durch diese Informationsweitergabe "weiß" das Pinealorgan, wann es an der Zeit ist, das Hormon Melatonin auszuschütten. Melatonin ist für die Steuerung des Schlaf-Wach-Rhythmus zuständig und wird hauptsächlich im Schlaf produziert.

Bei übermäßiger Somatropinausschüttung kann es zu Riesenwuchs und Beeinträchtigungen von Weichteilen kommen. Zu wenig Somatropin steigert das Risiko erhöhter Körperfettmasse sowie reduzierter Muskelmasse und Knochenmineraldichte. Das Körperwachstum wird gehemmt, es kann zu Minderwuchs kommen. Organtätigkeiten werden negativ beeinträchtigt. Der Organismus wird allgemein krankheitsanfälliger; die Lebenserwartung wird verkürzt. Außerdem ist das von der Zirbeldrüse ausgeschüttete Melatonin ein extrem starkes Antioxidans, das die Regeneration aller Körperzellen unterstützt und somit für die regenerativen Prozesse in der Nacht elementar ist. Das vom Pinealorgan ausgeschüttete Hormon hilft also mit seiner antioxidativen Wirkung dabei, Zellschäden zu reparieren. Störungen des Melatoninspiegels sind folgenreich und können zu vielen Beschwerden, gesundheitlichen Risiken sowie dem Verlust gesunder Schlafqualität führen, was langfristig zu Problemen wie Konzentrationsstörungen, eingeschränktem Gedächtnis, Burnout und Depression führen kann.

Die Einflüsse einer gestörten Zirbeldrüse sind gravierend, aber kaum ein Mediziner geht darauf ein. Die innere Uhr, unter anderem gesteuert durch die ungestörte Melatoninbildung durch die Zirbeldrüse, leistet einen unermesslichen Dienst, damit wir gut und erholsam schlafen und uns nachts optimal erholen können, damit wir möglichst gesund bleiben. Pineal Gand, die Zirbeldrüse, wandelt das vom Gehirn gebildete Serotonin während der Nacht in das wichtige Melatonin um. Beide sogenannten Neurotransmitter fungieren als Botenstoffe, die sich auf die Prozesse des Körpers auswirken. Es erscheint daher sinnvoll, die Melatoninbildung anzuregen, um einerseits besser schlafen zu können, andererseits sich einer gesünderen Lebensweise zuzuwenden.

Hier einige Tipps, wie Sie die Bildung von Melatonin begünstigen können:

- Verzichten Sie auf Fluorid, das in Zahnpasta, Salz, Leitungswasser und vielen Lebensmitteln aus dem Supermarkt enthalten ist, da Fluorid ein bedeutsamer Hemmer der Melatoninbildung darstellt. Fluorid begünstigt die Verkalkung der Zirbeldrüse und ihre hormonbildende Funktion.

- Ernähren Sie sich mit hochwertiger, möglichst biologischer Nahrung, da diese nur wenig Fluorid enthält.

- Verzichten Sie auf stark fluorhaltiges Essen wie Fast Food und Convenience Food-Produkte.

- Verwenden Sie möglichst Kochgeschirr aus Glas, das ebenfalls nur geringe Mengen an Fluorid enthält.

- Versuchen Sie, Ihrem Biorhythmus so oft wie nur möglich zu folgen. Gehen Sie schlafen, wenn Sie müde sind. Stehen Sie auf, wenn das Tageslicht Sie weckt.

- Halten Sie sich täglich mindestens 15 Minuten im natürlichen Sonnenlicht auf. Dies regt die Aktivität der Zirbeldrüse an und sorgt für die Bildung weiterer wichtiger Hormone und Enzyme.

- Dunkeln Sie das Schlafzimmer vollständig ab. Je dunkler der Schlafraum, desto besser können Sie schlafen und umso besser verläuft die Melatoninproduktion in der Zirbeldrüse.

- Beziehen Sie melatoninhaltige Lebensmittel in die tägliche Ernährung ein. Pistazien, Cranberrys, Champignons, Echter Pfifferling, Gemeiner Steinpilz, Mais, Reis, Hafer, Senfsamen, Paprika sowie getrocknete Tomaten enthalten viel Melatonin.

- Verzichten Sie in jedem Fall auf sogenannte Nahrungsergänzungsmittel, denn diese enthalten ausschließlich synthetische Bestandteile, also Chemie, die das genaue Gegenteil bewirken von dem, was versprochen wird.

- Halten Sie sich fern von elektromagnetischer Strahlung.

- Verzichten Sie möglichst auf Pharmazeutika.

- Vermeiden Sie Stress, belohnen Sie sich stattdessen täglich mit kleinen, positiven Ereignissen.

**Beispiel an Zebrafischen**

Fehlt Zebrafischen ein bestimmtes Protein, entwickeln sich beide Gehirnhälften symmetrisch und das sogenannte Schlafhormon Melatonin wird nicht mehr gebildet. Diese Ergebnisse publizierten die Freiburger Biologen Theresa Schredelseker und Prof. Dr.

Wolfgang Driever in der Fachzeitschrift „Development". Ihre Untersuchungen rund um die zum Gehirn gehörende Zirbeldrüse zeigen eine genetische Verbindung von Links-Rechts-Asymmetrie und Tag-Nacht-Rhythmus.

Die Zirbeldrüse ist relativ klein und liegt bei Menschen tief im Gehirn, bei Zebrafischen hingegen direkt unter der Schädeldecke. Ihre Hauptfunktion ist jedoch bei Fisch und Mensch die gleiche: die Freisetzung von Melatonin, die nur nachts erfolgt. Während die Information über das Tageslicht die menschliche Zirbeldrüse nur indirekt über das Auge erreicht, ist die Zirbeldrüse von Fischen direkt lichtempfindlich. Mit Hilfe von genetischen Werkzeugen erreichten die Forschenden, dass der Zebrafisch das Protein Brain-specific homeobox (Bsx) nicht mehr bilden kann. Fehlt den Fischen dieses Protein, entwickeln sich die lichtempfindlichen Zellen der Zirbeldrüse nicht normal und können kein Melatonin mehr bilden. In früheren Studien demonstrierten amerikanische Forschende, dass Zebrafische ohne Melatonin einen gestörten Schlaf-Wach-Rhythmus aufweisen. Damit zeigen Fische ähnliche Symptome wie Menschen, deren Melatonin-Rhythmus durch Schichtarbeit oder nächtliche Smartphone-Nutzung, Stress, Fluor, Chemie in Lebensmitteln, Funkmasten, elektromagnetische Strahlung und mehr durcheinandergerät. Die Zirbeldrüse hat also sehr wichtige Funktionen und eine Störung dieser hat gravierende Einflüsse auf die Gesundheit.

Aber die Zirbeldrüse kann noch mehr: Sie ist unter anderem in der Lage, elektromagnetische Wellen zu empfangen und auch zu senden, dies ist sogar messbar. Es ist davon auszugehen, dass Tiere, z. B. Vögel, so navigieren. Weiterhin kann die Zirbeldrüse Licht erzeugen mithilfe eines Piezoeffekts. Es existieren sehr viele Theorien über das Warum. Eines ist jedoch sehr sicher, das man seit vielen Jahrzehnten nicht nur diese Informationen über die Zirbeldrüse versucht zu verheimlichen, es wird vielmehr ständig dafür gesorgt, dass die Zirbeldrüse gestört und geschädigt wird. Vor allem, wie bereits erwähnt, werden die Menschen ständig mit Fluor gefüttert, das die Zirbeldrüse stark schädigt, aber Fluor schädigt auch den gesamten Organismus. Ebenfalls schädigen die Inhaltsstoffe von Impfseren, wie Aluminium, Quecksilber, Formaldehyd und mehr, die Zirbeldrüse erheblich und natürlich die gesamte Zellfunktion des Organismus. Eine gestörte Zirbeldrüse sorgt auch für den Verlust von Intelligenz.

Übrigens hat all dies nichts mit einer Verschwörungstheorie zu tun, um es gleich vorwegzunehmen. Es hat etwas mit ernsthafter, wissenschaftlicher Forschung zu tun und gesundem Menschenverstand. Menschen, deren Intelligenz durch erwähnte Maßnahmen bereits zu sehr geschädigt wurde, sind nicht mehr in der Lage, diese Fakten zu verstehen.

Leider wird das Thema Zirbeldrüse oft von sogenannten Extrem-Esoterikern und Geschäftemachern, die gern auch mal Religiöses andichten, stark missbraucht. Das jedoch führt in die falsche Richtung, in genau die gleiche, die bereits andere nutzen, nämlich in die Manipulation und Unterwerfung von freiem Denken.

## Kapitel 17: Die Menschen könnten viel älter werden

Die meisten Menschen sterben bereits mit 70 Jahren oder sogar früher. Was also ist der Grund? Es gibt tatsächlich Gebiete auf dieser Welt, in denen die Menschen viel älter als 100 Jahre werden. Diese Gebiete unterscheiden sich jedoch völlig von Städten, in denen die meisten Menschen leben.

Wo befinden sich diese Gebiete?

Man findet sie in fast jedem Land. Meistens sind es kleine Städte oder Dörfer. Die Menschen in diesen Gebieten verzichten auf vieles, was in den sogenannten modernen Städten zu finden ist. Diese Menschen bauen selbst Gemüse und Obst an. Diese Menschen essen wenig Fleisch, stattdessen mehr Fisch direkt aus dem Meer und Obst und Gemüse aus eigenem Anbau, also chemisch unbelastet. In diesen Gegenden findet man keine Industrie und keinen Lärm. Oft existieren keine Apotheken. Das bedeutet, dass Pharmazeutika nicht konsumiert werden. Die Menschen vertrauen auf überlieferte, natürliche Heilverfahren. Auch Stress ist in diesen Regionen nicht vorhanden.

Wie ist es jedoch in den meisten Gebieten dieser Welt? Die Menschen essen ungesunde und chemisch belastete Nahrung. Die Menschen benutzen chemische Körperpflegemittel. Die Menschen nehmen viel Pharmazeutika zu sich. Die Menschen leben ständig im Stress und laufen ständig Etwas hinterher. Meistens laufen sie dem Geld nach. Für diese Menschen ist es wichtig, ständig etwas zu besitzen, was genau genommen jedoch unwichtig ist. Ein großes Auto, besondere Kleidung, das beste und größte TV-Gerät und so weiter.

Es ist fast so, als hätten diese Menschen Ihre Seele verkauft für ein gutes aber kurzes Leben. Aber ist es wirklich ein gutes Leben?

Sehen Sie sich über 70 Jahre alte Menschen in den Industrieregionen an. Diese Menschen sind körperlich meist sehr schwach, man sieht diese Menschen oft beim Arzt, wo sie sich ihre Dosis Medikamente abholen, weil sie glauben, nicht ohne diese leben zu können. Viele jedoch sterben bereits viel jünger an zum Beispiel Krebs, Herzversagen und so weiter.

Die Menschen in den industriefreien Regionen arbeiten im Alter von über 80 Jahren im Garten, fahren mit dem Boot und können sogar noch rennen. Niemand von diesen Menschen benötigt eine Gehhilfe. Schuld an diesen Differenzen hat ein

System, das wir Finanzsystem nennen. Dieses Finanzsystem ist darauf ausgelegt, wenigen Menschen hohe Profite zu bringen und die große Masse der Menschen, als Konsum-Sklaven zu benutzen. Ein Beispiel: Die Pharmaindustrie ist die mächtigste und reichste Industrie. Diese Industrie ist so reich, weil die Menschen ein Schicksal als Konsum-Sklave angenommen haben. Die Menschen lassen sich manipulieren und glauben, dass sie nur überleben können, wenn sie regelmäßig Pharmazeutika einnehmen. Die Menschen sind so gut manipuliert, dass ihnen nicht auffällt, dass diese Pharmazeutika den größten Anteil daran haben, dass sie krank sind. Ein weiteres Beispiel: Die Lebensmittelindustrie produziert Speisen, die so viel Chemikalien beinhalten, dass man damit einen chemischen Krieg führen könnte. Ebenso verhält es sich mit der Kosmetikindustrie und den Herstellern von Körperpflegemitteln. Die Menschen lassen sich freiwillig vergiften. Wenn man diese Menschen darauf hinweist, dann bekommt man die Antwort „ja, ja ich weiß". Die meisten Menschen wissen es also und dennoch opfern sie ihre Gesundheit und ihr Leben für diese Industrien.

Wenn wir einmal Besuch erhalten sollten von einer entfernten Zivilisation aus dem All, dann würden diese Aliens sicherlich sagen: „Oh, das ist eine sehr primitive und dumme Spezies."

### Wollen Sie gesund sein und wollen Sie länger leben?

Dann befreien Sie sich als Sklave der Industrie. Hiermit ist auch die Industrie der anderen Seite derselben Medaille gemeint, die Hersteller von sogenannten Nahrungsergänzungsmitteln. Es gibt mittlerweile sehr viele Hersteller dieser Pseudo-Hilfsmittel. Fangen Sie an, Fragen zu stellen, andernfalls kann Ihnen niemand helfen und Sie werden früh sterben. Aber Sie müssen anfangen, hinter die Kulissen zu schauen, und Antworten einfordern, vor allem von Ihrem Arzt.

# Kapitel 18: Gefährliche Ernæhrungsfehler

Nahrung braucht der Mensch zum Leben. Doch was ist das eigentlich, wenn wir von „gesunder Ernährung" sprechen? Gehen wir einmal gedanklich in eine Buchhandlung und schauen uns in der Abteilung mit den Gesundheitsbüchern um. Wie viele verschiedene Bücher zum gleichen Thema wird man wohl finden? Es sind mehrere hundert – garantiert! Bücher, die versprechen, dass Sie dank ihnen beginnen, gesund zu leben.

Das klingt alles wunderbar, doch wissen Sie, was das Irrsinnige an der Sache ist? In all den Büchern stehen unterschiedliche Dinge. Was in einem Buch als gesund deklariert wird, wird im nächsten bereits verrissen. Moderne Ernährungslügen sind wohl eines der größten Probleme, wenn es darum geht, wirklich gesund zu leben. Genau deshalb wollen wir mit diesen Mythen und Lügen aufräumen. Den Anfang machen Fett und Zucker!

Erinnern Sie sich noch daran, was bei Ihrer Großmutter auf dem Frühstückstisch stand? Es war die gute Butter, die fettige, gute Butter, die aus jeder Scheibe Vollkornsauerteigbrot etwas Besonderes machte. Es waren frische Sonntagseier und es waren naturbelassene, oft auch selbst erzeugte, Wurstwaren. Dinge, die es so kaum noch auf einem heutigen Frühstückstisch gibt.

Viele kaufen Margarine mit Joghurt, Hauptsache, es ist leicht. Sie verbannen alle fettigen Lebensmittel von ihrem Esstisch und freuen sich, wenn sie ein Produkt entdecken, auf dem Sätze wie „nur 0,5 Prozent Fett" zu lesen sind. Das Dumme daran: Es ist alles eine große Lüge!

H2: Fett und Cholesterin sind völlig unschuldig.

Im März 1984 war auf der Titelseite des Time Magazins folgendes zu lesen: „Cholesterol is proved deadly and our diet may never be the same." ("Cholesterin ist als für uns tödlich identifiziert und unsere Ernährung kann nie die gleiche sein.")

Das war der Startschuss für den Kampf gegen das Fett. Nun hieß es: keine Eier, kein Speck, keine Butter. Mitte der 1980er Jahre waren sich die „Forscher" also einig, indem sie vor allem das in Speck und Eiern vorkommende Cholesterin sowie gesättigte Fettsäuren verteufelten und für die rapid abnehmende Gesundheit der Bevölkerung verantwortlich machten. Es wurde sogar eine Studie vorgelegt, die Fette verantwortlich für Herzkreislauferkrankungen machte. Etwas später stellt sich dann heraus, dass diese Studien von der Zuckerindustrie gefälscht wurden, um Zucker als Übeltäter zu entlasten.

Mittlerweile haben viele Wissenschaftler einen Rückzieher gemacht. Denn immer häufiger wird bestätigt, dass die Sorge, Fett und Cholesterin würden viele der bekannten Zivilisationskrankheiten auslösen, falsch ist. Eine Analyse aus dem Jahr 2010, die 21 Studiendaten, an denen 348.000 Personen teilnahmen, zusammenfasste, konnte keine Beweise für eine Verbindung zwischen gesättigten Fettsäuren und Herz- Kreislauf-Erkrankungen finden.

Im März 2014 veröffentlichte Annal of Internal Medicine die Ergebnisse einer weiteren Analyse von 76 Studien mit über 600.000 TeilnehmerInnen aus 18 verschiedenen Ländern. Das Ergebnis: Es gibt keine Verbindung zwischen gesättigten Fettsäuren und Fettleibigkeit, Diabetes, hohen Cholesterinwerten und Herz-Kreislauf-Erkrankungen.

Ein gesunder Organismus reguliert den Cholesterinwert im Blut selbst und blockt die Aufnahme bei Bedarf schon an der Darmwand ab. Die Menschen können daher unbedenklich Lebensmittel wie Eier, Fleisch und Fisch in gesundem Maße essen. Es ist sogar lebensnotwendig, Cholesterin zu sich zu nehmen. Besonders das wichtige Vitamin B12 erhalten wir ausschließlich aus Fleisch und Fisch, in sogenannten Nahrungsergänzungsmitteln angebotenes B12 ist wertlos, weil es unsere Zellen nicht verarbeiten können, dieses ist ein synthetisches Vitamin, was uns krank macht, wie übrigens alle synthetischen Vitamine.

**Was ist eigentlich mit den Menschen passiert?**

Die Menschen machen Ernährung zu einer Wissenschaft mit vielen gefährlichen und unterschiedlichen Lehren. Es ist Manipulation, viele Menschen glauben, sie tun das Richtige, wenn sie sich von bestimmten Lebensmitteln trennen, weil sie diese für gefährlich halten. Dabei lassen sich die Menschen lediglich unbewusst von vielen konkurrierenden Industrien benutzen. Vor den Lebensmitteln, von denen man sich in jedem Fall fern halten sollte, sind die aus dem Supermarkt!

## Kapitel 19: Das Gesundheitssystem, das Sie vorsätzlich krank macht

Ein System, das die meisten Menschen nicht verstehen, bzw. nicht glauben wollen. Die Pharmaindustrie ist glücklich, wenn Sie eine Zivilisationskrankheit wie z.B. Krebs, MS, AIDS, Parkinson oder eine andere, als unheilbar geltende, Krankheit haben. Sind Sie schockiert? Leider ist das die Realität und wir sagen Ihnen, warum das so ist.

Selbst die Frankfurter Allgemeine Zeitung schrieb am 16.10.2016: „Die Krankenkassen verführen Ärzte, die Patienten kränker zu machen, als sie sind. So kassieren sie mehr Geld. Der Skandal hat System."

Weiter schreibt die FAZ: „Die Kassen berieten die Ärzte entsprechend und zahlten eine Prämie für ein entsprechendes

Codieren, wie das unter Fachleuten heißt. Das können mehr als 40 Euro pro Fall sein. Insgesamt sollen die Kassen nach Ansicht von Dr. Jens Baas (deutscher Krankenkassenmanager) seit 2014 eine Milliarde Euro dafür bezahlt haben. Für die Kassen lohnt sich das. Sie bekommen bis zu 1.000 Euro mehr im Jahr pro Fall. Das Geld stammt aus dem Gesundheitsfonds, der alle Beiträge der Mitglieder und Arbeitgeber, aber auch die Zahlungen der Rentenversicherung (für die Rentner) und dem Bundeshaushalt bekommt und dann an die Kassen verteilt."

Was ist hier los? Die Krankenkassen erhalten aus einem sogenannten Soli-Topf Geld, aber ausschließlich für kranke Versicherte.

Ist das verrückt? Ja, natürlich ist es das. Was bedeutet das für Sie als Patient? Der Arzt hat kein Interesse daran, dass Sie gesund werden, denn er wird ja von den Krankenkassen finanziell dazu genötigt, Sie krank zu halten. Wie sieht es nun mit Ihrem Vertrauen den Ärzten gegenüber aus? Wir überlassen es Ihnen, darüber nachzudenken.

## Kapitel 20: Warum Sie krank sind

Hier lesen Sie, was uns täglich vergiftet.

Lebensmittel sollen uns nähren und unseren Organismus mit den nötigen Nährstoffen versorgen. Das war früher so, aber seit der Industrialisierung haben sich Krankheiten entwickelt, die wir als sogenannte Zivilisationskrankheiten bezeichnen. Sehr treffend diese Bezeichnung, denn der Grund für die Entstehung der Zivilisationskrankheiten ist eine stetige Vergiftung durch toxische Stoffe im Trinkwasser, in der Atemluft, in Möbeln, in Textilien, in Pharmazeutika und besonders in Lebensmitteln. Es grenzt an ein

Wunder, dass die Menschheit nicht längst ausgestorben ist. Eine Liste der täglichen Vergiftungen in den Lebensmitteln (Krankheitsmitteln) sehen Sie hier. Sollte Ihnen das nicht zu denken geben, dann wird Ihr Leben krank und kurz sein.

E 102 Tartrazin; färbt gelb; in Gebäck, Schmelzkäse, Diätprodukte, Fischprodukte; Gefahren: Atemschwierigkeiten, Hautausschläge, verschwommenes Sehvermögen möglich.

E 104 Chinolingelb; färbt gelb; in Arzneimittel, Kosmetik, Textilien; Gefahren: Steht unter Krebsverdacht. Ist in den USA verboten. Wird in Europa angewendet!

E 129 Allurarot AC; färbt rot; in Kosmetikprodukte, Parfüms; Gefahren: Für Menschen mit Asthma oder Neurodermitis bedenklich.

E 160A Carotine, Beta-Carotin; färbt gelb-orange; in vielen Lebensmitteln, auch Butter, Margarine; Gefahren: Erhöhtes Risiko für Darm- und Prostata-Erkrankungen.

E 210 Benzoesäure; konserviert; überwiegend in Fisch- und Salatprodukten; Gefahren: Zusammen mit Ascorbinsäure (E 300) kann krebserregendes Benzol entstehen.

E 230 Biphenyl, Diphenyl, pilztötend (Pestizid); Zitrusfrüchteschale und deren Einwickelpapier; Gefahren: Bei Hautkontakt allergieauslösend.

E 235 Natamycin; wirkt antibiotisch; Käserinde, Wursthäute, als Arzneimittel zugelassen; Gefahren: Bei zu häufiger Aufnahme Resistenzwirkung gegen Krankheitskeime. Migräne.

E 250 Natriumnitrit/Nitritpökelsalz hemmt Bakterien-entwicklung im Fleisch gepökeltes (Sur)Fleisch, Wurst, Speck; Gefahren: Behindert den Sauerstoff-Transport im Blut. Für Säuglinge lebensgefährlich.

E 280 Propionsäure; konserviert Abgepacktes Schnittbrot, Kuchen, Kekse; Gefahren: Führte im Tierversuch zu krebsähnlichen Magenveränderungen.

E 319 tertiär- Butylhydrochinon; wirkt antioxidierend; Schmalz, Fischöl, Lippenstifte, Haarfarben, Arzneimittel; Gefahren: Bei Hautkontakt allergieauslösend.

E 320 Butylhydroxyanisol; stabilisiert Aromen, konserviert Bratfett, Kaugummi, Fertigsuppen, Instantkartoffeln; Gefahren: Kann Benommenheit und Allergien auslösen.

E 330 Zitronensäure; Säuerungsmittel Getränke, saure Süssigkeiten; Gefahren: Greift Zahnschmelz an, Entkalkungsmittel.

E 338 Phosphorsäure, Säuerungs- und Antioxidationsmittel Kartoffelprodukte, Backwaren, Cola, Sahne, Soßenpulver, Speiseeis; Gefahren: Kann zu Knochenschwund führen, Brüche begünstigen.

E 385 Calcium-dinatrium-EDTA; wirkt antioxidierend Dosen und Glaskonserven (z.b. Hülsenfrüchte) Halbfettmargarine; Gefahren: Kann den Stoffwechsel beeinträchtigen. Nicht für Kinder unter zwei Jahren geeignet.

E 400 Alginat Verdickungs-, Gelier-, Überzugsmittel in vielen Lebensmitteln; Gefahren: Kann zur Unterversorgung mit lebenswichtigen Mineralien führen, wirkt abführend.

E 407 Carragen Gelier- und Verdickungsmittel in vielen Lebensmitteln; Gefahren: Noch nicht geklärt, ob auch große Carrageen-Moleküle den Darm schädigen können.

E 420 Sorbit ersetzt Zucker und hält feucht Süßspeisen, Marmelade, Gebäck, Marzipan; Gefahren: Über 20g/Tag können zu Durchfall und Krämpfen führen.

E 425 Konjak; Verdickungs- und Geliermittel, Süßstoff; Glasnudeln, fernöstliche Spezialitäten; Gefahren: Behindert die Aufnahme wichtiger Nährstoffe.

E 426 Sojabohnen Polyose; antioxidierend; Soßen, Back- und Süßwaren, Milchgetränke; Gefahren: besonders für Soja Allergiker bedenklich

E 432 Polysorbat 20 Emulgator; Backwaren, Speiseeis, Suppen, Diätprodukte; Gefahren: Kann allergische Reaktionen auslösen.

E 442 Ammoniumsalze v. Phosphatidsäuren; verhindert Fettreif bei Schokolade, Kuvertüre dünner Schokolade und Kakao; Gefahren: Kann zu Störungen im Magen-Darm-Trakt führen.

E 520 Aluminiumsulfat; festigt & stabilisiert Lebensmittel; kandiertes und glasiertes Obst und Gemüse; Gefahren: Kann Aluminiuim im Körper anreichern (Alzheimer, Krebs Verursacher).

E 554 Natriumaluminium-silicat; verhindert Zusammenleben von Lebensmitteln Salz, Schmelzkäsescheiben, Süßwaren; Gefahren: Kann Aluminiuim im Körper anreichern (Alzheimer, Krebs Verursacher)

E 620 - E 625 Glutaminsäure, Glutamate; geschmacks-verstärkend, Asiatische Gerichte, Sojasoße; Gefahren: Taubheitsgefühl im Nacken und Rücken, in den Armen. Herzklopfen, Kopfschmerzen.

E 627 Guanylat; geschmacks-verstärkend, in vielen Fertiggerichten, Würzmitteln (z.B. Sojasoße); Gefahren: Kann bei Gichtkranken akute Schübe auslösen.

E 951 Aspartam, süßt 200 mal stärker als Zucker, kalorienreduzierte Lebensmittel; Gefahren: Zerstört Organ- und Gehirnzellen.

E 952 Cyclamat, süßt 30 bis 50 mal stärker als Zucker, Light-Getränke und in Lebensmitteln; Gefahren: Im Tierversuch Blasenkrebs, verminderte Fruchtbarkeit.

E 999 Quillajaextrakt, festigt Schaum, aromatisierte, nicht-alkoholische Getränke, Cidre, Enthält Saponine; Gefahren: allergische Reaktionen möglich

E 1452 Stärkealuminium-ocentylsuccinat, verhindert Verklumpen bei Instantsuppen, Entwöhnungsnahrung für Kleinkinder; Gefahren: Enthält Aluminium, sehr gefährlich.

E 1519 Benzylalalkohol, Trägerlösung für Aromen, Liköre, Cocktails, Backwaren; Gefahren: Allergische Reaktionen möglich.

Dies ist ein Auszug vieler toxischer Stoffe, die keinesfalls in Nahrungsmittel gehören, sie bringen uns um, Stück für Stück. Aber man kann diese Stoffe nicht sehen, deshalb kümmern sich die meisten Menschen nicht darum und vergiften sich und ihre Kinder fröhlich weiter. Viele Wissenschaftler hatten bereits vor langer Zeit prognostiziert, dass die Menschheit das nicht überleben wird. Aber die Masse ignorierte dies.

Nun ist es jedoch offiziell:

## Das Massensterben auf der Erde ist in „vollem Gang"

Der Biologe Prof. Paul Ehrlich von der Stanford Universität hat nun das Ende der menschlichen Zivilisation in Kürze bestätigt. Alle Kriterien und Faktoren sind seit langem bekannt. Aber was ist wirklich der Grund für das bevorstehende Ende der Menschheit? Nun, die Menschen, die noch in der Lage sind logische Schlussfolgerungen zu ziehen, werden es sicher ahnen, die Menschheit wird vergiftet. Aber die meisten Menschen werden auch diese Fakten ignorieren, weil selbstständiges Denken ihnen einfach zu schwer fällt, die da oben werden es schon machen. Das ist gewiss, dass die das schon machen werden, aber nicht zum

Wohl der Menschen. Es handelt sich keineswegs um Panikmache oder gar eine Verschwörungstheorie. Im Gegenteil, es handelt sich um nachweisbare Fakten, die beweisen, dass unser Ende gekommen ist.

Einige dieser Fakten:

- Verseuchtes Trinkwasser durch Chemikalien, Schwermetalle, Pestizide, Pharmazeutikarückstände, toxische Reinigungsmittel und mehr
- Toxische Stoffe in den Nahrungsmitteln
- Durch Pestizide verseuchte Pflanzen, die wir als Nahrung verzehren
- Pharmazeutika, die unsere Zellen angreifen und zerstören
- Toxische Stoffe in Impfstoffen
- Toxische Mikropartikel in der Luft
- Toxische Mikropartikel in unseren Möbeln
- u. v. m.

Unser Lebensraum und die Nahrung sind vergiftet, unser Organismus kollabiert, Krankheiten werden immer mehr und die Intelligenz sinkt stetig. Diese Fakten stehen jedem zur Verfügung, aber die Mehrzahl will sie nicht sehen.

Realistische Schätzungen sagen aus, dass sich niemand mehr um seine Rente sorgen muss, der nach dem Jahr 1990 geboren wurde, denn er wird sie keinesfalls mehr benötigen, weil er vorher sterben wird. Es sei denn, dass derjenige die Initiative ergreift und sich schützt.

**Sie glauben es nicht?** Dann wünsche ich Ihnen einen guten Dornröschenschlaf und viel Glück, Sie werden es brauchen.

# Kapitel 21: Gefährliche Alternativen

Besonders in den USA und Deutschland hat sich ein sogenanntes alternatives Business etabliert, das man als die andere Seite der gleichen Profit-Medaille bezeichnen kann. Also die andere Seite der Pharmaindustrie.

Auf der einen Seite dieser Medaille befindet sich das pharmahörige Gesundheitssystem, das die Menschen nicht genesen lässt, als sie vielmehr vorsätzlich krank macht und krank hält. Auf der anderen Seite befinden sich diese vielen, vielen alternativen Zauberanwendungen und Zaubermittel.

Dieser alternative Markt nutzt skrupellos die Hilflosigkeit der Menschen, die erkannt haben, dass die heutige Schulmedizin ihnen nicht hilft oder treffender gesagt nicht helfen will. Die Suche nach besserer Hilfe, nach tatsächlich helfenden Behandlungen nutzten nun die nächsten Interessensgruppen für große Profite aus. Wir möchten hier einmal über einige dieser gefährlichen Anwendungen und Mittel aufklären.

## Vitamin C Überdosis

Sogar einige sogenannte Mediziner, die es besser wissen müssten, bieten diese nutzlosen und eher gefährlichen Anwendungen an, weil es gute Profite generiert. Aber was ist das genau? Zuerst einmal zum Vitamin: Vitamine sind flüchtig, sie sind also nicht konservierbar. Hinzu kommt, dass unsere Zellen natürliche Vitamine ausschließlich in Verbindung mit den sekundären Pflanzenstoffen aufnehmen und verarbeiten können. Da nun aber Vitamine ja flüchtig sind, werden in diesen vielen Vitaminpräparaten synthetische Vitamine verwendet, also Chemie. Es handelt sich dabei um eine Art synthetische Nachahmung eines Vitamins. Unsere Zellen erkennen dies jedoch nicht als Vitamin, weil eben synthetisch und dem Fehlen der

Vitamin-Komplexe. Diese chemischen „Vitamine" schaden unseren Zellen sehr. Bei Vitamin C kommt noch ein wichtiger Fakt hinzu: Selbst wenn man natürliches Vitamin in Überdosis zu sich nimmt, wird der Überschuss ungenutzt einfach ausgeschieden, denn Vitamin C kann der Organismus nicht speichern. Eine Überdosis ist also völlig sinnlos, außer natürlich für den, der dies anbietet und daran »gutes Geld verdient«.

### Hyperthermie (künstliches Fieber)

Dies ist der neueste Schrei dieser Geschäftemacher. Es klingt gut und macht was her, ein künstliches Fieber, damit wird nun sogar „Krebs besiegt". Gehören Sie zu den vernunftbegabten Menschen? Na Gott sei Dank, dann erkennen Sie den Unsinn. Der menschliche Organismus ist kompliziert und besitzt viele Schutzfunktionen, die nach bestimmten Regeln handelt, an denen ein sehr komplexes Immunsystem beteiligt ist. Ein künstlich erzeugtes Fieber unterbricht und stört diese natürliche Funktion, richtet also unter Umständen einen sehr großen Schaden an.

### Nahrungsergänzungsmittel

Diese Bezeichnung birgt bereits den Nonsens in sich. Warum sollte man seine Nahrung ergänzen? Weil die Nahrung nicht genug Vitamine beinhaltet? Nun, dann ist die Nahrung eben keine korrekte Nahrung und es sollte daran etwas geändert werden. Aber Chemie zu sich zu nehmen, um die ungenügende Nahrung zu ergänzen, ist wohl das Verrückteste, was der Mensch tun kann, meinen Sie nicht auch? Natürlich generiert dieser Markt Millionen mit diesen Chemiebomben mit umfangreicher Werbung und Lügen, dass sich die Balken biegen, wie man so schön sagt.

Es existieren so viele weitere Wunderanwendungen und Wundermittel und es kommen stetig neue hinzu. Die Naivität und Unwissenheit der Menschen macht es möglich, dass sich ein gefährlicher, sogenannter alternativer Markt entwickeln konnte, der eben die andere Seite dieser Profit-Medaille bildet. Millionen Menschen zahlen für diese gefährlichen Dinge, weil sie auf der Suche nach Heilung sind. Es ist ein Trauerspiel was passiert und wir können nur mit dem Kopf schütteln. Die Menschen laufen von einem Teufel zum nächsten. Hören Sie auf, ein dummer Verbraucher zu sein, und fangen Sie an, Fragen zu stellen, das bewahrt Sie vor Schaden, Krankheit und Tod.

## Kapitel 22: Die Menschheit bringt sich selbst um

Glauben Sie nicht? Ich beweise es Ihnen. Die menschlichen Zellen: Zellen bilden die kleinste Funktionseinheit im menschlichen Körper. Der menschliche Körper besteht aus über 200 verschiedenen Zelltypen, die sich zu größeren Strukturen (Gewebe, Organe, Organsysteme) verbinden. Grob teilt man Zellen in Prokaryoten (Zellen ohne echten Zellkern), Eukaryoten (Zellen mit echtem Zellkern) ein.

Im menschlichen Organismus sind alle Zellen im Prinzip gleich aufgebaut, unterscheiden sich nur aufgrund von Habitus (Größe) und Lebensdauer der Zelle. So liegt die Lebensdauer einer Zelle von ein paar Tagen bis zu zwanzig Jahren (bei Knochenzellen).

Wie erwähnt, bilden die menschlichen Zellen die kleinste Funktionseinheit im menschlichen Körper. Ohne die Zellen könnte der menschliche Organismus nicht existieren, da in den Zellen die lebensnotwendigen Stoffwechselvorgänge ablaufen und dennoch greifen die Menschen oft genug in diese wichtige Funktion ein. Eine menschliche Zelle dient aber nicht nur als Energielieferant für den menschlichen Körper, sondern sie können bestimmte Stoffe (Glucose, Sauerstoff) aufnehmen und wieder abgeben. Darüber hinaus können sich die meisten Zellen teilen und über die

Zellmembran mit anderen Zellen oder Organen interagieren und dennoch greifen die Menschen oft genug in diese Zellkommunikation negativ ein.

Darüber hinaus haben einzelne Zellen noch andere Funktionen, so ist beispielsweise die Hauptaufgabe von Nervenzellen "Impulse" (bzw. Signale) zwischen verschiedenen Organen zu übermitteln und dennoch stören die Menschen diese Signalübertragung oft. Blutzellen haben beispielsweise die Aufgabe, Sauerstoff und Kohlenstoffdioxid durch den menschlichen Körper zu transportieren und andere Zellen mit Sauerstoff zu versorgen.

Fast alle menschliche Zelle bestehen aus dem Zellkern, dem Zytoplasma und der Zellmembran. Es gibt aber auch menschliche Zellen, die keinen Zellkern besitzen, dazu gehören beispielsweise die roten Blutkörperchen (auch als Erythrozyten bezeichnet), die sich im Blut befinden. Die roten Blutkörperchen entstehen im Knochenmark, aus "Zellvorläufer", die Zellkerne enthalten. Daher können sich die kernlosen roten Blutkörperchen im Blut nicht mehr teilen, aber die Menschen stören diesen Ablauf ständig mit Giften von außen, so dass der Transportweg des Blutes gestört ist.

Die Zellmembran umhüllt die Zellen und gibt der Zelle auch eine gewisse Form und Stabilität. Die Zellmembran ist nicht für alle Stoffe durchlässig. Daher "kontrolliert" die Zellmembran, welche Stoffe zwischen Zelle und "Außenwelt" ausgetauscht werden. Diese Fähigkeit der Zelle, nur für bestimmte Stoffe durchlässig zu sein, bezeichnet man als Permeabilität. Die Zellmembran besteht aus einer Lipiddoppelschicht, einer flüssigen Doppelschicht aus Fetten, die in einer Struktur aus Proteinen eingebettet sind. Aber der Mensch bringt diese Eigenschaft der Lipiddoppelschicht zum koppen und zerstört damit gefährlich z. B. das Immunsystem.

Die Zellmembran umhüllt das Zytoplasma, dass der Hauptbestandteil in menschlichen Zellen ist. Das Zytoplasma enthält das sogenannte Zytosol. Das Zytosol besteht bis zu 90 % aus Wasser und darin in gelöster Form Kohlenhydrate, Mineralsalze und Aminosäuren. In diesem Zytoplasma befinden sich neben dem Zellkern noch die sogenannten Zellorganellen, die rund die Hälfte des Volumens des Zytoplasmas betragen. Neben diesen Zell-Bestandteilen enthält die Zelle noch weitere Bestandteile, die sogenannten Organellen.

- Bei dem Zellkern handelt es sich um ein kugelförmiges Objekt, das sich eingebettet im Zytoplasma der Zelle befindet. Der Zellkern wird auch als Nukleolus bezeichnet. Der Zellkern ist der Träger des genetischen Codes und enthält Desoxyribonukleinsäuren (kurz: DNS), also die menschlichen Erbinformationen. Der Zellkern wird durch die sogenannte Kernmembran umhüllt. Nimmt die Zelle bestimmte Giftstoffe von außen auf, die der Mensch freigesetzt hat, dann kann die DNS Schaden nehmen.

- Die Mitochondrien sind für den menschlichen Organismus ebenfalls bedeutende Zellbestandteile. In den Mitochondrien laufen Stoffwechselprozesse ab, dabei wird durch die Oxidation von (ehemals) Glucose Energie in Form von Adenosintriphosphat (ATP) freigesetzt. Das ATP dient anschließend als Energielieferant für den ganzen menschlichen Organismus. Daher wird oft bei Mitochondrien von den Kraftwerken der Zellen gesprochen, aber der Mensch schwächt dieses Kraftwerk oft genug durch die Zuführung verschiedenster toxischer Stoffe.

- Ebenfalls lebensnotwendig sind die Ribosomen. An den Ribosomen, die als kugelförmiges Objekt im Zytoplasma im Zellinneren eingebettet sind, läuft die sogenannte

Proteinbiosynthese ab. Hier werden unterschiedliche Aminosäuren zu Proteinen verknüpft. Die Verknüpfungssequenz der Aminosäuren ergibt sich aus dem genetischen Code der menschlichen DNS, aber auch dieses System stört der Mensch oft genug sehr schwer.

- Als Zellorganelle in der Zelle befindet sich noch das endoplasmatische Retikulum. Beim endoplasmatischen Retikulum unterscheidet man zwischen dem rauen und dem glatten endoplasmatischen Retikulum. Während sich auf dem rauen endoplasmatischen Retikulum Ribosomen befinden, sind auf dem glatten endoplasmatischen Retikulum keine Ribosome vorhanden. Daher hat das glatte endoplasmatische Retikulum die Aufgabe, den Transport aus den Ribosomen wegzutransportieren. Unter anderem dient das glatte endoplasmatische Retikulum dazu, Nährstoffe vom rauen endoplasmatischen Retikulum zum Golgi-Apparat zu transportieren, auch hierbei stört der Mensch den Ablauf durch Giftstoffe in der Nahrung entscheidend.

Die menschlichen Zellen funktionieren nach einem bestimmten Plan. Voraussetzung dafür, dass der Plan korrekt ausgeführt werden kann, ist eine richtige und vor allem natürliche Ernährung, saubere Atemluft, sauberes Trinkwasser, giftstofffreie Umgebung, kein Elektrosmog, ein natürlicher Schlafrhythmus und ein Leben in Harmonie ohne künstlichen Stress.

Welche Gifte z. B. in der industriellen "Nahrung" stecken, lesen Sie in diesem Buch.

Aber wie lebt der Mensch heute? Nichts von all dem, das der Plan für unsere Zellen benötigt, ist mehr vorhanden. Die Menschen sind oft sogar so verrückt, dass sie zusätzlich und freiwillig noch weitere zellbelastende und zellzerstörende Stoffe aufnehmen, als wäre es nicht schon schlimm genug. Die Menschen machen sich selbst krank und verkürzen ihr Leben gravierend.

**Gibt es eine dümmere Spezies?**

Wohl kaum, selbst die Tiere auf unserem sterbenden Planeten sind intelligenter. Ich könnte oft nur mit dem Kopf schütteln, was Menschen alles für Gift in sich hinein schaufeln und wie sie unzähligen selbst ernannten Heilern und Verkäufern von sogenannten Nahrungsergänzungsmitteln und vielen weiteren Wundermitteln, die unsere Zellen den Rest geben, auf dem Leim gehen. Man muss es wirklich als irre bezeichnen. Viele Menschen führen ihrem Organismus so viele Giftstoffe zu, die jedes Insekt in Sekunden töten würde.

## Kapitel 23: Man ist, was man isst

Haben Sie noch zusätzliche Fragen, warum Sie krank sind? Natürlich werden Sie die haben, deshalb informieren Sie sich ja. Hier in dem Artikel gehe ich auf etwas ein, was Sie eventuell auch betreffen könnte. Massentierhaltung und kranke Tiere auf Ihrem Teller!

Ich will jetzt nicht auf die unsagbaren, quälenden tier- und menschenverachtenden Zustände bei der Haltung und „Pflege" dieser Tiere eingehen. Ich will nicht über die Tonnen Antibiotika schreiben, die diese Tiere verzehren, ich will nicht über die Gründe sprechen, dass jedes vierte – beachten Sie bitte, es sind 25% – aller tierischen Lebensmittel, die von kranken Tieren abstammen, krank und infiziert sind.

Ich will darüber sprechen, dass jeder, der darüber informiert ist, sein Tun und Handeln überdenken muss. Unterstützen Sie diesen Wahnsinn der Massentierhaltung nicht länger.

Um zu verdeutlichen, was ich meine, nehme ich Sie jetzt mit auf eine imaginäre Reise in den wilden Westen. Wir beide reiten nun dem Sonnenuntergang entgegen und sehen am Horizont eine Lichtung, wo wir unser Nachtquartier aufschlagen. Idealerweise ist ein kleiner See in unmittelbarer Nähe neben unserem Lagerfeuer. Gemeinsam haben wir uns dazu entschieden, vor dem Essen noch ein Bad zu nehmen und schlendern zum See. Auf dem Wasser schwimmen Tausende von toten Fischen und am Ufer liegen mehrere Rehe und Kaninchen, die auch schon übel riechen. Ich juble in dem Moment, wenn ich die Kadaver sehe und sage: „Super, dort liegt unser Abendessen"! Ihnen stockt der Atem und Sie würden mir entgegnen, ob ich noch alle Tassen im Schrank habe? Scheinbar unnatürlich gestorbene Tiere, die eventuell krank sind, zu essen ...! Hier in dem Fall würden Sie zu Recht Ihr Veto einlegen, da Ihre Augen alles Ihrem Verstand mitgeteilt haben. Doch im realen Leben wird das gegessen, was auf den Tisch kommt, und es wird nichts hinterfragt. Warum eigentlich nicht?

25% aller tierischen Lebensmittel stammen von kranken Tieren aus der Massentierhaltung. Was ist in Ihrer Leberwurst, oder was Sie auch immer essen? Statistisch sind dort 25% kranke Tiere enthalten.

Helfen Sie **BITTE** mit, dass dieser Mord in Raten in der Massentierhaltung unterbunden wird. Denken Sie bitte immer daran und es ist kein Spruch: **„Man ist, was man isst!"**

Quelle: Foodwatch und aus dem Internet

https://www.foodwatch.org/de/presse/pressemitteilungen/massen haft-kranke-tiere-in-deutschen-staellen-vier-pfoten-greenpeace-und-foodwatch-fordern-massnahmen-fuer-die-gesundheit-von-nutztieren-tiergesundheitsmonitoring-noetig/?sword_list

%5B0%5D=jedes&sword_list%5B1%5D=vierte&sword_list
%5B2%5D=tier

## Kapitel 24: Die Chemotherapie, Fakten

K rebsmedikamente sind sog. "Zytostatika", kaum eine andere Erkrankung wird einem derart umfangreichen und intensiven Spektrum an chemischen Wirkstoffen, oder besser Kampfstoffen, ausgesetzt. Schließlich ging die Chemotherapie als eine Art Nebenprodukt aus der Forschung an chemischen Kampfstoffen hervor. Senfgas, eines der zahlreichen Schreckenswaffen des Ersten Weltkrieges, zerstört lebende Zellen. Vor allem Zellen von Darmschleimhaut, Knochenmark oder Zellen des Lymphsystems, die sich besonders schnell teilen.

Krebszellen neigen dazu, sich ebenfalls schnell zu teilen. Was lag da näher, als sie mit dem chemischen Kampfstoff Senfgas abzutöten. Moderne Krebsmedikamente haben ihre Basis in Erkenntnissen chemischer Kriegsführung. Zytostatika gelten bei fast allen Krebsarten als "Behandlungsstandard". Dies nun seit annähernd 100 Jahren. Milliarden Forschungsgelder wurden jedoch, seit dieser Zeit, angeblich in die Krebsforschung investiert.

**Wie passt das zusammen? Wie funktionieren Zytostatika?**

Sogenannte entartete Tumorzellen werden durch Zellgifte an einem bestimmten Punkt des Zellzyklus abgetötet. Und je größer der Tumor, desto geringer die Wirkung der Zytostatika. Das in der Presse gezeichnete Bild standardmäßiger Krebstherapien ist durchweg positiv und das Wort Chemo, also Chemie, nimmt ein jeder als Normalität an. Der Betroffene erhält den Eindruck, im Bereich der Krebstherapie reihe sich ein medizinischer

Durchbruch bei der Erforschung neuer Wirkstoffgruppen an den nächsten.

Solchen vollmundigen Aussagen steht gegenüber, dass Krebs auf der traurigen Hitliste der Todesursachen noch immer Platz Zwei einnimmt, allen milliardenschweren Investitionen in angebliche Forschungen zum Trotz.

Krebsarten wie Brustkrebs, Lungenkrebs, Darmkrebs, Hautkrebs, Leberkrebs, Bauchspeicheldrüsenkrebs, Blasenkrebs und weitere nehmen rasant zu. Wie kann das denn sein, wie passt das zusammen?

Es ist eine traurige Wahrheit, dass immer mehr Menschen Krebs diagnostiziert bekommen. Laut dem Deutschen Krebsforschungszentrum erhielten im Jahre 2015 ca. 2,2 Millionen Menschen die Diagnose Krebs, die Tendenz ist steigend. So gab es gemäß dem Zentrum für Krebsregisterdaten im Jahr 2015 in etwa 586.470 Neuerkrankungen, 2016 waren es schon ca. 690.600. Das sind mehr als 105.130 Neuerkrankungen innerhalb eines Jahres.

Eine erschreckende Tatsache! Doch weitaus schlimmer ist, dass mehr Menschen durch Chemotherapie sterben als an der Krankheit selbst. Tatsächlich gibt es nun bei einigen Ärzten deshalb ein Umdenken.

**Eine Studie von Public Health England in Zusammenarbeit mit Cancer Research UK stellte fest, dass Krebsmedikamente schneller und häufiger zum Tod führten, als der Krebs selbst.** Zum ersten Mal sahen sich die Forscher die Zahl der Krebspatienten an, die innerhalb von 30 Tagen nach Beginn einer Chemotherapie starben. **Was erwies, dass die Medikamente die Todesursache sind und nicht der Krebs.** Da durch diese Behandlung alle Zellen gestört und zerstört werden und somit auch das Immunsystem komplett kollabiert, darf man sich nicht wundern, wenn die Krebszellen dennoch und sogar vermehrt zurückkehren oder sich gar nicht erst beeinflussen lassen.

Eine weitere Studie wurde über einen Zeitraum von 5 Jahren durchgeführt und befasste sich mit dem Thema "Überleben bei erwachsenen Krebspatienten mit einer zytotoxischen Chemotherapie." Die Forscher stellten fest, dass der Gesamtbeitrag einer zytotoxischen Chemotherapie für die 5-Jahres-Überlebensrate lediglich bei 2,3 % in Australien und 2,1% in den USA liegt. In Deutschland ähnlich. Das sollte jedem zu denken geben.

Es darf vermutet werden, dass die Chemotherapie nach der offiziellen Festlegung der Schulmedizin auf deren geringe Wirksamkeit dennoch weiter als Behandlung Nummer eins eingesetzt werden wird. Doch Unterstützung und eine Verbesserung des Allgemeinbefindens erfahren Krebspatienten hier de facto nicht. Eine unerträgliche Übelkeit, psychisch belastender Haarausfall, Schäden an Herz und Lungen sowie Schädigungen der Nieren und Nerven und eine verstärkte Blutarmut (die ihrerseits zu behandeln sind), gehören zu den schweren Beeinträchtigungen, mit denen Krebspatienten im Verlauf der Chemotherapie leben müssen. Es ist eben ein chemischer Kampfstoff.

**Fazit: Investitionen in die Chemotherapie und tatsächliche Heilerfolge stehen in einem unübersehbaren Missverhältnis. Denn auch Menschen, die zunächst „anscheinend" geheilt werden konnten, erkrankten später erneut (und oft umso heftiger) an Krebs.**

Es ist auch kein Geheimnis, dass die Pharmakonzerne unvorstellbare Profite mit Krebsmedikamenten generieren. 1996 berichtete das New England Journal of Medicine, dass ein Drittel der Patientinnen, die man als Kind gegen Morbus Hodgin behandelte, später an Brustkrebs erkrankten. Und Kinder, die eine

Chemotherapie durchlaufen, tragen ein erhöhtes Knochenkrebsrisiko (Journal of National Cancer Institute, 1996).

Dennoch preist die Schulmedizin, im Auftrag der Pharmaindustrie, weiter den Nutzen der Chemotherapie an.

Die US-amerikanische Arzneimittelbehörde fordert als Beleg der Heilwirkung jener Chemotherapeutika lediglich den Nachweis, dass diese imstande sind, einen Tumor zusammenschrumpfen zu lassen. Jedoch nicht so wie es die Patienten vermuten, denn ein Tumor besteht sowohl aus gesunden Zellen als auch aus Krebszellen. Zum größten Teil sterben die gesunden Zellen im Tumor ab und er schrumpft deshalb etwas, nun jedoch besteht der Tumor ausschließlich aus Krebszellen und wächst oft zu einem Supertumor weiter. Paradox? Oh ja!

Neue Forschungsergebnisse von Wissenschaftlern aus Washington State zeigen, dass einige Chemotherapie-Medikamente tatsächlich mehr Krebs verursachen können, als ihn zu bekämpfen. Die Ergebnisse, die in der Zeitschrift Nature Medicine veröffentlicht wurden, verdeutlichen, wie Chemo-Medikamente gesunde Zellen beeinflussen, indem jene sie dazu bringen, ein krebsfütterndes Protein freizusetzen.

Dieses Krebs-fütternde Protein WNT16B wird von gesunden Zellen produziert, nachdem sie einer Chemotherapie ausgesetzt wurden. Daraufhin sind sie in der Lage, das Krebszellwachstum zu fördern und das Überleben der Krebszellen zu verstärken. Außerdem können Chemotherapeutika DNA-Schäden an gesunden Zellen verursachen, was ein langfristiger Nachteil ist, der auch nach Beendigung der Behandlung anhaltend verbleiben wird.

Jeder Krebspatient sollte seinem behandelnden Facharzt die folgende Frage stellen: **Verhilft mir eine Chemotherapie zu einem längeren Leben und einem Mehrwert an Lebensqualität?**

Oder bin ich ohne Chemotherapie besser dran? Und vielleicht fällt Ihrem Onkologen die Antwort auf die Frage, ob er sich höchstpersönlich einer Chemotherapie unterziehen würde, erstaunlich schwer?

Im Jahr 2016 veröffentlichte das deutsche Politmagazin Stern folgenden Artikel mit der Überschrift: Die Krebsmafia, der die Hintergründe eines skrupellosen Systems aufzeigt. Es sollten nun also selbst die Menschen, die bisher brav nur den Mainstream-Medien geglaubt haben, erkennen, zu was sich die sogenannte Schulmedizin gewandelt hat, nämlich zum Dealer einer Milliardenindustrie, also der Pharmaindustrie.

**Die Krankheit Krebs nimmt Epidemie-ähnliche Ausmaße an:** Folglich erkrankte noch vor 100 Jahren jeder 160ste Mensch an Krebs, war es vor 50 Jahren schon jeder 60ste. Laut aktuellem Krebsbericht des Robert Koch Institutes erkrankt heute jeder Zweite im Laufe seines Lebens an Krebs und laut der amerikanischen Krebsgesellschaft (American Cancer Society) wird im Jahr 2030 jeder Mensch an Krebs erkranken.

Die Ursachen von Krebs werden von der Pharmaindustrie, den meisten Wissenschaftsinstituten und von Kliniken nicht erforscht, jedoch die Chemotherapie als den Hauptweg den Krebs zu bekämpfen suggeriert. Eine Anwendung der Chemotherapie kostet ca. 10.000,00 €, bei 10 Anwendungen ergibt dies 100.000,00 €. Der behandelnde Arzt ist an diesen teuren Giften finanziell sehr gut beteiligt und greift natürlich zu. Aus diesem Grund schrecken auch einige Ärzte vor vorsätzlichen Fehldiagnosen nicht zurück, um an einer Chemotherapie zu „verdienen".

**In den Jahren 2000 bis 2015 wurden allein in Deutschland mehr als 35 tausend Fehldiagnosen gestellt, die nachgewiesen werden konnten. Die Unentdeckten sollten weitaus höher sein.**

# Kapitel 25: Hat die Menschheit den Verstand verloren?

Manchmal frage ich mich, ob die Menschheit den Verstand verloren hat. Warum dieser Satz? Ein Beispiel: Die angebliche medizinische Forschung wird bereits seit über 100 Jahren betrieben und seit ca. 60 Jahren angeblich sehr intensiv.

Es wurden Milliarden in diese angebliche Forschung investiert. Aber dennoch fragt sich kaum jemand, warum dennoch Krankheiten wie besonders AIDS, Multiple Sklerose, Krebs, Herzkreislauferkrankungen, Allergien, Hauterkrankungen, Magen-Darm-Erkrankungen usw. immer mehr und mehr zunehmen. Sind die Forscher zu dumm? Nein, es wird einfach nicht geforscht, jedenfalls nicht nachdem, was die Krankheiten verhindern und aufhalten kann, denn dann müsste man statt nach Heilmitteln nach den Ursachen forschen. Aber die Ursachen sind den Industrien ja bekannt, denn es sind die Industrien selbst. Deshalb können sie ja kaum gegen sich selbst forschen. Sie dürfen mir glauben: Es wird nicht danach geforscht, wie man Krankheiten verhindern und aufhalten kann, was der einzige Weg ist. Heilmittel gab es nie und wird es auch nie geben. Wenn sich in einem Getriebe Sand befindet, dann können Sie noch so viele Mittel dazu gießen, der Sand bleibt drin. Wenn Sie jedoch den Sand entfernen und zukünftig dafür sorgen, dass kein Sand mehr in das Getriebe gerät, dann wird der Motor gut laufen.

**Verstehen Sie nun das Problem?**

Auch diese vielen, vielen Wundermittel, die von diversen sogenannten alternativen Behandlern, Händlern oder Heilern meist teuer angeboten werden, sind lediglich die andere Seite der gleichen Profit-Medaille. Übrigens sind sogenannte Vitaminpräparate reines Gift für die Zellen, denn sie beinhalten keine Vitamine, denn Vitamine sind flüchtig und können nicht konserviert werden. Deshalb befinden sich in diesen Präparaten sogenannte synthetische Vitamine, die jedoch lediglich die Hülle eines natürlichen Vitamins nachahmen. Unsere Zellen können nichts damit anfangen, weil der Vitaminkomplex fehlt, im Gegenteil schaden diese chemischen Mittel unsere Zellen. Unsere Zellen können ausschließlich Vitamine verarbeiten in Verbindung mit sekundären Pflanzenstoffen! Das ist der einzige Weg, man kann die Natur nicht austricksen!

**Erst wenn Sie das verstehen, können Sie gesund leben.**

Die Hauptursachen von Krankheiten wurden eindeutig bestimmt, dies sind hauptsächlich:

- Die toxischen Mikropartikeln in der Luft in den Industrieländern
- Gefährliche Chemikalien und Schwermetalle im Leitungswasser
- Chemische Verbindungen in Lebensmittel
- Chemische Verbindungen in Körperpflegemitteln
- Chemische Verbindungen in Kosmetika
- Toxische Inhaltsstoffe in Möbeln und Kleidung
- Falsche Ernährung
- Pharmazeutika
- und nicht zuletzt Stress

Die Menschen sind noch weiteren negativen Belastungen ausgesetzt, diese hier angeführten sind jedoch hauptsächlich verantwortlich für die immer mehr werdenden Krankheiten.

## Kapitel 26: Allergien

Viele Menschen leiden an Allergien und es werden immer mehr. Aber warum ist das so? Zuerst sollte man wissen, dass vor der sogenannten Industrialisierung Allergien, wie wir sie heute kennen, nicht existierten. Was also ist der Grund für die stetige Zunahme von Allergien? Es sind negative und oft auch toxische Einflüsse von außen, die das Immunsystem sehr belasten.

Das Immunsystem ist ein einzigartiger Mikrokosmos, der den Organismus perfekt schützt. Seit tausenden von Jahren hat sich dieses perfekte System angepasst und weiterentwickelt, es schützt uns vor allen Einflüssen von außen. Jedoch hat das Immunsystem keine Chance, mit den heutigen Bombardements von toxisch-chemischen Stoffen und Schwermetallen umzugehen. In nur ca. 150 Jahren, als die Industrialisierung begann bis heute, kann sich das Immunsystem nicht anpassen an diese nicht-organischen Stoffe. Das Ergebnis ist ein teilweises oder völliges Kollabieren des Immunsystems. Die Folgen sind vielen Allergikern sehr genau bekannt.

Die gefährlichsten Stoffe, die Allergien verursachen sind: chemische Verbindungen und Schwermetalle in der Atemluft, im Trinkwasser, in Lebensmitteln, in Kosmetika und Körperpflegemitteln, in Möbeln, in der Kleidung (vorwiegend in chemischen Fasern und chemischen Farben) und vor allem in Pharmazeutika.

Was passiert in der Regel, wenn ein Mensch der unter einer Allergie leidet, zu seinem Hausarzt geht? 99% der Ärzte gehen den Ursachen der Allergie nicht auf den Grund. Diese Ärzte führen vielleicht einen Allergietest durch, jedoch sind die Ursachen vielfältig und ein Allergietest kann nicht alle finden. Aber selbst dann, wenn eine Allergie Ursache lokalisiert wird, können viele weitere Ursachen existieren. In den meisten Fällen schaut der Arzt nun in seinen Pharmakatalog und verschreibt dem Allergiker weitere Chemikalien, in Form von Pharmazeutika, zur Symptombekämpfung. Aber welchen Sinn macht das? Keinen, es verschlimmert sogar noch die Situation, denn das Immunsystem wird nun mit weiteren chemischen Verbindungen belastet. Was ist also der einzig richtige und erfolgreiche Weg?

Anhand eines Beispiels möchte ich das verdeutlichen.

Stellen Sie sich einen Fluss vor, in dem kontinuierlich chemische Stoffe und Schwermetalle eingeleitet werden. Die wichtigen Mikroorganismen, die den Fluss am Leben halten, sterben nach und nach und alles weitere Leben im Fluss ebenso. Welchen Sinn würde es also machen, den Fluss mit weiteren Chemikalien retten zu wollen?

Gleiches trifft auch auf den biologischen Organismus des Menschen zu. Zuerst muss also verhindert werden, dass weitere toxische Stoffe in den Körper gelangen. Erst dann ist es möglich, den Organismus von diesen toxischen Stoffen zu befreien.

## Kapitel 27: Ursachenforschung

## <u>Ursachenbehandlung ist nicht Symptombekämpfung!</u>

Unser heutiges Leben ist nicht mehr das gleiche wie etwa vor 200 Jahren. Die größte Veränderung ist die Industrialisierung. Die Industrien beherrschen die Welt inkl. der Regierungen.

**Einige Beispiele:**

Eine gesunde Ernährung ist in Industrieländern kaum noch möglich. Mehr als 95% der Lebensmittel, die in Supermärkten angeboten werden, sind nicht nur wertlos, sie machen sogar krank. Es geht hier nicht nur um sogenannte Konservierungsstoffe. Diese Lebensmittel stecken voller Chemikalien, die das Immunsystem und auch die Zellen direkt belasten und sogar zerstören.

Weiteres: Die Feinstaubentwicklung in den Industrieländern ist erschreckend hoch. Stoffe wie Aluminium, Barium, Strontium, Blei, viele chemische Verbindungen und mehr, sind im Feinstaub enthalten. Das Immunsystem kann diese Stoffe nicht mehr abbauen und kollabiert.

Der Durchschnittswert z. B. in Deutschland betrug im Januar 2018 bereits 180 Tausend Mikropartikel pro cm³, und wir sprechen hier nicht von CO2 Ausstoß. Das Thema CO2-Ausstoß verkommt in Europa zu einem Schmierentheater der besonderen Art auf der Weltbühne. Auf der einen Seite gibt es Stand Oktober 2018 bereits 66 Städte in Deutschland gem. der Liste des Umweltbundesamtes, in denen die Schadstoffbelastung so hoch ist, dass dort Fahrverbote verhängt werden müssten, da die zulässigen Höchstwerte von 40 Mikrogramm Stickstoffdioxid pro Kubikmeter Luft dort oft deutlich überschritten werden. Doch passieren tut nichts!

Der nächste Akt dieses Schmierentheaters zeigt sich täglich bei Neuzulassungen von PKWs. Gem. EU-Umweltgesetz gilt ab 2020 – in 14 Monaten, wie ich das Buch geschrieben habe – ein PKW-Grenzwert von 95 Gramm Kohlendioxid je Kilometer. Täglich werden Autos zugelassen, die offiziell einen Ausstoß von mehr als 200 Gramm Treibhausgas je Kilometer haben. Sofern die Hersteller, die gemessenen und publizierten CO2-Grenzwerte wirklich korrekt angegeben haben. Vor ein paar Tagen gab es Hausdurchsuchungen bei BMW und Volkswagen – erneut wegen der vermuteten Manipulation bei CO2. „Ein Schelm, wer Böses dabei denkt."

Den letzten Akt zum Thema CO2 in diesem Kapitel beendet die noch amtierende Kanzlerin von Deutschland „Angela Merkel" am 21.Oktober 2018.

Nach ihrem Willen wird die Verhängung von Diesel-Fahrverboten wegen zu schmutziger Luft in deutschen Städten per Gesetz erschwert werden. (Anmerkung von mir: Immer dann, wenn etwas stört, gibt es ein neues Gesetz oder die Grenzwerte werden wie beim Trinkwasser angehoben.)

Die große Koalition werde das Emissionsschutzgesetz so ändern, dass diese fehlende Verhältnismäßigkeit (keiner darf sein Auto stehen lassen) auch gesetzlich festgeschrieben werde. Ohne sarkastisch erscheinen zu wollen, glaube ich, dass bei den Großaktionären der Autoindustrie die Sektkorken geflogen sind.

Alleine in Deutschland war der Verkehrssektor 1990 für insgesamt 164 Millionen Tonnen Treibhausgase verantwortlich, 2016 waren es schon 166 Millionen Tonnen.

## Wundern Sie sich eigentlich nicht darüber, warum Sie krank sind?

Nun aber wieder zurück zum Artikel „Ursachenforschung, Ursachenbehandlung und nicht Symptombekämpfung"!

Aber auch unser zentralisiertes Trinkwasser ist belastet mit einem kompletten Chemiecocktail. Wissenschaftler haben bereits über 30.000 Stoffe in dem Leitungswasser identifiziert, wobei in Deutschland nur 36 Stoffe überprüft werden müssen. Bei dem Mineralwasser werden nur 16 Stoffe überprüft. Hier gilt definitiv die Devise: „Was nicht gesucht wird, kann nicht gefunden werden!" Damit werden sogenannte „Verschwörungstheoretiker" ferngehalten, damit keiner seine Meinung dazu äußern kann. Übrigens empfiehlt sogar die WHO Weltgesundheitsorganisation, dass mindestens 200 Stoffe permanent überprüft werden müssten, um die Menschen zu schützen.

Nun sagen die offiziellen Behörden oft, es befände sich alles in einem sogenannten Grenzwert. Aber wer legt Grenzwerte und nach welchen Vorgaben fest?

**Ein Beispiel gefällig?**

Der Grenzwert von Nitrat lag in Deutschland in den 50er Jahren bei 10 mg/l, wurde dann auf 25 mg/l und danach auf 50 mg/l erhöht. Eine Studie der University of Iowa (USA) hat nachgewiesen, dass bei nur 2,46 mg/l das Krebsrisiko um das 2,83-fache höher ist als bei der geringsten festgestellten Belastung von weniger als 0,36 Milligramm pro Liter!

Noch einmal zum Schmunzeln (wenn es nicht so traurig wäre): Nitrat 0,36 mg/l = kein Krebs, bei 2,46 mg/l steigt das Krebsrisiko, um das 2,83-fache. Was erwartet uns bei 50 mg/l? Nach dem Dreisatz steigt dann das Krebsrisiko um das 58-fache. Natürlich kommt jetzt ein Leser darauf und sagt: „Der Grenzwert wird ja gar nicht überschritten!". Weit gefehlt, kann ich da nur sagen. Die EU verklagte Deutschland im November 2016 wegen der steigenden Nitratbelastung des Grundwassers und jahrelanger Untätigkeit bei dessen Schutz der Bevölkerung! Das Verfahren ging mittlerweile mit Lippenbekenntnissen zu Ende. Fazit: Man war aktiv für die Geschichtsbücher.

Übrigens, bei Säuglingen bis zum 6. Lebensmonat führt eine Nitratkonzentration von mehr als 100mg zum Erstickungstod. Der menschliche Körper verwandelt Nitrat zu Nitrit. Dabei bindet das Blut Nitritmoleküle, was bei Säuglingen zum Erstickungstod, zur Blausucht führt. Für ältere Kinder und Erwachsene führt eine zu hohe Nitratkonzentration zur ernsthaften und lebensbedrohenden Erkrankung, wie Krebs.

Wer übernimmt hierfür die Verantwortung? Die Politik? Bitte entschuldigen Sie die Frage, fangen Sie aber nicht jetzt an zu lachen. Natürlich keiner. Opfer gibt es immer bzw. das

Gesundheitssystem braucht Vollbeschäftigung. Wir müssten alle weinen und aufschreien und dieser Idiotie ein Ende bereiten.

## Machen Sie die Augen auf und schützen Sie sich und Ihre Familie!

Noch einmal zurück zu der offiziellen Begründung des Staates bzgl. der Grenzwerte. Hier stellt sich jedoch die Frage, welche Langzeittests existieren denn, die sogenannte Grenzwerte als verträglich definiert haben? (Es existieren keine, kann ich Ihnen dazu nur sagen.) Grenzwerte sind ein falsches Alibi. Warum?

Dieses Argument von Grenzwerten ist aus wissenschaftlicher Sicht natürlich in jedem Fall unsinnig und gefährlich.

**Denn jeden Tag nur ein wenig (Grenzwert) summiert sich, denn diese Stoffe lagern sich im Organismus ab und führen dazu, dass das Immunsystem nach einer Zeit kollabiert.**

Kein einziges dieser toxischen Stoffe gehört in einen biologischen Organismus, weder bei einem Tier, einer Pflanze noch bei Menschen.

**Dieser Satz, der folgt, ist wichtig und ist ein Grund Ihrer Erkrankung:**

All diese Vergiftungen sind verantwortlich für die Entstehung der sogenannten Zivilisationskrankheiten wie Krebs, Allergien, Multiple Sklerose und andere Nervenschäden, Hauterkrankungen, Asthma und andere Atemwegserkrankungen und so weiter und so weiter.

Was jedoch tun nun die meisten Ärzte? Sie füllen den kranken Organismus mit weiteren Chemiebomben in Form von Pharmazeutika. Ist hierbei eine gewisse Logik zu erkennen? Ja natürlich, die Logik des Kommerzes! Menschen werden krank gemacht, um sie dann krank zu halten für Profite, die so unvorstellbar groß sind, dass es die meisten Menschen nicht verstehen.

Um auf meine Überschrift zurückzukommen, all diese Maßnahmen der meisten Ärzte und Kliniken weltweit dienen nicht dem Zweck, Menschen von Krankheiten zu befreien, denn mit der Bekämpfung von lediglich den Symptomen kann dies nicht erreicht werden.

Jedoch beschreiten die meisten klassischen systemkonformen Ärzte einen Irrweg. Krankheiten können nicht geheilt werden durch die Bekämpfung der Symptome, ausschließlich die Ursachenbekämpfung führt zum Erfolg.

Aber mit dieser Herangehensweise – Ursachen zu finden – kann man eben keine Profite generieren und das ist das gesamte Geheimnis dieser Zeit und dieses Gesundheitssystems.

Also denken Sie nach und vor allem fangen Sie an, Fragen zu stellen. Die heutige industrieregierte Gesellschaft hat nicht Ihr Wohlergehen im Sinn! Ganz im Gegenteil! Sie sind die Kuh, die man nicht so schnell schlachten will, da man von ihren Behandlungen lebt.

## Kapitel 28: Lebensgefahr durch Medikamente

Womit fange ich in diesem Kapitel an, mit den gefälschten Medikamenten, die exorbitant hohe Gewinne versprechen, oder mit Originalmedikamenten, die vielfach nicht minder schlimm und menschenverachtend sind? Mal schauen.

Bevor ich anfange, möchte ich hier Dr. John Virapen, ehemaliger Manager der Pharmakonzerne Eli Lilly and Company

(1980 bis 1988 Geschäftsführer) und Novo Nordisk, zu Wort kommen lassen. Er sagte: „Sie verkaufen Ihnen gefährliche Medikamente, um Geld zu machen, nichts anderes. Falls Sie denken, dass die Pharmaindustrie Medikamente auf den Markt bringt, um Ihnen zu helfen – vergessen Sie es!". In vielen seiner Interviews bekräftigte er diese Aussage: „Wir müssen anfangen, die Ärzte zu hinterfragen und aufhören, Medikamente zu nehmen. Wir brauchen sie nicht. Es gibt nicht ein einziges chemisches Medikament, das von der Pharmaindustrie verkauft wird, dessen Nutzen höher ist als sein Schaden!".

Sie fragen sich jetzt, was kann man denn sonst nehmen. Darauf kann ich Ihnen sofort die Antwort geben. Lesen Sie intensiv dieses Buch, dort werden Sie sehr viele Antworten für sich persönlich finden können.

Noch nie wurden in der Geschichte der Menschheit so viele Medikamente eingenommen wie heute. Manche Statistiken behaupten, dass jeder Mensch über 60 mindestens 6 verschiedene Medikamente einnimmt. Denken Sie bitte nun an die kilometerlange Liste der Nebenwirkungen und möglichen kollateralen Folgen und fragen Sie sich, wen das interessiert. Die Antwort kann ich Ihnen geben: „Niemand"!

Wobei Ihr Arzt an erster Stelle kommt. (Natürlich gibt es wenige Ausnahmen) Er verschreibt die Medikamente ja ... und ein geheilter Patient ist ein verlorener Kunde. Machen Sie sich also keine Hoffnungen!

Ok, Sie fragen sich jetzt, woher ich diese Unverschämtheit nehme, so etwas zu behaupten? Ich stütze mich auf Analysen und unabhängige Berichte, die man, wenn man konzentriert und angestrengt nachforscht, finden kann.

Professor Donald Light, Ph. D., hat seine Professur für Gesundheitspolitik an der Hochschule für Medizin und Zahnmedizin von New Jersey, in den USA!

Er untersuchte das Nutzen-Risiko-Verhältnis von neu zugelassenen Medikamenten. Überraschenderweise konnte er nachweisen, dass **85 Prozent aller Medikamente**, die er untersucht hatte, entweder **überhaupt keinen** oder nur einen sehr geringen Nutzen für das Problem des Anwenders hatte. Was er aber zu **100%** nachweisen konnte, war die Tatsache, dass diese Medikamente **alle eine Bedrohung für den Patienten sind,** und bei deren Anwendung ernsthafte Schäden bei den Anwendern verursacht werden können. ..........**BITTE MACHEN SIE EINE PAUSE** beim lesen ... und lassen Sie den letzten Satz auf sich wirken.

Nun zitiere ich Professor Light in seiner Presseerklärung: **„Manchmal verschweigen Pharmaunternehmen Informationen über die schweren Nebenwirkungen ihrer neuen Produkte oder spielen sie herunter, während sie gleichzeitig den Nutzen der Medikamente übertreiben. Und dann geben sie das doppelt- und dreifache der Forschungsausgaben für Marketing aus, um die Ärzte davon zu überzeugen, diese neuen Medikamente auch zu verschreiben.".**

Ich frage Sie nun, ist es mir gelungen, anhand von Prof. Dr. Light's Untersuchung aufzuzeigen, welche Gefahren von Medikamenten ausgehen?

Jetzt komme ich aber noch zu dem zweiten Teil dieses Kapitels.

Die Weltgesundheitsorganisation **(WHO)** schätzt, dass jedes Jahr **eine Million Menschen an gefälschten Arzneimitteln sterben.** Weiter erklärt die WHO, dass bis zu einem Prozent der Medikamente in Europa Fälschungen sind. Weltweit sollen es sogar zehn Prozent der Medikamente sein. Die WHO hält jedes zweite im Internet angebotene Arzneimittel für eine Fälschung. Wobei ich auch schon Dokumentationen gesehen habe, dass besonders deutsche Krankenhäuser ihre Medikamente in Italien von „Billiganbietern" erwerben. Angeblich soll sich die Mafia mittlerweile im Medikamentenmarkt tummeln, da man dort mehr Geld als mit Drogen verdienen kann. Besonders beliebt sind Chemotherapien. Ein geflügeltes Wort bei den Verbrechern ist: „Egal, die sterben doch sowieso.".

Was mich nun absolut interessieren würde, ist, wie viel Menschen sterben an den Medikamenten, die offiziell ausgegeben werden. Nach den Forschungsergebnissen von Dr. Light müssten nach meiner Meinung viel mehr Menschen an – ordentlich, zugelassenen Medikamenten sterben – als an gefälschten.

Was soll's, oder? Oder doch nicht? Ich kann ja auch nicht alles wissen!

Sorry, es hat mich nicht losgelassen, ich wollte tatsächliche Zahlen finden. **Weltweit sterben ca. 50 Millionen Menschen jährlich an Pharmazeutika.** Warum? Weil Pharmazeutika chemische Verbindungen sind, die nicht die Ursachen von Krankheiten beseitigen, im Gegenteil, sie gehören sogar zu einem großen Teil zu den Ursachen, wie ja hier in dem Artikel bereits Prof. Dr. Light nachweisen konnte. Hier nun mein Tipp für Sie: Helfen Sie sich selbst mit einfachen Mitteln ohne jede Nebenwirkung und verzichten Sie nach und nach auf viele Medikamente.

Ein langes gesundes Leben wird Sie dann erwarten. Sie haben es in der Hand, ansonsten keiner!

Quellen:

https://www.zentrum-der-gesundheit.de/pdf/analyse-pharmazeutische-industrie.pdf

https://www.fda.gov/

http://www.prescrire.org/fr/Summary.aspx

https://www.researchgate.net/profile/Donald_Light

https://www.zentrum-der-gesundheit.de/nebenwirkungen-von-medikamenten-ia.html

https://www.ndr.de/ratgeber/gesundheit/Lebensgefahr-durch-gefaelschte-Medikament,medikamente276.html

## Kapitel 29: Kognitive Dissonanz

Viele hören diesen Ausdruck - kognitive Dissonanz – bestimmt zum ersten Mal. Was verbirgt sich hinter dem Begriff einer kognitiven Dissonanz?

Fragen wir zuerst einmal Wikipedia:

Dort steht „Kognitive Dissonanz bezeichnet in der Sozialpsychologie einen als unangenehm empfundenen Gefühlszustand. Er entsteht dadurch, dass ein Mensch mehrere Kognitionen hat (Wahrnehmungen, Gedanken, Meinungen, Einstellungen, Wünsche oder Absichten), die u. U. nicht miteinander vereinbar sind. Kognitionen sind mentale Ereignisse, die mit einer Bewertung verbunden sind. Zwischen diesen Kognitionen können Konflikte („Dissonanzen") entstehen. Einzelne Wahrnehmungen, Informationen, Bedürfnisse, Vermutungen, Meinungen usw. subsumiert Festinger (1978)[1] unter der Kategorie kognitive Elemente. Diese sind die Grundbausteine, aus denen sich die menschlichen Gedächtnisinhalte zusammensetzen. Wenn zwei kognitive Elemente zueinander im Widerspruch stehen, sodass das eine in gewisser Hinsicht das Gegenteil des anderen ausdrückt, entsteht Dissonanz. Ein konsonanter Zustand besteht hingegen, wenn keine Gegensätze vorliegen. Derartige Zustände werden als unangenehm empfunden und erzeugen innere Spannungen, die nach Überwindung drängen. Der Mensch befindet sich im Ungleichgewicht und ist bestrebt, wieder einen konsistenten Zustand – ein Gleichgewicht – zu erreichen."

**Sind Sie nun schlauer? Garantiert nicht!**

Ich versuche, das verständlich zu erklären. Kognitive Dissonanz ist ein Gefühlszustand, der negativ ist. Kognitionen sind Gedanken, auch Motivationen, Absichten, Einstellungen und Wahrnehmungen. Dissonanz hingegen kommt aus der Musik. Sie ist das Gegenteil von Harmonie. Kognitive Dissonanz bezeichnet einen unangenehmen gedanklichen Zustand. Dieser entsteht, wenn die Gedanken, die man hat, sich quasi widersprechen.

Anhand eines Beispiels möchte ich Ihnen das genauer erklären. Gerne wird das Beispiel von Rauchern gewählt. Wir gehen also davon aus, dass Sie rauchen. Ihr Arzt sagt Ihnen jedoch, dass Rauchen sehr schädlich ist und dass Sie davon schwer krank werden können. Noch dazu sehen Sie auf Ihrer Zigarettenpackung die schrecklichen Bilder, die Ihnen verdeutlichen, dass Rauchen extrem Ihrer Gesundheit schadet. Genau jetzt erleben Sie eine Dissonanz. Warum? Weil Sie die Kognition haben, dass Rauchen Ihnen schmeckt und Sie das schon immer getan haben, es gehört einfach zu Ihrem Leben, andererseits haben Sie aber auch die Kognition, Rauchen ist ungesund und Sie können daran schwer erkranken. Genau dieser Zustand erzeugt in Ihnen eine Spannung. Genau jetzt flüchten Sie sich in Gedanken, in zusätzlichen Kognitionen, die Ihr Verhalten, nämlich weiter zu rauchen, rechtfertigen. Gedanken wie, mich beruhigt das Rauchen eben, oder meine Mutter hat auch immer geraucht und ist steinalt geworden. Wenn ich merke, dass es mir schadet, kann ich ja immer noch aufhören...!

Ein anderes Paradebeispiel, um die kognitive Dissonanz zu erklären, ist das Abnehmen.

Wer kennt das nicht, die guten Absichten spätestens zum Jahresanfang, endlich einige Kilos loszuwerden. Beim Spaziergang in der Stadt kommen Sie dann an Ihr Café vorbei und sehen den Kuchen, der Ihnen so gut schmeckt. Jetzt kommt ein ganz ungutes Gefühl in Ihnen hoch, da Sie sich ja vorgenommen haben, abzunehmen. Sie würden jetzt gegen Ihre Absicht, dem, was Sie sich vorgenommen haben, handeln. Dieses Gefühl beschreibt exakt die kognitive Dissonanz, die nun in Ihnen vorgeht. Da dies aber unangenehm ist, wollen Sie dieses Gefühl schnellstmöglich los werden und denken sich die passende Erklärung für Ihre Entscheidung. Die würde in diesem Fall heißen: Ach, ein Stück kann nicht schaden, oder, ich fühle mich in meiner Haut eigentlich nicht zu dick, oder, Sie machen dann eben mehr Sport Morgen... oder was auch immer, um wieder ein gutes Gefühl zu bekommen.

Warum erkläre ich Ihnen dies alles? Ganz einfach, weil Sie genau wissen, wie schädlich unser Leitungswasser ist, es trotzdem trinken, wie schädlich Ihre Medikamente sind, siehe Beipackzettel, Sie aber dennoch diese fleißig einnehmen, wie gefährlich Impfungen sind, Sie dennoch Ihre Kinder impfen, da Sie nicht glauben, dass Ihr Kind einem Schaden davon erliegt, obwohl so viele Kinder sogar daran sterben. Sie essen trotzdem Fertiggerichte, obwohl Sie sich damit innerlich auf die Dauer vergiften. Sie nehmen einfach die Gefahren einer Chemotherapie in Kauf, obwohl es bewiesen ist, dass genau jene Sie nicht heilen wird, im Gegenteil, weil Ihr Arzt aber das sagt, machen Sie das einfach. Es gibt so viele Beispiele, die ich Ihnen nennen kann, dafür reicht mein Papier jedoch nicht aus.

Nun versuche ich noch einmal, einen Bogen zu spannen, um zu erklären, warum ich dieses Kapitel für Sie geschrieben habe. Es ist mir wichtig, dass Sie die Funktion der „Kognitiven Dissonanz" kennen und darüber informiert sind und sich Gedanken machen. Spätestens, wenn Sie mit mir telefonieren, können unangenehme Gefühlszustände entstehen, die Sie durcheinanderbringen.

Aufgrund der Erfahrung, die ich – bei fast allen Telefonaten mit Menschen – machen durfte, merkte ich, dass „Weltvorstellungen, Ideale, Verhaltensmuster usw." zum Einsturz gebracht wurden. Grotesk ausgedrückt, wenn man bisher immer an eine heile Welt bzw. an ein Gesundheitssystem geglaubt hat, das zum Wohle der Menschen gestaltet wurde, entsteht ein unangenehm empfundener Gefühlszustand, und diese Personen verstehen die Welt nicht mehr und verkriechen sich in ihrem Schneckenhaus. Was total verkehrt ist! Stellen Sie sich mal vor, Sie glauben fest daran, dass die Erde eine Scheibe ist, und jemand schafft es, Sie davon zu überzeugen, dass wir auf einer Kugel leben, die sich um die Sonne dreht. Ein Schock, der durch Mark und Bein geht und einen unangenehmen Gefühlszustand hervorrufen wird.

Deshalb appelliere ich nun an Sie: Hören Sie endlich auf, sich selber zu belügen. Wachen Sie auf und werden Sie Ihr eigener Herr. Sammeln Sie Ihre Gedanken und lassen Sie sich nicht im Sog der Lemminge mitreißen, die alles bejahen, ohne den Verstand einzuschalten. Fangen Sie an zu fragen, zu hinterfragen. Öffnen Sie Ihren Horizont und lassen Sie doch bitte Informationen zu, die absolut gegensätzlich zu dem sind, was Sie bisher geglaubt und wonach Sie gelebt haben.

Wenn Sie weiterhin in dieser kognitiven Dissonanz leben, kann Ihnen nicht geholfen werden. Sie alleine haben dann die Konsequenzen zu tragen, die für Sie selber und Ihre Familie auch Unglück und Tod beinhalten können.

## Kapitel 30: Was hat der Jetstream mit Ihrer Krankheit zu tun?

Erst einmal eine Frage, was ist der Jetstream? Und warum hat das was mit Krankheit zu tun? Zur Definition: Es ist ein Starkwind, der rund um den Globus im Bereich der Tropopause in 8 bis 12 km Höhe von Westen nach Osten weht. Es handelt sich um atmosphärische Windbänder mit fast einer horizontalen Strömungsachse (Jet-Achse) und Windgeschwindigkeiten von bis zu 540 km/h. Ich kann ihnen nicht sagen, wie breit normalerweise der Jetstream ist, was ich Ihnen aber sagen kann, er bläst über Ihnen. Egal ob Sie in Flensburg, in Köln, in München, in Wien oder in Zürich sind. Schauen Sie mal nach oben. Dort bläst er, dort könnten Sie theoretisch das Phänomen sehen, wenn es nicht so klein wäre, von dem ich hier schreibe.

Ich schreibe von Mikropartikel, die sich in diesem Wirbel des Jetstreams befinden. Wenn es keine Gravitationskraft und wechselnde Windgeschwindigkeiten geben würde, könnten wir irgendwann von der Erde aus eine zunehmende Masse an Teilchen beobachten und staunen. Doch die Natur folgt ihren eigenen Gesetzen. Durch die vertikale Verwirbelung und pulsierenden Geschwindigkeiten rieseln permanent Mikropartikel zur Erde.

Es ist eine permanente Dusche von toxischen Mikropartikeln. Diese Partikel bestehen aus den unterschiedlichsten Zusammensetzungen. Besonders zu erwähnen sind hier: Aluminium, Strontium, Barium und chemischen Verbindungen, die besonders Lungenkrebs hervorrufen.

Sobald man dieses Thema in Deutschland in den Mund nimmt, wird man als Verschwörungstheoretiker bezeichnet, doch Wissenschaftler führten weltweit Messungen durch, wodurch die Belastung der Mikroartikel in Gesamteuropa nachgewiesen werden konnte. Heute ist bereits bewiesen, dass man je nach Wohnort und Ernährungsweise wöchentlich fünf Gramm Mikroplastik zu sich nimmt.

Früher dachte ein jeder, dass man nur betroffen ist, wenn man in unmittelbarer Nähe von Dreckschleudern wohnt. Man war glücklich, wenn das Leben im Grünen stattfand. Man dachte, wenn man außerhalb einer Großstadt wohnt, dass die Welt idyllisch und die Luft rein sei. Wenn Sie in Europa sozusagen Natur pur sehen, ist dennoch die Luft meist mit diesen Mikropartikeln infiltriert. Haben Sie einen Garten? Dann befinden sich auch alle Mikropartikel, wie z.B. Aluminium, Strontium, Barium, auf Ihren Äpfeln und Beeren. **Dieses Phänomen trägt einen nicht unerheblichen Anteil daran, dass bis zum Jahr 2020 jeder Zweite in den Industrieländern an Krebs erkranken wird, wie es eine amerikanische Studie vorhersagt. Neueste Prognosen gehen davon aus, dass bis zum Jahr 2030 jeder an Krebs erkranken wird. Erschüttert Sie das, was Sie nun gelesen haben?**

Nutzen Sie Ihre Möglichkeiten und leben Sie Ihr Leben selbst! Hören Sie auf, sich fremdbestimmen zu lassen! Übernehmen Sie wieder die Regie in Ihrem Leben.

## Zum Glück können Sie entscheiden, wem Sie vertrauen, und was Sie machen.

Ein paar gute Ratschläge und Empfehlungen finden Sie in diesem Buch im Kapitel: „So entgiften Sie jeden Tag."

**Was Sie unbedingt über Verschwörungstheoretiker wissen sollten:** Treffen sich zwei Schweine im Hof eines Bauern. Sagt das eine Schwein zum anderen: „Hör mal, die Gans hat mir erzählt, dass die Bäuerin uns beide immer so schön mästet, damit wir dicker und dicker werden, um uns bald zu schlachten, um dann Wurst und Fleisch aus uns zu machen." Dreht sich das andere Schwein gelangweilt um und sagt im Vorbeigehen. „Oh Gott, du spinnst aber hier nur rum. Du bist ja ein Verschwörungstheoretiker! Lass mich in Ruhe, das ist alles nur erstunken und erlogen von der blöden Gans."

## Kapitel 31: Millionen von falschen Diagnosen

System oder Zufall oder beides? Sind hier Kriminelle aktiv? Täter in Schlips und Kragen? Waschen Journalisten, Prominente und Politiker ihre Hände in Unschuld? Sofern Sie das glauben, folgen Sie weiter dem System wie Lemminge dem Weg zur Klippe.

Lieber Leser, es handelt sich nicht um ein Märchen und um keine Satire. Hier lesen Sie etwas über den Alltag in Ihrer Stadt, in Ihrem Land. Es geht nicht ums Kiki-Kaka-Land oder um Ereignisse am Titicaca-See. Es geht um SIE, Ihre Familie, Ihre Kinder, Ihre Eltern, Ihre Freunde, Ihre Arbeitskollegen und Nachbarn.

Es geht um die zivilisierte Welt, wo alle Kliniken schön gefliest sind und es nach Desinfektionsmittel riecht, damit jeder Besucher glaubt, es wäre klinisch rein und frei von Krankenhausbakterien. Was aber mehr einem potemkinschen Dorf entspricht und Sie als Patient in Sicherheit wiegen soll.

Bereits in der Zeitung „Die Welt" (Link 1) wurde im Jahr 2012 unter der Überschrift „Fehldiagnosen, Zuständigkeitschaos, Zeitmangel" berichtet, dass in deutschen Arztpraxen jedes Jahr ca. 170.000 (einhundertsiebzigtausend) Menschen durch Behandlungsfehler zu Schaden kommen. Das jedenfalls formulierte damals das Gesundheitsministerium.

Viele betroffene Mitbürger als medizinische Laien wagen nicht den Weg vor ein Gericht oder an die Öffentlichkeit, weil sie kein Geld für einen Anwalt besitzen und befürchten, dass sie sowieso nicht gegen die Ärzte und deren Juristen ankommen können. Einfach nur deprimierend!

Wenn man diese Prognose auf ein Jahrzehnt hochrechnet, waren in den letzten Jahren alleine in Deutschland 1,7 Millionen Menschen von Fehldiagnosen betroffen.

Da diese Aussage sehr allgemein formuliert war, stellte ich mir die Frage, geht es nicht konkreter? Nach einigen Recherchen fand ich etwas über Krebs. Erschreckenderweise konnte ich lesen, dass über Jahrzehnte bereits mehr als 1,3 Millionen Menschen alleine in den USA falsch behandelt wurden. Die Journal American-Medical-Association (JAMA) veröffentlichte eine Studie (Link 2) und beurteilte darin Überdiagnosen und Fehldiagnosen von Krebserkrankungen.

Ich habe den Eindruck gewonnen, als ob „Frischfleisch" gesucht wurde. Das alles läuft unter der Überschrift „Früherkennung von Krebs"! Konnte man „frühzeitig" den Verdacht äußern und eine Diagnose „Krebs" stellen, wurde die ganze Kavallerie in Gang gesetzt. Millionen von Menschen ließen sich operieren und bestrahlen.

Natürlich schweigen die Medien, das ist ja das Schicksal der Journalisten, die dürfen sich voller Empathie um das nächste Dschungelcamp und deren Teilnehmer kümmern, schweigen aber lieber zu solchen profanen Dingen, wo Mediziner – aus Eigennutz, wegen der Provision einer Chemotherapie – fahrlässig Millionen von gesunden Menschen nutzlose, schädliche Behandlungen geopfert haben.

Den Gipfel der Unverschämtheit habe ich in einem Bericht von „naturalnews (Link 3)" gelesen, dort steht unter der Überschrift „Tumorerkrankungen, die kein Krebs sind" - „Eine der am häufigsten falsch diagnostizierten Krebserkrankungen ist Brustkrebs. **Millionen von Frauen auf der ganzen Welt** bekamen eine schwerwiegende Behandlung, obwohl nur eine gutartige Erkrankung wie das duktale Carcinoma in situ, DCIS (gutartiger Tumor der Brust) vorlag, und eine solche Behandlung gar nicht nötig gewesen wäre.".

**Wie vielen Frauen hat man die Brüste abgeschnitten, um die Vollbeschäftigung im Gesundheitssystem zu gewährleisten?**

Wie viele Krebskranke wurden mit der Chemotherapie in den Tod geschickt?

### Ich habe dieses Kapitel geschrieben, um Sie zu sensibilisieren.

Achtung, Achtung. Es geht um Sie! Fragen Sie alles, holen Sie sich andere Meinungen ein, lassen Sie sich nicht vom Sargdeckelklappern blenden. Rebellieren Sie! Denn Sie haben einen Vorteil.

### Sie alleine können entscheiden, wem Sie vertrauen.

Kein Mensch erwartet von Ihnen, dass Sie nach dem Motto leben: „Gestern standen wir am Abgrund, heute sind wir einen Schritt weiter!". Lassen Sie den systemkonformen Marionetten den Vortritt und entfernen Sie sich lächelnd aus dem Behandlungs- bzw. Wartezimmer zum Schafott.

### Es gibt immer eine Lösung. Sie müssen diese nur suchen und finden.

Link 1

https://www.welt.de/wirtschaft/article111461463/Fehldiagnosen-Zustaendigkeitschaos-Zeitmangel.html

Link 2

https://www.naturalnews.com/053801_cancer_misdiagnosis_media_blackout_chemotherapy.html

Link 3

https://www.epochtimes.de/gesundheit/profit-schlager-krebs-millionen-von-falschen-diagnosen-a1325423.html

## Kapitel 32: Wem kann man denn noch vertrauen?

Möchten Sie die Wahrheit hören? KEINEM! Dem Einzigen, den Sie definitiv vertrauen können, sind Sie selbst. Dummerweise ist unser Gesundheitssystem auf Profite mit Kranken aufgebaut, und genau hier fängt das Problem an. Es ist ein gnadenloser Kampf gegen die Windmühlen und Sie brauchen eine Strategie.

Aber was nützt Ihnen das, wenn ich das schreibe? Nichts, Sie brauchen eine Lösung und keine warmen Worte. Aus dem Grund präsentiere ich Ihnen mehrere Möglichkeiten, entscheiden müssen Sie aber alleine.

**Variante 1: Geistheiler, Wunderheiler, Naturheiler und sonstige Exoten**

Wenn Sie diesen Experten gegenüberstehen und Ihr Problem schildern, müssen Sie genau auf deren Augen achten. Öffnet sich die Pupille ein wenig und es bewegen sich die Hände - bei dem Gesprächspartner -, so dass sie sich berühren und reiben, nehmen Sie sofort reiß aus, oder seien Sie auf der Hut. Diese Körpersprache bedeutet „Lieber Gott; Ich danke dir, du schickst mir mein nächstes Opfer". Wenn Sie dann noch den Satz hören: „Das kriegen wir hin", müssen Sie sofort aufstehen und um Ihr Leben laufen. Warum? Kein Arzt, kein Heilpraktiker, kein Heiler oder Professor kann eine Krankheit heilen. Das Einzige, was eine Krankheit heilen kann, ist der menschliche Organismus mit seinem intakten Immunsystem. Was Sie brauchen sind Experten, die Ihren Organismus reparieren. Sie brauchen keinen Hokuspokus, keinen Voodo-Zauber, kein Handauflegen. Sie brauchen Spezialisten.

Ich möchte Ihnen noch die Behandlungsgeschichte von einer 32-jährigen Frau, die Brustkrebs hatte, beschreiben. Voller Panik wandte sich die Frau an einen „Heiler." **Das kriegen wir hin, sagt er nach kurzem Zögern.**

Bevor er aber mit seiner „Heilung" starten konnte, wurden Bedingungen definiert: „Keine harten Therapien wie Chemotherapie, Operation oder Bestrahlung. Sie müssen einzig und alleine nur Ihre spirituelle Blockade lösen und werden danach automatisch gesund." Die Patientin war glücklich und vertraute ihm blind. Alle warnenden Stimmen schlug sie in den Wind. Als sie nach einigen Wochen über Schmerzen klagte, erwiderte der Heiler, Gott sei Dank, die Schmerzen sind ein gutes Zeichen und Ausdruck des Heilungsprozesses. Er ordnete an, dass sie auf keinen Fall Schmerzmittel schlucken dürfe, weil dadurch die Selbstheilungskräfte aufgelöst bzw. blockiert würden. Einige Tage später schrie die junge Frau vor Schmerzen und sie erlitt Höllenqualen rund um die Uhr.

Kurz vor ihrem Tod ließ die junge Frau sich doch noch untersuchen. Es konnte nur noch festgestellt werden, dass der

Krebs bereits das komplette Schulterblatt durchlöchert hatte. Eine Klage vor Gericht gegen den Heiler ergab, dass er nicht belangt werden konnte, weil die Patientin eigenverantwortlich und freiwillig im Vollbesitz ihrer geistigen Kräfte gehandelt hat.

**Variante 2: Ärzte, Heilpraktiker und zugelassene Institutionen**

Sie brauchen keinen skrupellosen Arzt oder Heilpraktiker. Sie brauchen Menschen, denen der Eid des Hippokrates wichtig ist. Sie brauchen Know-How. Obwohl ich gestehen muss, dass diese Variante mehr an Russisch Roulette erinnert, als an eine adäquate Empfehlung. Sie haben die Wahl der Qual und ich hoffe für Sie, dass Sie ein glückliches Händchen oder eine goldene Nase bei der Auswahl haben.

In Deutschland gab es im Jahr 2017 rund 385.100 berufstätige Ärzte und 121.000 passive Ärzte. In Österreich praktizierten 46.000 und in der Schweiz 37.000 Ärzte. Neben den Ärzten praktizieren in Deutschland noch 47.000 Heilpraktiker. Die Bandbreite der Qualität liegt hier bei *ohne Worte* bis *genial*! Hier gibt es alles, aber wirklich alles, selbst Dinge, die man sich nicht vorstellen kann. Denken Sie bitte wieder an die Aussage: **„Das kriegen wir hin"**, nachdem Sie Ihr Problem geschildert haben. Immer schön dran denken, wer Beine hat, der sollte laufen! Stellen Sie Fragen, bitte vertrauen Sie nicht blind.

**Variante 3: Aktivieren Sie Ihren inneren Arzt, und helfen Sie sich selbst!**

**Kapitel 33: Krebs im Jahr 2020. Was bedeutet das für Sie, Ihre Frau, Ihren Mann, Kinder und Freunde?**

Die Krankheit Krebs nimmt Epidemie-ähnliche Ausmaße an: Folglich erkrankte noch vor 100 Jahren jeder 160ste Mensch an Krebs, war es vor 50 Jahren schon jeder 60ste. Laut aktuellem Krebsbericht des Robert Koch Institutes erkrankt heute jeder Zweite im Laufe seines Lebens an Krebs und laut der amerikanischen Krebsgesellschaft (American Cancer Society) wird im Jahr 2030 jeder Mensch in den Industrieländern an Krebs erkranken.

Ja, Sie haben richtig gelesen, bald wird jeder an Krebs erkranken. Das bedeutet, alle werden von dieser Krankheit heimgesucht. Erschüttert Sie das, was Sie nun gelesen haben? **Sie können sich schützen.** Achten Sie auf sich und Ihre Lieben! Man ist, was man isst, und man ist, was man trinkt. Sie finden in diesem Buch eine Kurzanleitung „So entgiften Sie jeden Tag."

**Kapitel 34: Was sind die Ursachen von Krankheiten?**

Unabhängige, internationale Wissenschaftler haben die Hauptursachen von Zivilisationskrankheiten bestimmt, diese sind:

- Toxische Mikropartikel in der Luft in den Industrieländern
- Gefährliche Chemikalien und Schwermetalle im Leitungswasser
- Chemische Verbindungen in Lebensmittel
- Chemische Verbindungen in Körperpflegemitteln
- Chemische Verbindungen in Kosmetika
- Toxische Inhaltsstoffe in Möbeln und Kleidung

- Falsche Ernährung

- Pharmazeutika

  und nicht zuletzt ist es:

- Stress

Die Menschen sind noch weiteren negativen Belastungen ausgesetzt, diese hier angeführten sind jedoch hauptsächlich verantwortlich für die immer mehr werdenden Krankheiten.


## Kapitel 35: Was läuft heute falsch in der Medizin?

Alle Welt spricht heute von Heilmitteln. Ärzte meinen Pharmazeutika wären ein Heilmittel, Erkrankte wollen ein Heilmittel, Forschungszentren forschen angeblich an Heilmitteln. Dabei übersehen alle ein wichtiges Detail: **Es gab und gibt keine Heilmittel!** Es wird auch in Zukunft keine Heilmittel geben!

Sind Sie überrascht oder gar irritiert? Wenn Sie es sind, dann zeigt es, dass auch Sie diesem produzierten Irrtum aufgesessen sind.

Zur Erklärung: Jede Erkrankung hat eine Ursache. Es ist nicht möglich, durch ein bestimmtes Mittel, also Heilmittel, diese Ursache zu finden und zu beseitigen. Der Weg, der heute gegangen wird, ist ein Weg in eine Sackgasse!

Ein anschauliches Beispiel: Wenn in einen Fluss stetig chemische Abfälle geleitet werden, dann wird zuerst die Mikrobiologie des Flusses absterben und dann alle Pflanzen und Tiere, der Fluss stirbt. Um den Fluss nun zu retten, genügt es also nicht, eine Chemikalie oder ein anderes Mittel (Heilmittel) in den

Fluss zu leiten. Es muss die Ursache beseitigt werden, also das Einleiten dieser chemischen Abfälle muss gestoppt werden.

Ebenso verhält es sich mit dem biologischen Organismus Mensch. Die Ursachen können natürlich vielfältig sein, dennoch muss man sie finden und beseitigen. Das ist der einzige Weg, z.B. Pharmazeutika einzunehmen und zu glauben, dieses könne mich nun gesund machen, ist ein fataler und gefährlicher Irrtum.

Menschen, die dennoch auf ein Heilmittel warten, werden mit ihrer Krankheit leben müssen, oft jedoch sehr kurz, denn der Tod ist meist nicht weit. Diese Menschen leiden an kognitiver Dissonanz, diese Erkrankung kann keiner behandeln.

**Man ist, was man isst und man ist, was man trinkt.**

## Kapitel 36: Frei erhältliche - gefährliche Medikamente, die zum Tode führen

Folgende Meldung brachten im September 2018 sogar die öffentlichen, deutschen Medien: „Der Konsum von Schmerzmitteln ist weit verbreitet. Längst so weit, dass auch die langfristigen Schäden Rekordwerte erreicht haben. Laut dem Schmerzexperten Sven Gottschling und „Focus" gibt es in Deutschland jährlich mehr Tote, die an inneren Blutungen infolge langfristiger Schmerzmitteleinnahme sterben als Verkehrstote. Das liegt vor allem an den Einnahmegewohnheiten: Dadurch, dass Ibuprofen frei erhältlich ist, ist die Hemmschwelle, das Medikament zu oft und zu lange einzunehmen, sehr gering. Ibuprofen gehört zur Wirkstoffgruppe der Nichtsteroidalen Antirheumatika (NSAR), in die auch Diclofenac oder Naproxen fallen. Längerfristig verursachen sie nicht nur Magenbeschwerden, sondern können auch zu Herzinfarkten, Schlaganfällen oder Nierenversagen führen."

Quelle:

https://de.nachrichten.yahoo.com/ibuprofen-schmerzmittel-mit-nebenwirkungen-092021436.html?guccounter=1

## Kapitel 37: Bericht über Aspartam, Glutamat, Saccharin & Co.

Aspartam ist eine der gefährlichsten Substanzen, die jemals auf die Menschheit losgelassen worden ist. Vor rund 40 Jahren stand Aspartam noch auf einer CIA-Liste als potentielles Mittel zur biochemischen Kriegsführung. Und heutzutage dürfen wir es an unsere Kinder verfüttern. Aspartam ist im Grunde eine gefährlich tickende chemische Zeitbombe, die in der Lage ist, unsere DNS zu manipulieren. Inzwischen ist dieses Gift in über 3000 Produkten enthalten. Unsere Lebensmittel sollten eigentlich unsere Heilmittel werden, doch der Süßstoff und Lebensmittelzusatz Aspartam ist alles andere als gesund.

Dennoch wird für Aspartam sehr aggressiv Werbung gemacht. Warum werden diese toxischen Stoffe als Süßungsmittel eingesetzt? Die Antwort ist simpel, denn worum geht es in der Industrie? Richtig, um Gewinne und das ausschließlich. Um Zucker herzustellen, ist ein gewisser Aufwand notwendig. Es müssen zuckerspendende Pflanzen angebaut, geerntet, in industriellen Verfahren extrahiert werden, viele Transportwege sind nötig, viel Energie ist nötig, usw.

Aspartam, zum Beispiel, ist ein Abfallprodukt der Chemieindustrie und bis vor einigen Jahren haben die Abnehmer von Aspartam noch Geld dafür erhalten, dass sie es abnehmen. Also ein Inhaltsstoff für die Produktion, der nicht nur nichts gekostet hat, er hat noch Geld eingebracht. Heute muss Aspartam zwar von der Lebensmittelindustrie eingekauft werden, jedoch nur für einen Bruchteil der Kosten gegenüber Zucker. Natürlich macht es weniger Aufwand in der Herstellung, denn immer noch handelt es sich um ein Abfallprodukt der Chemieindustrie. Ähnlich billig für die Lebensmittelindustrie sind weitere chemische Süßungsmittel wie Glutamat Saccharin & co.

Selbst die sonst industriehörige Federal Drug and Food Administration (F.D.A), die amerikanische Zulassungsbehörde für Lebensmittel und Medikamente, bestätigt über 100 Symptome, die auftreten können.

Dazu gehören:

• Asthma

• Arthritis

• Angstzustände

• Allergien

• Atemwegsbeschwerden

• Depressionen

• Erbrechen

• Durchblutungsstörungen

• Durchfall

• Müdigkeit

• Husten

• Augenbeschwerden

und viele weitere, zum großen Teil chronischen, Symptome.

Hierbei hat diese industriehörige Zulassungsbehörde natürlich nur die offensichtlichen Symptome genannt. Es stellt sich dennoch dabei die Frage, warum diese Behörde Aspartam zugelassen hat? Aspartam ist viel gefährlicher als die meisten Menschen glauben.

Viele internationale Wissenschaftler haben den Einfluss von Aspartam auf den Organismus sehr genau untersucht.

Für folgende Krankheiten ist Aspartam verantwortlich:

- Schäden im Nervensystem, besonders Multiple Sklerose
- Krebs, besonders Leukämie und Brustkrebs aber auch Hirntumore
- Hauterkrankungen, besonders Neurodermitis
- Erkrankungen des Magen-Darm-Traktes
- Herzkreislauferkrankungen
- Diabetes
- Asthma
- Erkrankungen der Knochenhaut
- Knochenschwund
- Gelenkerkrankungen
- Zerstörung des Immunsystems

und weitere Erkrankungen, die noch nicht absehbar sind.

**Wo sind diese gefährlichen Stoffe überall enthalten?**

In fast allen Produkten, Softdrinks wie Cola, Sprite, in fast allen Fruchtsäften, Schokolade, Kuchen, Keksen, Chips, Fertiggerichten, Brot, Wurstwaren, Fertigsaucen, Pasta, Bonbons und in vielen, vielen weiteren Produkten, denen eine süße Note beigegeben wird. Aspartam ist zwar das gefährlichste dieser chemischen

Süßungsmittel, jedoch sind auch all die anderen nicht minder gefährlich.

Was hilft gegen diese stetige Vergiftung? Einfach der Verzicht! Wer jedoch nicht verzichten will, wird keines natürlichen Todes sterben und sehr wahrscheinlich einen langen Leidensweg zuvor durchlaufen. So deutlich muss dies gesagt werden. Jeder entscheidet also für sich selbst!

## Konsum oder Gesundheit, ein bisschen schwanger geht nicht!

### Kapitel 38: Aluminium im Körper

Aluminium ist für alle Lebensformen sehr giftig! Das Aluminium dient in sehr vielen Impfstoffen (z.B. 6-fach-Babyimpfstoff) als Wirkverstärker. Das Immunsystem soll dadurch zu einer Reaktion auf den Impfstoff gezwungen werden, weil es andernfalls auf die veränderten und abgeschwächten Erreger kaum oder gar nicht reagieren würde. So die Aussage der Impfstoffhersteller.

Jedoch: Aluminium ist für den Menschen giftig, z.B. für die Nervenzellen, das Immunsystem und schädigt die Fortpflanzungsorgane. Aluminium blockiert die Synapsen, was zu Ausfällen im Gehirn führt.

Es besteht natürlich ein Unterschied, wie das Aluminium aufgenommen wird, ob über die Nahrung, über die Haut oder gespritzt. Die Haut und die Schleimhäute haben eine Barriere Funktion, weil sie von Natur aus dafür vorgesehen sind, Schadstoffe abzuhalten. Oral (über den Mund) aufgenommenes Aluminium wird nur zu 0,1% resorbiert, d.h., alles bis auf ein

Tausendstel wird ausgeschieden. Besonders problematisch wird es jedoch, wenn Aluminium per Spritze oder Infusion in den Körper gelangt.

Deshalb gibt es Grenzwerte für Aluminium in Infusionslösungen. Pro Tag und Kilogramm Körpergewicht ist der Grenzwert auf **höchstens 5 Mikrogramm Aluminium** festgelegt. Nachvollziehbare Studien über eine Ungefährlichkeit unter diesem Grenzwert existieren jedoch nicht. Denken Sie mal darüber nach, warum es keine Studien diesbezüglich gibt!

Ein Baby, das im dritten Lebensmonat nach den Empfehlungen geimpft wird, bekommt (nach diesen Grenzwertberechnungen) dennoch die 44-fache Menge der für Infusionen festgesetzten Höchstmenge an Aluminium an einem einzigen Tag. Aber es befindet sich nicht nur Aluminium in den Impfseren. In vielen Impfstoffen wurden auch Quecksilber, Barium, Formaldehyde und weitere toxische Stoffe gefunden.

## Wo bekommen Sie noch Aluminium zugeführt?

### Aluminium in Deodorants

Genau genommen kommen Aluminiumsalze nur in Antitranspirantien vor. Deodorants überdecken in erster Linie den Schweiß-Geruch, während Antitranspirantien das Schwitzen ganz verhindern oder reduzieren sollen. Dazu wird das Aluminium verwendet: Aluminiumverbindungen werden aufgrund ihrer schweißhemmenden Wirkung in Antitranspirantien eingesetzt. Das Aluminium verstopft die Schweißporen. Außerdem bildet sich ein gelartiger Aluminium-Protein-Komplex, der temporär die Schweißkanäle blockiert. Permanent verstopfte Poren sind nicht harmlos: Es kann ein Schweiß-Stau entstehen, der Hautreizungen und Juckreiz auslösen kann. Aluminium kann außerdem durch die

Haut in den Körper gelangen. Die Folge sind oft Nervenschäden, Unfruchtbarkeit, Knochenschäden und einiges mehr.

Viele internationale Wissenschaftler haben nachgewiesen, dass Antitranspirantien verantwortlich sind für die Entstehung von Brustkrebs sowie Alzheimer-Erkrankungen.

## Aluminium in der Nahrung

Aluminium gelangt jedoch nicht nur über die Haut, sondern auch mit der Nahrung in den Körper. Speisen, die über mehrere Stunden in einer Alu-Verpackung warmgehalten werden, zeigten deutlich erhöhte Konzentrationen von Aluminium. Dies ist insbesondere dann der Fall, wenn die Speisen säurehaltig sind. Aluminium wird sehr leicht von Säuren, zum Beispiel Zitronensaft, aufgelöst. In Gewebeproben von Demenzpatienten wurden erhöhte Konzentrationen des Leichtmetalls gefunden. In Tierversuchen konnte gezeigt werden, dass Aluminium zum Verklumpen von Tau-Proteinen führen kann.

**Kaufen und verwenden Sie bitte keine Alu-Verpackung mehr.**

## Aluminium in Impfstoffen

Das Paul-Ehrlich-Institut in Deutschland sagt dazu folgendes:

Aluminiumsalze werden seit etwa 80 Jahren erfolgreich als Adjuvanzien in inaktivierten Impfstoffen und Toxoidimpfstoffen zur Wirkungsverstärkung eingesetzt. Bei diesen Impfstoffen wäre eine effektive Impfung ohne die Unterstützung nur schlecht oder gar nicht möglich. Wir wissen, dass Aluminium in jeglicher Form gefährlich für den Organismus und besonders für das Immunsystem ist. Wir möchten noch darauf hinweisen, dass das „Paul-Ehrlich-Institut" von der Pharmaindustrie finanziert wird.

Damit sollten die Interessen dieses Institutes logisch verstanden sein.

Mit anderen Worten:

**„Beiße niemals die Hand, die dich füttert."**

Bereits 300 vor Christus formulierte ein römischer Konsul: „fabrum esse suae quemque fortunae" - „Jeder ist seines Glückes Schmied"! Jeder Mensch ist selbst für sein Glück verantwortlich und kann durch seine Handlungen sein Schicksal beeinflussen; jeder Mensch kann sein Leben aktiv nach eigenen Wünschen gestalten. Achten Sie auf sich und ihre Familie. Kein Fremder interessiert sich für Sie. Es existieren Interessengruppen, die freuen sich sogar, wenn Sie krank sind! Nur so werden exorbitant hohe Gewinne in der Pharmaindustrie eingespielt.

## Kapitel 39: Einige Fragen an Sie

Ich stelle Ihnen hier einmal einige Fragen:

- Wie kann es sein, dass die Pharmaindustrie die reichste Industrie von allen ist und dennoch nicht einmal in der Lage ist, Krebs, Multiple Sklerose, Allergien, usw. zu heilen?

- Warum werden Forschungsergebnisse zurückgehalten oder vernichtet, die beweisen, dass Pflanzen Zivilisationskrankheiten heilen können?

- Warum stehen auf Lebensmittelverpackungen nur unverständliche E-Nummern statt Bezeichnungen?

- Warum stehen auf Lebensmittelverpackungen keine Warnungen wie auf Zigarettenschachteln?

- Warum wird Eltern niemals der Beipackzettel von Impfseren ausgehändigt, wenn sie ihre Kinder impfen lassen? Warum sollen die Eltern nicht wissen, welche toxischen Stoffe sich in den Impfseren befinden und welche gravierenden Nebenwirkungen entstehen?

- Finden Sie es nicht merkwürdig, dass Naturvölker in Südamerika, Afrika und im Himalaya nicht an Krebs, Multiple Sklerose, Allergien, Rheuma, Parkinson & co. leiden und warum deren Kinder nicht an Masern, Windpocken, usw. erkranken?

- Wie erklärt es sich, dass die Babysterblichkeit bei diesen Völkern viel geringer ist als in Industrieländern mit so einem Gesundheitssystem?

Viele Fragen, keine Antworten. Krebserkrankungen zum Beispiel werden sich zu einer Seuche entwickeln und es wird in spätestens 20 Jahren kein einziger gesunder Mensch mehr in den Industrieländern existieren.

## Das ist die Realität!

## Kapitel 40: Unser Problem mit dem Gesundheitssystem

Hippokrates von Kos (460 bis etwa 377 v. Chr.), griechischer Arzt, »Vater der Heilkunde« sagte: „Eure Nahrungsmittel sollen eure Heilmittel sein und eure Heilmittel sollen eure Nahrungsmittel sein."

"Die Heilung eines Teils sollte nicht ohne die Behandlung des Ganzen versucht werden, und es sollte kein Versuch gemacht werden, den Körper ohne die Seele zu heilen; wenn es also Kopf und Körper gut gehen soll, muss man damit beginnen, die Seele zu heilen; das ist das erste ... Denn das ist der große Irrtum unserer Zeit bei der Behandlung des menschlichen Körpers, dass die Ärzte die Seele vom Körper trennen." Platon (* 428/427 v. Chr. In Athen oder Aigina; † 348/347 v. Chr. in Athen)

**Unser Problem im und mit dem Gesundheitssystem entsteht durch Unwissenheit, Erziehung, Mainstream, Gehirnwäsche und einer absoluten System-Manipulation.**
**»George Orwell lässt grüßen«**

Leider verstehen viele Menschen die oben zitierten Aussagen von Platon und Hippokrates nicht und glauben, dass das Heil aller Dinge Medikamente sind. Die Pharmaindustrie hat uns Menschen erzogen und geblendet. Fast alle Menschen glauben, dass man etwas (z.B. eine Pille) schlucken muss, damit der Körper von der Krankheit befreit wird.

**Aber das ist falsch!**

Hat ein Baby Durchfall, läuft die besorgte Mutter zum Arzt (was man mehr als verstehen kann). Der verschreibt ein Mittel gegen Durchfall, jedoch ohne den wahren Grund der Erkrankung zu wissen. Der Durchfall wird gestoppt, die Mutter und der Arzt sind zufrieden und das Baby quält sich weiter mit der Ursache herum.

**Seit über 100 Jahren verbreitet die Pharmaindustrie, dass man Medikamente nehmen muss.**

Was hat das bisher bewirkt, frage ich Sie? Die Pharmaindustrie macht Milliardengewinne und die Menschen werden durch die Nebenwirkungen noch kränker. Die Menschen müssen den Irrglauben ablegen, immer Medikamente dem Organismus hinzuzufügen, um damit ihre Krankheiten zu heilen. Es befinden sich viel zu viele Dinge in unserem Organismus, die da nicht hingehören. Jeder Mensch benötigt Lebensmittel, die zellregulierende Eigenschaften und starke Enzyme besitzen, damit die Immunzellen angeregt werden. Nur so kann der innere Arzt die Selbstheilung aktiv übernehmen. Bereits der Arzt und Philosoph Paracelsus sagte: "Gott hat für jede Krankheit eine Pflanze wachsen lassen. Sehet Euch um in der Natur und schöpft aus der Apotheke Gottes"! Offiziell sind etwa 100.000 verschiedene sekundäre Pflanzenstoffe bekannt. Das Einzige, das in unseren Organismus hingehört, ist die richtige Nahrung und das richtige Wasser.

Ein Beispiel gefällig?

In Regionen dieser Erde, die noch relativ abgelegen sind, in denen es an Industrie mangelt, wo die Menschen noch selbst ihre Nahrung anbauen (und nicht mit Pflanzenschutzmittel bespritzen) und z. B. Fisch selbst fangen, existieren **keine Krebskranken** und auch all die anderen Krankheiten nicht, wie Allergien, Asthma, Hauterkrankungen, Nervenschäden wie MS usw. Die Ursachen liegen also auf der Hand. Aber was tun die meisten Menschen?

**Sie rennen zum Arzt und holen sich Medikamente gegen das Symptom und nicht für die Ursache.**

Dr. John Virapen, ehemaliger Manager der Pharmakonzerne Eli Lilly and Company (1980 bis 1988 Geschäftsführer) und Novo Nordisk, sagte zu dem menschenverachtenden Spektakel: „Wir müssen anfangen, die Ärzte zu hinterfragen und aufhören, Medikamente zu nehmen. Wir brauchen sie nicht. Es gibt nicht ein einziges chemisches Medikament, das von der Pharmaindustrie verkauft wird, dessen Nutzen höher ist als sein Schaden!". Dr. John Virapen hatte 2006 unter dem Pseudonym John Rengen auf Deutsch einen Enthüllungsroman über Manipulationen bei der Arzneimittelzulassung herausgegeben.

Mit diesem Buch möchte ich Ihnen einen Weg aufzeigen, wieder vollkommen gesund zu werden oder zu bleiben.

Ein Beispiel?

Stellen Sie sich z.B. Krebs bildlich wie das Wachstum Ihrer Haare vor. Wenn Sie sich nur die Haare schneiden lassen, stellen Sie überraschenderweise nach einer Zeit fest, dass die Haare wieder nachgewachsen sind. **Wenn Sie die Wurzel des Wachstums des Krebses nicht finden und eliminieren, wird der Krebs immer wieder ein Problem für Sie darstellen.**

## Kapitel 41: Hotline Beratungsgespräch

Dante Alighieri, einer der bekanntesten Dichter der italienischen Literatur und Philosoph sagte: „Der eine wartet, dass die Zeit sich wandelt, der andere packt sie an und handelt."

Nur Sie entscheiden, wie es mit Ihnen weitergeht. Es sei denn, Sie sind „Lemming" und folgen dem Rudel.

**Sehr geehrte Damen und Herren,**

aus humanitären Gründen sind wir dazu bereit, mit Ihnen ein für Sie kostenfreies Gespräch in unserer Muttersprache Deutsch zu führen. Da mein Mann selbst betroffen war, kann er Ihnen aus seiner Sicht über die Krankheit berichten.

Ich möchte es nicht unerwähnt lassen, dass wir **keinen Cent** von Ihnen für ein Gespräch verlangen werde.

**Darüber hinaus versichere ich per Eides statt, dass ich keinen Cent Provision von dem Gesundheitszentrum, wo man eine Panchakarma Kur in Deutschland oder Sri Lanka durchführen kann, erhalte.**

Mir geht es um SIE, auch wenn ich Sie nicht kenne. Mir geht es darum, dass eine notwendige Diskussion über unser marodes von Lobbyisten geprägtes Gesundheitssystem entsteht. Damit Ihre Kinder eventuell wieder die Möglichkeit haben, sich so behandeln zu lassen, wie Sie es möchten. Ich kann und werde Sie nicht über Therapien aufklären, da ich keine Ärztin bin.

Vereinbaren Sie noch heute ein Beratungsgespräch mit mir. Schreiben Sie mich an. Ich werde Ihnen einen Termin mitteilen, wann Sie mich anrufen können. Sie müssen lediglich die Telefongebühren in Deutschland bezahlen, die Anrufweiterschaltung auf die Kanaren übernehmen wir für Sie.

Ihre

Inas Mariam und Michael Kurth Al Naqib

Gerne sind wir bereit, Ihnen etwas von unserer Lebenszeit - aus reiner Nächstenliebe - zu schenken. Sorgen Sie bitte dafür, dass wir diese Zeit gut miteinander verbringen. Bereiten Sie sich auf das Telefonat vor. Denken Sie aber bitte daran, dass Ihre und unsere Zeit kostbar sind. Sie können alles kaufen, bis auf eine Sekunde zusätzliche Lebenszeit. Ihre und unsere Lebenszeit ist unser wertvollstes Gut und Vermögen, und diesen Schatz gilt es, zu behüten.

Egal ob ein Kind, eine Frau oder ein Mann, ob ein Bettler, ein Millionär oder Milliardär, ob ein Lehrer, ein Handwerker oder ein Politiker. Jeder besitzt, täglich 24 Stunden oder 1.440 Minuten oder

86.400 Sekunden zur freien Verfügung und das so lange, bis die letzte Stunde geschlagen hat.

Keine Person kann behaupten, dass er von diesem universellsten Gut der Welt zu wenig pro Tag bekommen hat. Keiner wird benachteiligt oder in irgendeiner Weise bevorzugt. Nutzen Sie Ihre knappe und wertvolle Ressource Lebenszeit und helfen Sie mir bitte dabei, dass meine nicht verschwendet wird.

**Bereits Napoleon sagte: „Es gibt Diebe, die nicht bestraft werden und einem doch das Kostbarste stehlen: die Zeit."**

Sie erreichen uns per E-Mail über das Kontaktformular auf den Webseiten:

www.ichbesiegtemeinenkrebs.de                    oder
www.heilungauflapalma.eu


## Kapitel 42: So entgiften Sie jeden Tag

Ich reduziere nun die Inhalte von tausenden von Büchern und bringe es für Sie auf den Punkt.


## Man ist, was man isst und man ist, was man trinkt.


Nicht mehr und nicht weniger! Das ist die Wahrheit - schlicht und ergreifend. Sie brauchen keine Pillen und Medikamente, das ist nur Gift. Denken Sie daran, was Dr. John Virapen, ehemaliger Manager der Pharmakonzerne Eli Lilly and Company (1980 bis 1988 Geschäftsführer) und Novo Nordisk, sagte:

„Sie verkaufen Ihnen gefährliche Medikamente, um Geld zu machen, nichts anderes. Falls Sie denken, dass die Pharmaindustrie Medikamente auf den Markt bringt, um Ihnen zu helfen – vergessen Sie es!"

Ein paar Sätze zur Ernährung:

Eine gesunde Ernährung ist recht einfach: Ausgewogen, kein Ernährungsextremismus, wie z. B. Vegan. Halten Sie sich von Nahrung, die mit chemischen Stoffen zu tun hat, fern. Der Supermarkt ist ein Chemielager und definitiv kein Lebensmittelmarkt. Kaufen Sie keine Fertigprodukte. Trinken Sie viel sauberes, reines Wasser (kein Leitungs- und Mineralwasser). Verzehren Sie sekundäre Pflanzenstoffe in Form von möglichst frischem Obst, Gemüse, Fleisch und Fisch (natürlich nicht aus Massentierhaltung). Wir benötigen zum Leben unbedingt tierische Fette, tierisches Protein und tierisches Cholesterin. Gutes oder böses Cholesterin gibt es nicht, das ist eine Erfindung, um diese unsinnigen Cholesterinwerte zu rechtfertigen und Pharmazeutika zu verkaufen, um Ihnen Angst zu machen.

Da leider unser **Leitungswasser** mittlerweile, wie Wissenschaftler berichten, **mit bis zu 30.000 Stoffen kontaminiert ist**, und der deutsche Gesetzgeber nur 36 Substanzen im Leitungswasser kontrollieren lässt, ist hier der mündige Bürger gefordert, etwas für sich und seine Familie zu tun.

Wer übrigens nun glaubt, im Mineralwasser sein Heil zu finden, sollte wissen, dass der Gesetzgeber hier nur 16 (sechzehn) Schadstoffe überprüfen lässt.

Nach neuesten Studien wurde nachgewiesen, dass weltweit 83 % des gesamten Leitungswassers und des Mineralwassers mit Giften und Mikroplastik verunreinigt sind. Was das bedeutet, muss ich Ihnen ja nicht erklären, oder?

Fakt ist. Leider können Sie sich nicht gegen die Gefahren der allgemeinen Umweltverschmutzung schützen. (Es sei denn, Sie ziehen in Regionen, wo keine Umweltverschmutzung ist.) Auch nicht gegen die Schweinereien, die man mit unseren Nahrungsmitteln anstellt.

Es gibt eine Ausnahme. **Sie können sich und Ihre Familie bei dem Lebenselixier Wasser schützen**, in dem Sie sich eine adäquate Wasseraufbereitungsanlage für Zuhause zulegen. Achten Sie aber bitte hier bei der Auswahl auf Qualität. Es gibt Billiggeräte aus Korea, die als Wundergeräte in Europa verkauft werden, bei denen aber Chemie zum Einsatz kommt, und wo die Hersteller notwendige Zertifizierungen als medizinische Geräte scheuen und mit Versprechungen und kleinem Geld punkten und Menschen blenden. Die Spätfolgen der Nutzer sind dann massive Leberschäden! Lassen Sie sich bitte nicht solche Geräte andrehen, denn die gesundheitlichen Folgen sind irreparabel und das alles nur, weil Sie hier Geld einsparen wollten. Manchmal muss man eben für die beste Qualität auch den Mehrwert bezahlen.

Der Weltmarktführer hat als Hersteller als einziger in Japan die Lizenz für medizinische Geräte und in USA das WQA-Goldsiegel mit seinen Produkten erhalten. Es werden nur platinbeschichtete Titanplatten medizinischer Reinheit (99,99% reines Platin (!)) zum Wohle der Kunden verbaut. Dieses Wasser schenkt Ihnen körperliche und geistige Gesundheit und, sofern Sie es wünschen, auch finanzielle Gesundheit.

**Qualität hat seinen Preis und hier geht es
zu 100% um Ihre Gesundheit.**

Mit diesen Geräten produzieren Sie in Ihrem eigenen Zuhause reines, gesundes, ionisiertes und alkalisches Trinkwasser, das reich an Mineralien und frei von Verunreinigungen ist. Diese Geräte werden ganz einfach direkt an Ihrem Wasserhahn angeschlossen.

Wir selbst haben ein Gerät vom Marktführer, bei dem in Handarbeit die besten Materialien verbaut wurden. Diese Geräte liefern den besten Gegenwert für Ihre Gesundheit, den Sie sich kaufen können, und alles ohne Chemie!

Trinken Sie dieses Wasser jeden Tag als Teil Ihrer Kur für Ihr natürliches Wohlbefinden, zur Stärkung Ihres Immunsystems, zur Wiederherstellung und zur Stabilisierung Ihrer Gesundheit. Wasser ist der Schlüssel zu allem. Wasser ist unser Lebenselixier. Sie werden von den Ergebnissen begeistert sein!

**Verändern Sie Ihr Wasser – dann verändern Sie Ihr Leben!**

Hier können Sie sich die Geräte beim Hersteller ansehen und bestellen - oder fragen Sie einfach bei uns nach. Geben Sie den Link oben in Ihrem Browser ein.

## http://t1p.de/soentgifteichjedentag

**Luftreiniger/Luftwäscher.**

Nicht nur die Außenluft, auch die Luft innerhalb von Wohnungen und Büros ist zunehmend durch gravierende Umweltverschmutzungen belastet. Moderne Systeme filtern selbst kleinste Schadstoffpartikel aus der Luft und fördern so die Gesundheit. Informieren Sie sich!

**Schutz vor Elektrosmog und 5G-Strahlung.**

Es ist bereits Lange bewiesen, dass Strahlung uns Menschen schadet. Doch nach wie vor verschließen viele Menschen ihre Augen vor dieser wissenschaftlichen Tatsache. Ihnen bleibt nichts anderes übrig, als sich aktiv mit dem Thema zu beschäftigen. Setzen Sie auf Schadensbegrenzung. Informieren Sie sich!

## Kapitel 43: Schlusswort

Nun geht es darum, ein Schlusswort für Sie zu formulieren. Was soll ich Ihnen sagen. Es ist viel geschrieben und ich habe Ihnen meine Erfahrungen, die ich in den letzten Jahren über Krebs, Krankheiten, Naturheilmittel, Wasser und Entgiftung gewinnen durfte, in diesem Buch zusammengefasst. Als Fazit kann ich Ihnen ganz klar sagen, besser als Chemotherapie, Bestrahlung und Medikamente sind natürliche Heilmittel. Jeder von uns ist in der Lage, seinen inneren Arzt zu wecken und seinem Körper alles zur Verfügung zu stellen, damit sich unser Organismus von allen Fremdstoffen wieder befreien kann. In der heutigen Zeit ist es unerlässlich den Einfluss der Umweltgifte zu strotzen, damit Sie und Ihre Familie noch viele Jahre glücklich und gesund überleben.

Da ich in vielen Gesprächen mit Menschen, die Rat suchen, immer wieder um die Erklärung von Therapien gebeten wurde, möchte ich das Schlusswort für diese Definition nutzen.

Nun vorab, was ist eine Therapie?

Therapie bedeutet übersetzt aus dem altgriechischen „Dienst, Pflege, Heilung". Das Wort Therapie wird oft von sogenannten Medizinern, Ärzten, Heilpraktikern, sogenannten Heilern, Kuranbietern, Wunderheilern usw. verwendet, und dazu benutzt, dem Patienten fundamentales Vertrauen zu verkaufen. Wobei hier der Schwerpunkt beim Verkaufen – nach monetären Gesichtspunkten - zu suchen ist. Damit regelmäßig Geld abkassiert werden kann.

Was ist bzw. sollte der Gegenpol einer Therapie sein?

Eine Tätigkeit ärztlicher Behandlungen, die zur Verhütung, Früherkennung und der medizinischen Versorgung von

Krankheiten dient. Es ist also eine Maßnahme qualifizierter Ärzte, die dafür ausgebildet sind.

Auch wenn die Mediziner es nicht gerne hören, liegt das Problem hier: Seit Jahrzehnten schreibt die Pharmaindustrie die Studienpläne für die Universitäten. Wie diese Mediziner ausgebildet werden und was sie tun, bestimmt also eine besondere Interessensgruppe. Ein Arzt in diesem System muss Geld verdienen. Wo müssen also zwangsweise die Interessen liegen? Was tut z. B. ein Allgemeinmediziner heute? Für eine ausreichende Anamnese hat er keine Zeit, die Sprechzeit liegt im Durchschnitt bei 7 bis 8 Minuten, denn Zeit ist Geld.

Was also tut der Arzt? Er verschreibt Pharmazeutika, mehr kann er nicht. Der Krankheit auf den Grund zu gehen, dafür hat er keine Zeit und meist auch kein Wissen mehr. In den Krankenhäusern sieht es gleichermaßen aus, denn diese sind in erster Linie Unternehmen, die Gewinne machen müssen. Medizinstudenten lernen nichts mehr über Ursachen von Krankheiten, sie lernen, wie man Symptome bekämpft. Das ist das Entscheidende, warum den meisten Menschen bisher nicht geholfen werden kann. Die heutigen Mediziner, die von den Universitäten kommen, haben ihr Wissen aus vorgefertigten Lehrbüchern der Pharmaindustrie. Das ist ein unumstößlicher Fakt, den jeder kennt, der sich mit dem System auskennt.

Und glauben Sie mir, ich bin keine Verschwörungstheoretikerin, ich bin gemeinsam mit meinem Mann unseren eigenen Weg gegangen, damit mein Mann den Krebs besiegt. Denken Sie immer daran „Qui sanat vincit"(„Wer heilt, hat recht") und ich habe recht! Dass die Schulmedizin und das Gesundheitssystem andere Ziele verfolgt, als zu heilen, erkennt man sofort an folgender Tatsache: Wie kann es sein, dass annähernd seit 100 Jahren angeblicher intensiver Forschung, die bisher Milliarden an Geldern verschlungen haben, noch keine Erfolge verzeichnen?

Kann es sein, dass hier die Kuh (der kranke Patient) nicht geschlachtet wird, weil man ja ansonsten arbeitslos werden würde? Die Krebserkrankungen steigen rasant an. Es wird zu einer Volkskrankheit, zu einer Epidemie. Nach amerikanischen Studien wird bis zum Jahr 2020 jeder zweite Einwohner in Industrieländern an Krebs erkranken, und nach neuesten Veröffentlichungen soll bis zum Jahr 2030 sogar jeder an Krebs erkranken, sofern man sich nicht schützt. Trotzen Sie diesen menschenverachtenden Geschäftspraktiken und helfen Sie sich dabei gesund zu bleiben oder wieder zu werden. Das Gesundheitssystem muss sich verändern. Dafür kämpfe ich gemeinsam mit meinem Mann.

Sofern es mir möglich ist, stehe ich Ihnen über das Buch hinaus mit Rat und Tat zur Seite.

Beenden möchte ich das Buch mit einem Zitat von Hildegard von Bingen (1098-1179), deutsche Benediktinerin, Dichterin und Universalgelehrte *„Und ich hörte, wie mit einem wilden Schrei die Elemente der Welt riefen: Wir können nicht mehr laufen und unsere Bahn nach unseres Meisters Bestimmung vollenden. Denn die Menschen kehren uns mit ihren schlechten Taten wie in einer Mühle von unterst zu oberst. Wir stinken schon wie die Pest und vergehen vor Hunger nach der vollen Gerechtigkeit. Doch nun sind alle Winde voll vom Moder des Laubes, und die Luft speit Schmutz aus, so daß die Leute nicht einmal mehr recht ihren Mund aufzumachen wagen. Auch welkte die grünende Lebenskraft durch den gottlosen Irrwahn der verblendeten Menschenseelen. Nur ihrer eigenen Lust folgen sie und lärmen: "Wo ist denn ihr Gott, den wir niemals zu sehen bekommen?"“*

In Liebe und unbekannter Verbundenheit,


Inas Mariam Al Naqib

## Meine Schatzkammer für Sie

*»Wenn Du nicht bereit bist, Dein Leben zu ändern,*
*kann Dir nicht geholfen werden.«*

Ich habe versucht, Ihnen mit diesem Buch umfassende Informationen über Heilpflanzen und deren Anwendung näher zu bringen, welche die Heilungschancen nicht nur bei Krebserkrankungen erhöhen können. Sie finden hier Heilpflanzen, die durch tausende  wissenschaftliche Untersuchungen bestätigt wurden. Geben Sie Krankheiten wie Krebs keine Chance. Stärken Sie Ihre Selbstheilung und Ihr körpereigenes Abwehrsystem ohne Chemie und Medikamente.

Alle Heilpflanzen, die Sie in meinem Buch finden, agieren in unserem Körper als natürliches Heilmittel und lindern die unterschiedlichsten Krankheiten. Die Natur schenkt uns diese wunderbaren Pflanzen, die fähig sind in unserem Organismus alles auszulöschen, was uns krank macht.

Ich wünsche Ihnen, dass Sie das finden, was Sie suchen.

Ihre


Inas Mariam Al Naqib


### Acker-Schachtelhalm ist eine Kostbarkeit der Natur

Der Acker-Schachtelhalm (Equisetum arvense) hat viele Namen. Unter anderem wird er Zinnkraut genannt, weil er früher gerne zum Putzen von Zinn verwendet wurde. Diese Pflanze hat Inhaltsstoffe, wie Kieselsäure, die sich in Form von Kristallen in der Pflanze befinden, mit der man Zinn säubern kann. Der Ackerschachtelhalm besitzt eine Vielzahl gesundheitsfördernder Eigenschaften, aus dem Grunde ist das seit über 300 Millionen Jahre alte Kraut eine beliebte Heilpflanze. Sebastian Kneipp, unter anderem, entdeckte jedoch die mannigfaltige Wirkung des Ackerschachtelhalms als Heilpflanze. Bereits im Mittelalter entdeckte der Wasserdoktor Pfarrer Kneipp (1821-1897), dass das Kraut gegen Krebs wirkt. Er hat mit dem Ackerschachtelhalm bösartige Tumore erfolgreich behandelt. Ackerschachtelhalm besitzt die Fähigkeit, Entzündungen zu bekämpfen und den Organismus zu stärken. Dabei repariert sich der Organismus, in dem er Zellen, die nicht gesund sind, wieder repariert. Schäden, wie sie bei Tumoren und Krebs vorkommen. Bereits im Mittelalter kannte man die Wirkkraft des Ackerschachtelhalms und behandelte damit erfolgreich Myome.

Ackerschachtelhalm wirkt unter anderem: zum Festigen des Bindegewebes, zur Stärkung der Knochen-Haare-Haut und Nägel, ist harntreibend, wundheilend, entwässernd, Stoffwechsel aktivierend, bei Harnwegsinfektionen, bei Blasenentzündungen, bei Bronchitis und Husten, stärkt die Lunge, bei Rheuma, bei Hämorrhoiden, bei Menstruationsbeschwerden, bei Mandelentzündung, bei Gicht, bei Zahnfleischentzündungen, bei Haarausfall.

Der Ackerschachtelhalm enthält neben ca. 10 % Kieselsäure, die als therapeutisch wirksam bekannten Bestandteile von Pflanzensäuren, Saponoide, Flavonoide, Glykoside, Carbonsäuren und Kalium.

Wie bei allen Kräutern ist Vorsicht vor Verwechslungen geboten. Wer sich nicht sehr gut mit Kräutern auskennt, sollte die nicht selbst sammeln, sondern sie über die Apotheke oder einen guten Kräuterversand bestellen. Beim Ackerschachtelhalm gibt es eine Verwechslungsgefahr mit dem für den Menschen giftigen Sumpfschachtelhalm! Seien Sie vorsichtig!

**Achtung:** Bitte Ackerschachtelhalm nicht in der Schwangerschaft ohne Rat eines Therapeuten anwenden, er enthält wehenanregende Stoffe!

### Babchi Samen, fester Bestandteil der TCM

Der in unseren Breitengraden noch unbekannte Babchi Samen wird seit Jahrhunderten in Indien als auch in der chinesischen TCM als Heilpflanze eingesetzt. Hier wird er allerdings hauptsächlich wegen seines Anti Aging-Effektes im Zusammenhang gebracht. Das ist ein kleiner Nebeneffekt dieser Heilpflanze. Der Babchi-Samen ist in Indien, China, Iran und Sri Lanka beheimatet. Die Inhaltsstoffe dieses Samens machen diese Pflanze zu einer anerkannten wissenschaftlich bewiesenen Heilpflanze.

Die Wirkstoffe der Samen sind extrem starke Antioxidantien. Sie ähneln dem Antioxidans Resveratrol, was bei uns im Rotwein vorkommt und gesundheitsfördernd ist. Bakuchiol, so heißt der Wirkstoff, der aus dem Samen gewonnen wird, agiert gegen Bakterien und gegen Pilze. Seine antioxidativen Eigenschaften sind für unsere Gesundheit von größter Bedeutung.

Babchi-Samen wirken unter anderem: antioxidativ, besitzen Anti-Krebs-Eigenschaften, sind tumorhemmend, entzündungshemmend, abwehrstärkend, agieren gegen Hautalterung, gegen Osteoporose, gegen Schuppenflechte, helfen bei Durchfall, stärken das Herz, dienen als Abführmittel, als Aphrodisiakum, schützen alle wichtigen Organe.

### Chinesische Schädelkappe (Ban Zhi Lian)

Die chinesische Schädelkappe ist in unseren Breiten weitgehend unbekannt. Sie ist eine anerkannte wissenschaftlich belegte Heilpflanze und wird intensiv, vor allem in der TCM, bei Krebsbehandlungen eingesetzt. Sie zerstört gezielt nur die Blutversorgung der Tumorzellen. Eigenartigerweise werden alle anderen Blutgefäße und Zellen nicht angegriffen. Aus dem Grunde wird sie zur Bekämpfung gegen Krebs eingesetzt. Sie ist unter anderem voller ätherischer Öle, Flavonoiden und Bitterstoffen.

Die chinesische Schädelkappe wird eingesetzt unter anderem bei: Tumorerkrankungen im Magen-Darm-Trakt, in der Speise-Röhre, im Gebärmutterhals, in der Lunge, allgemein zur Entgiftung, bei Lymphknotenentzündungen, wirkt antibakteriell, entzündungshemmend, schmerzstillend, fiebersenkend, zytostatisch, hilft bei einem Blutgeschwür, bei Bilharziose, Hepatitis und agiert als Gegengift.

### Echte Myrrhe, Heilung aus dem Morgenland

Bereits Hippokrates hat die heilende Wirkung der Myrrhe erkannt und verwendete sie als Heilpflanze. Im Mittelalter wurde die Myrrhe gegen entzündliche Darmerkrankungen eingesetzt. Heute gehört die Myrrhe zu den wissenschaftlich bewiesenen Heilpflanzen. Myrrhe ist ein Gummiharz, was aus den Stämmen verschiedener Myrrhebäume durch das Anschneiden der Zweige und Stämme gewonnen wird. In der Myrrhe befinden sich ätherische Öle, Bitterstoffe, Harz sowie Gerbstoffe. Auch heute, wie bereits im Mittelalter, findet die Myrrhe in vielen diversen Darmerkrankungen ihren Einsatz.

Myrrhe agiert unter anderem: gegen Krebserkrankungen, gegen chronisch-entzündliche Darmerkrankungen, desinfizierend, pilzehemmend, gegen Darmkrämpfe, entzündungshemmend, bei Entzündungen der Mundschleimhaut, bei Entzündungen der Rachenschleimhaut, bei Entzündungen des Zahnfleischs, gegen Mandelentzündung, gegen Hautabschürfungen, blutstillend, krampflösend, hilft bei Bronchitis, hilft Reizdarmpatienten, agiert gegen Morbus Crohn und Colitis ulcerosa.

## Weihrauch, ein Heilmittel aus der Bibel

Was genau ist Weihrauch? Die meisten von uns kennen Weihrauch aus der Kirche oder aus der Bibel, wo bereits schon in der Antike die heilende Wirkung bekannt war. Zur Geburt von Jesus brachten die drei Könige aus dem Morgenland Weihrauch als Geschenk mit. Myrrhe ist der Grundstoff, der Rohstoff des Weihrauchs. Das Harz des „Weihrauchbaums" ist die Myrrhe. Um Harz zu gewinnen, wird der Baum angeritzt. Das noch flüssige Harz rinnt dann aus dem Stamm. Wenn dann dieses fließende Harz getrocknet ist, heißt es Weihrauch.

Der Balsambaum, aus dem das Harz gewonnen wird, wird vorwiegend in Somalia, Saudi-Arabien und Oman angebaut. Weihrauch ist heute eine wissenschaftlich anerkannte Heilpflanze. Heute wird Weihrauch krebsbegleitend mit zur Therapie z.B. von Hirntumoren eingesetzt. Bei einer normal schulmedizinischen Behandlung gegen Hirntumore werden in Folge der Strahlenbehandlung hohe Dosen von Kortison verabreicht. Dies löst Folgekrankheiten als Nebenwirkungen aus wie Osteoporose oder Diabetes.

Weihrauch ist das Ersatzmittel für Kortison. Es gibt keine Nebenwirkungen, sondern bewirkt eine enorme gesundheitliche Verbesserung. Die Behandlung mit Myrrhe und Weihrauch bewirkt ein Schrumpfen der Tumore. Übrigens wird in der chinesischen TCM bereits schon seit Jahrhundert mit Myrrhe und Weihrauch behandelt.

Weihrauch wirkt unter anderem: gegen Hirntumore, gegen Tumore, gegen Krebs, gegen Depressionen, gegen Erkältungen, ist entzündungshemmend, gegen Gelenkbeschwerden, bei Konzentrationsstörungen, stärkt die Abwehrkräfte und agiert gegen Darmerkrankungen.

**Basilikum ist nicht nur lecker, sondern auch heilend**

Jeder kennt Basilikum von diversen Gerichten. Besonders die italienische Küche ist für den Einsatz von Basilikum sehr bekannt. Basilikum ist als Gewürz in aller Munde und mittlerweile weltweit bekannt. Dass Basilikum auch eine heilende Wirkung hat, ist wohl nicht jedem bewusst. Basilikum ist in erster Linie keine typische Heilpflanze, aber sie ist medizinisch anerkannt und wird zu bestimmten Krankheiten hinzugezogen. Sie ist reich an Vitalstoffen, Spurenelementen und Mineralstoffen.

Hier einige medizinische Eigenschaften vom Basilikum und Basilikumöl: Agiert gegen Entzündungen, baut Stress ab, agiert gegen Depression, lindert Gelenkschmerzen, beruhigt, agiert gegen Schlafstörungen, schont den Magen, agiert gegen Schwindel, stärkt die Sehkraft, stärkt die Zähne, agiert antibakteriell, stärkt die Knochen, stärkt das Herz-Kreislauf-System, agiert gegen Wechseljahrbeschwerden, agiert gegen Herz-Kreislauf-Erkrankungen, fördert die Verdauung, pflegt die Schleimhäute, agiert schleimlösend, hilft bei Halsschmerzen, hilft gegen Migräne, hilft bei Menstruationsschmerzen, lindert Hauterkrankungen, agiert gegen Heiserkeit, agiert schmerzstillend, agiert gegen Krebs, hilft bei Asthma, lindert Lungenerkrankungen, hilft bei Morbus Crohn, hilft bei Rheuma, hilft bei Multiple Sklerose, hilft bei Insektenstichen, agiert Darminfektionen, hilft bei Blähungen.

Hauptinhaltsstoffe dieser Pflanze sind viele ätherische Öle. Aromastoffe wie Linalool, Citral, Cineol, Estragol und Eugenol zählen dazu. Besonders Linalool und Cineol sind in dem hier in Europa ansässigen Basilikum enthalten. Ich rate Ihnen von der Anwendung des hochkonzentrierten Basilikumöls während der Schwangerschaft und der Stillzeit ab. Für Kleinkinder ist dieses Öl nicht geeignet.

## Koriander reinigt uns von Giftstoffen

Umweltbelastungen schädigen immer mehr unsere Gesundheit. Sie sind eine ernstzunehmende Gefahr, die unser Wohlbefinden extrem stört und unseren Organismus langsam aber sicher vergiftet. Mutter Natur bietet uns auch hier eine Pflanze, die es schafft, menschlichen Zellen von allen toxischen Schadstoffen und Quecksilber zu befreien. Eines der wirksamsten Entgiftungsmittel aus der Natur ist Koriander, der viele Mineralien beinhaltet.

Hier einige medizinische Eigenschaften von Koriander: Wirkt entgiftend, wirkt antiseptisch, wirkt antimykotisch (gegen Pilze wirkend, pilzabtötend), wirkt entzündungshemmend, wirkt bei antibiotikaresistenten Keimen, reinigt den Körper von Schwermetallen.

In den menschlichen Körper gelangen immer mehr Schwermetalle und das Resultat sind gravierende gesundheitliche Schäden. Wir nehmen sie über die Luft auf (Umweltbelastungen) und über die Nahrungskette (Überdüngung, Insektizide, Pestizide, Fungizide). Besonders schädlich sind Schwermetalle wie Quecksilber, Kupfer, Cadmium und Blei. Unser Immunsystem wird mit der Zeit zerstört und wir sind dieser Kettenreaktion gegenüber machtlos. Wir Menschen fügen es uns selber zu. Es gibt auch viele Medikamente, die Quecksilber belastet sind. Nicht zu vergessen sind Zahnfüllungen aus Amalgam. Ganz bewusst gehe ich aber hier nicht weiter auf dieses Thema ein. Der menschliche Körper ist nicht imstande, sich selber von diesen Giften zu befreien. Das führt zur Vergiftung unserer Organe. Besonders im Rückenmark, in Nervenzellen und im Bindegewebe lagern sich die toxischen Substanzen ab. Das Ergebnis ist Demenz, Krebs, Nierenerkrankungen, Herzerkrankungen, Lungenerkrankungen, Knochenerweichung, um nur einige zu nennen.

Koriander sollte unbedingt in Mahlzeiten integriert werden. Auf diesem Wege können wir uns von den Giften schonend und sicher befreien.

### Chili, klein scharf gesund und heilend

Viele von uns haben bestimmt schon bewusst oder unbewusst in ein Stück Chilischote gebissen. Gerade diese Schärfe ist das Gesündeste an der Chili. Capsaicin ist der Stoff, der für diese Schärfe sorgt. Er gehört zu den schärfsten Substanzen. Capsaicin hat viele positive und heilwirkende Eigenschaften.

Hier einige medizinische Eigenschaften der Chili: Agiert entzündungshemmend, beinhaltet Antioxidantien, schützt vor Krankheiten, fördert das Abnehmen, lässt Pfunde schmelzen, stärkt das Immunsystem, agiert schmerzlindernd, stärkt das Herz-Kreislauf-System, agiert gegen Krebs, hebt die Stimmung, agiert gegen Durchblutungsstörungen, hilft bei Muskelschmerzen, fördert die Verdauung, behebt Kreislaufbeschwerden, agiert gegen Hauterkrankungen, dient als Aphrodisiakum, agiert gegen Arthritis, hilft bei Blasenschwäche, senkt den Blutdruck, agiert cholesterinsenkend, stärkt das Herz, beugt Herzinfarkt vor, beugt Schlaganfall vor, hemmt den Appetit.

Neuste Studien stellten fest, dass Capsaicin Krebszellen tötet. Capsaicin beinhaltet Antioxidantien, die gegen Krebs wirksam sind. Dies wurde in einer Studie der britischen Nottingham University, bereits 2007 festgestellt. Das bedeutet, die Chili agiert gegen krebserregende Giftstoffe in unserem Körper. Dabei vernichtet sie ausschließlich kranke Zellen, was ein großer Unterschied zur Chemo darstellt, die auch die gesunden Zellen vernichtet. In Ländern, in denen die Chili auf dem täglichen Speiseplan steht, erkranken die Menschen seltener an Krebs als in der westlichen Welt. Laut den Studien liegt es an dem Inhaltsstoff der Chili, der gegen Krebs agiert. Dr. Timothy Bates, der Studienleiter der Forschungsgruppe, machte den Stoff Capsaicin für das natürliche Zellsterben innerhalb der Krebszellen verantwortlich. Ich frage mich nur, warum es kein Medikament mit dem Stoff Capsaicin gibt, damit man damit endlich den Krebs besiegen kann.

Hier kann ich mich mit folgenden Worten einfach nur wiederholen. Leider verhindert die Pharmaindustrie jegliches Bekanntwerden von Krebsheilmittel. Warum? Der Markt der Pharmaindustrie ist Hunderte Milliarden Euro schwer und übersät mit patentierten Medikamenten zur Chemotherapie. Genau dieser Markt darf nicht ins Wanken geraten.........!

Jede Chemotherapie bringt der Pharmaindustrie unglaublich viel Geld. Naturprodukte kosten im Gegensatz zur Chemo nur ein paar Cents, sind ohne Nebenwirkungen und heilend. Heilung ist kontraproduktiv und gar nicht erwünscht. Geht ja auch gar nicht, denn eine Chemotherapie zerstört auch noch die letzte gesunde Zelle im Leib. Jeder sollte das Recht haben, für sich selber zu entscheiden, wie und womit er behandelt werden möchte!

### Der Karottensaft und seine Heilkraft

Möhrensaft oder Karottensaft ist sehr gesund für uns Menschen, sowohl für uns Erwachsene als auch für Kinder. Er enthält viel Vitamine, große Mengen Beta-Carotin, Ballaststoffe und Mineralien. Besonders für Menschen, die an Sehstörungen und Hauterkrankungen leiden, ist der Möhrensaft sehr zu empfehlen. Der Saft der Karotten ist sogar noch gesünder als die Karotte an sich. Das liegt an Stoffen wie den Carotinoiden, die sich im Saft der Karotte effektiver auswirken.

Hier einige medizinische Eigenschaften vom Saft der Karotten: Stärkt die Sehkraft, wirkt sich positiv auf die Schleimhäute aus, agiert gegen Grippe, agiert gegen Erkältungen, wirkt sich positiv auf die Bronchien aus, wirkt sich positiv auf die Nasenschleimhäute aus, fördert die Verdauung, agiert gegen Durchfallerkrankung, hilft bei Magen- und Darm Beschwerden, senkt das Cholesterin, für Diabetiker geeignet, agiert gegen Hautalterung, lindert Juckreiz der Haut, lindert Schuppenflechte, verleiht der Haut eine gesunde Farbe, verringert das Krebsrisiko, beugt Kehlkopfkrebs vor, beugt Prostatakrebs vor, beugt Gebärmutterhalskrebs vor, beugt Blasenkrebs vor, beugt Darmkrebs vor, beugt Herzinfarkt vor, schützt das Herz-Kreislauf-System, verhindert Verstopfung der Gefäße, beugt Schlaganfällen vor, stärkt das Immunsystem.

Der Saft der Karotten zählt zu den gesündesten Gemüsesäften. Er eignet sich besonders gut für all jene, die ihr Immunsystem stärken wollen. Mit ihm bewirken Sie einen Rundumschlag für Ihre Gesundheit.

### Leinsamen, Kämpfer gegen Krebs

Was ist Leinsamen und was bewirkt er? Ich versuche, es kurz zu beantworten. Leinsamen sind die Samen des Flachses. Sie sind hauptsächlich für ihre füllende und quellende Funktion des Darmes bekannt. Sie regen die Darmbewegung an und führen schließlich zur gewünschten Ausscheidung. Kurz gesagt, sie wirken abführend. In Leinsamen finden sich viele wichtige Inhaltsstoffe, Ballaststoffe, Omega-3-Fette und Lignanen. Aus Leinsamen wird das gesunde und bekannte Leinöl hergestellt. In vielen Studien wurde nachgewiesen, dass Leinsamen wertvoll ist, was die Bekämpfung von Krebserkrankungen betrifft. Leinsamen beinhalten pflanzliche Stoffe, die nachweislich das Krebsrisiko senken.

Hier einige medizinische Eigenschaften von Leinsamen: Agieren gegen Krebs, agieren gegen Prostatakrebs, agieren gegen Lungenkrebs, hemmen Krebserkrankungen, agieren gegen

Brustkrebs, agieren gegen Darmkrebs, bekämpfen Tumorzellen, bewirken eine Tumorschrumpfung, agieren gegen Magen-Darm-Erkrankungen, lindern Darmbeschwerden, lindern Magenbeschwerden, hemmen Entzündungen im Darm, hemmen Entzündungen im Magen, agieren gegen Verstopfung, agieren gegen Herz-Kreislauf-Erkrankungen, agieren gegen Bluthochdruck, helfen bei Beschwerden in den Wechseljahren, agieren gegen Arthrose, senken das Cholesterin, wirken positiv auf die Nieren, agieren gegen Herz-Gefäß-Krankheiten,

**Schwangere und Menschen, die an chronischen Krankheiten leiden, rate ich ohne ärztlichen Rat von Leinsamen ab.**

Damit es zu keinen unerwünschten Wechselwirkungen kommt, sollten Sie Leinsamen immer eine Stunde vor oder nach der Einnahme von anderen Medikamenten verzehren. Besonders gefährlich ist eine gleichzeitige Einnahme von Leinsamen (nicht aber das Öl) mit Medikamenten gegen Durchfall. Es besteht dann die Gefahr eines Darmverschlusses.

Leinsamen gibt es als Tee, Samen, Pulver oder als Leinöl.

### Moringa, eine wertvolle Heilpflanze

Moringa Oleifera ist ein Baum, dessen Ursprung im Himalaya zu finden ist. Dieser Meerrettichbaum (Moringa) gilt zu den weltweit nährstoffreichsten Gewächsen und besitzt den Namen „Wunderbaum" und „Baum der Unsterblichkeit," da er besonders dürreresistent ist und unter widrigsten Bedingungen wächst. In Indien behandelt man über 300 Krankheiten mit dieser Pflanze. Der Name „Meerrettich" kommt daher, da die Wurzeln wie Meerrettich riechen und die Blätter des Baumes eine scharfe Note beinhalten. In den Entwicklungsländern bedient man sich der Blätter, die sich aufgrund der geballten Nährstoffdichte als Nahrung eignen, besonders bei Nährstoffmangel und Unterernährung. Gleichzeitig nimmt die Pflanze in der Medizin einen hohen Stellenwert ein. Sie enthält sehr viel Kalzium, Eisen, Vitamine, Mineralstoffe, Proteine und Antioxidantien. Mit über 90 Nährstoffen ist sie eine der nährstoffreichsten Pflanze der Welt. Moringa ist sehr ballaststoff- und vitalstoffreich. Bei uns in den westlichen Ländern ist Moringa erst seit einigen Jahren bekannt und dient in erster Linie nur als Nahrungsergänzungsmittel.

Wer diese Pflanze in die Ernährung miteinbezieht, wird sehr schnell merken, dass sie den Körper positiv beeinflusst.

Hier einige medizinische Eigenschaften von Moringa: Verbessert die Eisendichte, stoppt Knochenverlust, wirkt gegen Krebs, senkt den Blutzucker, wirkt cholesterinsenkend, ist gut für Diabetiker, hilft gegen Kopfschmerzen, hilft bei Augenbeschwerden, reinigt das Blut, hilft gegen Akne und diverse Hautprobleme, verbessert das Sehvermögen, verlangsamt den Alterungsprozess, stärkt das Immunsystem, fördert die Milchbildung von stillenden Müttern, beeinflusst positiv die Eierstöcke, beeinflusst positiv die Hoden, fördert die Fruchtbarkeit bei Mann und Frau, beruhigt die Nerven, baut Stress ab, stärkt die Nägel, wirkt stoffwechselregulierend, vernichtet ausschließlich Krebszellen, aber nicht die gesunden Zellen, als Heilmittel begleitend für diverse Therapien.

Moringa können Sie als Pulver kaufen. Sie können es z.B. in diverse Speisen integrieren, aber auch einfach in einem Glas Wasser auflösen und trinken. Mit dieser Pflanze tragen Sie zu Ihrer Gesundheit bei.

### Goji, die Wunderbeeren

Goji-Beeren, die ursprünglich aus China und der Mongolei kommen, werden auch Wolfsbeeren, Glücksbeeren oder Bocksdornfrüchte genannt. In der TCM (Traditionellen Chinesischen Medizin) ist diese Beere mit ihrer antientzündlichen Wirkung nicht mehr wegzudenken. Das Besondere an dieser Beere sind ihre Inhaltsstoffe wie die sekundären Pflanzenstoffe, Antioxidantien und die lebenswichtigen Vital- und Nährstoffe, die sich wiederum einzigartig in ihr vereinigen.

Hier einige medizinische Eigenschaften der Goji-Beeren: Agieren als Energiequelle, unterstützen das Herz-Kreislauf-System, agieren blutdrucksenkend, reduzieren den Fettgehalt im Blut, stärken das Immunsystem, gewähren einen Zellschutz, agieren gegen freie Radikale, schützen die Haut vor UV-Strahlung, stärken die Augengesundheit, agieren gegen grünen Star, agieren gegen Hautalterung, stärken das Nervensystem, agieren gegen Viren, agieren gegen Krebs, stärken die Abwehrkräfte, lindern Nebenwirkungen von Chemotherapien, agieren gegen Infektionskrankheiten, regulieren die Darmflora, regulieren die Verdauung, agieren gegen Pilzinfektionen, agieren gegen chronische Entzündungen, agiert gegen Asthma, agiert gegen diverse Allergien, lindern Autoimmunerkrankungen, agieren gegen Morbus Crohn, agieren gegen Arthritis, entgiften, erhöhen die Leistungsfähigkeit der Muskelkraft, steigern die Ausdauerfähigkeit, aktivieren Wachstumshormone.

Goji-Beeren können eine Wechselwirkung mit Medikamenten aufweisen, die die Blutgerinnung hemmen. In diesen Fällen verstärkt sich die Wirkung. Sprechen Sie bitte erst mit Ihrem Arzt, damit es zu dieser Problematik erst gar nicht kommt.

### Granatapfel und seine Heilkraft

Granatapfelsaft besitzt eine immense Heilkraft. Er ist als Herzpräparat bestens geeignet, da er in der Lage ist, Herzkrankheiten zu verhindern und Verstopfungen in den Arterien zu beseitigen. Viele Cholesterinsenker weisen eine Menge Nebenwirkungen auf. Möchte man diese Nebenwirkungen ausschließen, kann man alternativ Granatapfelsaft trinken. Dies ist eine alternative und gesunde Möglichkeit aus der Natur, die

Verstopfungen der Arterien verhindert bzw. beseitigt und somit gleichzeitig Herzkrankheiten vermeidet. Das Gleiche gilt für blutdrucksenkende Mittel, die ebenfalls sehr viele unerwünschte Nebenwirkungen mit sich bringen. Granatapfelsaft ist diesbezüglich eine sehr gesunde Alternative.

Hier einige medizinische Eigenschaften des Granatapfels: Wirkt blutdrucksenkend, wirkt gegen Pilzinfektionen, wirkt gegen bakterielle Infektionen, hilft bei Muskelkater, wirkt entzündungshemmend, beugt Krebs vor, wirkt gegen Herzerkrankungen, reduziert Übergewicht, agiert gegen Diabetes Typ-2, ist cholesterinsenkend, schützt vor freien Radikalen, verhindert Herzrhythmusstörungen, wirkt positiv auf die Autoimmunkrankheit Sarkoidose, wirkt gegen Arthritis, hemmt die Metastasenbildung bei Brustkrebs, besitzt antioxidative Eigenschaften.

Ich empfehle Ihnen, jeden Tag ein bis zwei Gläser Granatapfelsaft zu trinken. Dieser Saft ist eine Wohltat für Ihre Gesundheit.

### Salbei ist eine der ältesten Heilpflanzen

Seit dem Mittelalter ist Salbei in unseren Breitengraden ansässig. Damals brachten Mönche diese Pflanze mit, die heute zu den ältesten Heilpflanzen der Menschheit zählt. Dass diese Pflanze nicht nur in der Küche Verwendung findet, wusste man damals schon. Sie ist ein Multitalent und in vielen medizinischen Bereichen einsetzbar. Salbeiblätter wirken desinfizierend, keimtötend, pilzfeindlich, schweißhemmend, entzündungshemmend, antiseptisch und antibakteriell.

Hier einige medizinische Eigenschaften von Salbei: Wirkt desinfizierend, agiert gegen Halsentzündungen, agiert gegen Entzündungen im Rachenraum, wirkt schweißhemmend, agiert gegen Entzündungen im Mundraum, agiert gegen Reizmagen-Syndrom, agiert gegen Blähungen, agiert gegen Magen- und

Darmkrämpfen, fördert die Verdauung, kurbelt den Appetit an, hilft bei Erkältung, agiert keimtötend, agiert entzündungshemmend, wirkt gegen Heiserkeit, lindert Husten, beruhigt das Zahnfleisch, stärkt das Immunsystem, stärkt die Nerven, agiert gegen Stress, entkrampft, entspannt, agiert gegen Müdigkeit, stärkt den Blutkreislauf, agiert gegen Hitzewallungen, agiert gegen Schweißausbrüche, kräftigt die Gebärmutter, hilft bei der Menstruation, liefert jungen Frauen ein hormonelles Gleichgewicht, schmeichelt der Haut, agiert gegen Haarausfall, agiert gegen Schlaflosigkeit, agiert gegen Angstzustände, hemmt die Sekretion der Schweißdrüsen, wirkt desodorierend, fördert das Gedächtnis, agiert gegen Demenz, agiert gegen Alzheimer, hilft beim Abstillen, agiert gegen Hauterkrankungen, begünstigt den Blutzuckerspiegel, erfrischt den Atem, hilft bei Prothesendruckstellen, agiert gegen Tuberkulose, agiert gegen Bronchitis.

Ein überliefertes und noch immer hervorragendes Mittel gegen Rachen- und Kehlkopfentzündung sowie gegen Halsschmerzen und Mandelentzündung ist der Salbeitee. Dieser wird mit etwas Honig und dem Saft einer Zitrone hergestellt. Gurgeln Sie mehrfach mit diesem Gemisch, dann wird sich sehr schnell eine Linderung einstellen.

### Graviola, die Wunderfrucht aus dem Regenwald

Wenn Ihnen der Name Graviola nichts sagt, dann liegt es eventuell daran, dass Sie diese Frucht unter dem Namen Stachelannone oder Sauersack kennen. Diese Frucht wurde bereits schon vor vielen Jahrhunderten von Naturvölkern als Heilmittel verwendet. In Südamerika ist sie fester Bestandteil der traditionellen Medizin. Für die Medizin wird nicht nur die Frucht verarbeitet, sondern die ganze Pflanze samt Wurzel, Samen, Rinde und Blätter.

Hier einige medizinische Eigenschaften der Graviola: Agiert gegen Durchfall, stoppt Durchfall, agiert gegen Krebserkrankungen, senkt den Blutdruck, steigert die Vitalität, fördert den Schlaf, vernichtet Würmer, vernichtet Parasiten, agiert gegen Grippe, agiert wundheilend, agiert schleimlösend, agiert entzündungshemmend, fördert die Laune, wirkt bei Husten, steigert die Lebenskraft, schmeichelt der Haut, agiert gegen Hautprobleme, agiert gegen Arthritis, agiert antibakteriell, senkt das Fieber, agiert gegen Rheuma, wirkt entkrampfend, agiert gegen Ruhr, reinigt den Verdauungstrakt, agiert gegen Kopfläuse, hilft gegen Depressionen, agiert gegen Krämpfe, hilft bei Hauterkrankungen, beugt Herz-Kreislauf-Beschwerden vor, agiert gegen Bakterieninfektionen, agiert gegen Arthrose, lindert Schmerzen, agiert gegen Brustkrebs, agiert gegen Akne, befreit die Haut vor Ekzemen, lindert Ausschläge, agiert gegen Schuppenflechte, beugt Schlaganfällen vor, agiert gegen Lebererkrankungen, hilft bei Magen-Darm-Beschwerden, agiert harntreibend, lindert Juckreiz.

Vielversprechend ist auch die Wirkung der Frucht gegen Krebs. Die Blätter der Graviola beinhalten einen Wirkstoff namens Acetogenin. Dieser Wirkstoff ist bei weitem effektiver als das künstlich hergestellte Präparat Adriamizin. Hier redet man sich gerne ein, man müsse noch viele Studien erstellen, um diese Aussage zu bekräftigen. Ich frage mich nur warum? Das Resultat steht fest. Jetzt fällt es mir wieder ein. Natürliche Präparate sind nicht annähernd so kostspielig wie die Präparate der Pharmaindustrie. Noch dazu bewirken sie Heilung, was ja auch nicht gewünscht wird. Ein geheilter Patient ist ein verlorener, zahlender Kunde. Aus einem Artikel der Deutschen Wirtschafts Nachrichten (DWN) vom Jahr 2013 geht ganz klar hervor, dass die Wirksamkeit von Graviola gegen Krebs bewiesen wurde. Jetzt müssten wir uns eigentlich freuen. Leider wurde hier der Satz hinzugefügt, dass zusätzliche Untersuchungen aber noch nötig seien. Diese Untersuchungen bleiben jedoch aus. Verstehen Sie das? Ich kann das nicht verstehen. In Laboruntersuchungen wurde bereits festgestellt, dass Graviola Brustkrebszellen vernichtet. Wissenschaftler bewiesen, dass Tumore, die nach einer Chemotherapie medikamentenresistent sind, erfolgreich mit Graviola behandelt werden können. Dennoch müssen Studien über Studien erstellt werden, die jedoch auf Eis liegen. Für mich steht anhand dieses Beispiels mal wieder fest, dass die Pharmaindustrie auf keinen Fall die Graviola offiziell erforschen will. Die Heilwirkung ist einfach zu groß. Sämtliche künstliche Präparate würden in den Schatten gestellt, sogar als untauglich und schädlich entlarvt. Hier ist einfach zu viel Geld im Spiel. Leider geht es mal wieder auf Kosten der Kranken.

**Achten Sie bitte darauf, dass es zu keinen Wechselwirkungen mit Medikamenten kommt, wenn Sie Graviola zu sich nehmen.**

### Grüner Tee besiegt Krankheiten

Grüner Tee ist in aller Munde. Die Geschichte des Grünen Tees ist über 5000 Jahre alt. Der Ursprung liegt im alten chinesischen Kaiserreich, wo er seit jeher zur asiatischen Trinkkultur gehört. Das Hauptargument, warum grüner Tee so gesund ist, liefern seine sekundären Pflanzenstoffe. Genau jene Pflanzenstoffe schützen uns vor unzähligen Krankheiten. Über 130 gesundheitsfördernde Inhaltsstoffe sind im grünen Tee zu finden.

Hier einige medizinische Eigenschaften von grünem Tee: Beugt Osteoporose vor, senkt das Krebsrisiko, beruhigt den Magen, beruhigt den Darm, agiert antibakteriell, reguliert Bluthochdruck, verhindert Karies, stärkt das Immunsystem, agiert antimikrobiell, hemmt die Blutgerinnung, agiert gegen Herz-Kreislauf-Erkrankungen, stabilisiert die Gesundheit, beinhaltet Antioxidantien, entgiftet, aktiviert die Fettverbrennung, senkt den Cholesterinspiegel, agiert leistungsfördernd, agiert ausdauersteigernd, agiert gegen Diabetes, agiert gegen Arteriosklerose, agiert antiviral, agiert antientzündlich, agiert antimykotisch, agiert antiangiogenetisch, fördert die Verdauung, agiert entsäuernd, hilft bei Grippe, hilft bei Mittelohrentzündung, agiert gegen Grauen Star, agiert gegen Haarausfall, hilft bei Neurodermitis, unterstützt die Gewichtsabnahme, hilft bei Hämorrhoiden, agiert gegen Nierenprobleme, agiert gegen Akne, lindert Halsschmerzen, agiert gegen Multiple Sklerose, hilft bei Migräne, agiert gegen Allergien, agiert gegen Hauterkrankungen, hilft bei Hepatitis, agiert gegen Alzheimer, agiert gegen Demenz, agiert gegen Leberprobleme, beugt Herzinfarkten vor, stärkt das Herz, agiert gegen Parkinson, hilft gegen Parodontose, agiert gegen Pilzinfektionen, hilft bei Prostataerkrankungen, agiert gegen Rheuma, fördert den Schlaf, beruhigt, beugt Schlaganfällen vor, agiert gegen Wechseljahrbeschwerden.

Ein Heidelberger Universitätsprofessor heilte seinen Krebs mit grünem Tee. Er löste damit Diskussionen aus. Es ist nicht irgendein Professor, sondern Professor Werner Hunstein, ein ehemaliger Direktor der medizinischen Poliklinik in Heidelberg. Die Geschichte ist so unglaublich, da er als ehemaliger Mediziner selbst vielen Krebspatienten eine Chemotherapie verordnete. Mit dem heutigen Wissen würde er das nie wieder tun. Professor Hunstein heilte seinen Krebs mit grünem Tee, nachdem er erfolglos die Chemotherapie durchlebte. Er selber sagte, dass er nie wieder so eine Chemotherapie durchleben wolle, die ihn fast getötet hätte. Er habe in der Zeit der Chemo nur auf den Tod gewartet. Er nannte die Chemotherapie einen »Höllentrip«. Das sorgte natürlich für viel Wirbel. Nachdem er sich selber täglich zwei Liter grünen Tee verordnete, verbesserte sich sein Zustand extrem. Die Nebenwirkungen der Chemotherapie wurden erfolgreich besiegt und er gewann wieder Lebensmut. Seine Berufskollegen hatten ihn diesbezüglich mit Häme beäugt. Hätte Professor Hunstein vor seiner Krebsdiagnose gewusst, wie erfolgreich grüner Tee gegen Krebs wirkt, hätte er sich viel Leid ersparen können. Besonders den „Chemo-Höllentrip". Ich freue mich sehr, dass Professor Hunstein die letzten Jahre seines Lebens ohne Krebs erleben durfte. Ich danke ihm für seine klare Aussage und Haltung als Mediziner gegen die Chemotherapie. Leider kann er es selber nicht mehr erleben, dass viele Menschen sich seiner Aussage anschließen. Leider verhindert die Pharmaindustrie jegliches Bekanntwerden von Krebsheilmittel. Warum? Der Markt der Pharmaindustrie ist Hunderte Milliarden Euro schwer und übersät mit patentierten Medikamenten zur Chemotherapie. Genau dieser Markt darf nicht ins Wanken geraten.........! Jede Chemotherapie bringt der Pharmaindustrie unglaublich viel Geld. Naturprodukte kosten im Gegensatz zur Chemo nur ein paar Cents, sind ohne Nebenwirkungen und heilend. Heilung ist kontraproduktiv und gar nicht erwünscht. Geht ja auch gar nicht, denn eine Chemotherapie zerstört auch noch die letzte gesunde Zelle im Leib. Jeder sollte das Recht haben, für sich selber zu entscheiden, wie und womit er behandelt werden möchte!

**Rotkohl, der Kohl mit den inneren Werten**

Je nachdem auf welchen Böden Rotkohl wächst, ist seine Färbung rötlich oder bläulich. Es ist ein Gemüse, das unsere Gesundheit und Vitalität fördert. In Rotkohl finden sich Vitamine, Mineralien, Kalzium, Magnesium, Eisen, sekundäre Pflanzenstoffe sowie Antioxidantien. Ein wichtiger Bestandteil des Rotkohls sind die Anthocyane. All diese Inhaltsstoffe verhelfen uns zur Gesundheit und darüber hinaus tragen sie zum Krebsschutz bei. Rotkohl ist namentlich auch als Blaukraut bekannt. In der Antike wurde der Kohl bereits von den alten Ägyptern angebaut und damals schon als heilwirkendes Gemüse geschätzt.

Hier einige medizinische Eigenschaften von Rotkohl: Bietet uns Krebsschutz, stärkt die Augen, stärkt das Immunsystem, aktiviert die Abwehrkräfte, fördert die Entgiftung, fördert die Sehkraft, beinhaltet Antioxidantien, fängt freie Radikale, entgiftet, fördert die Verdauung, agiert gegen Übergewicht, hilft beim Abnehmen, beugt Dickdarmkrebs vor, agiert gegen Alterung, agiert gegen schädigende Umwelteinflüsse, hemmt die Krebsbildung, stärkt die Knochen, agiert gegen Verstopfung, stärkt das Herz, bekämpft Gifte im Körper, fördert die Durchblutung, agiert gegen Stress, reduziert das Cholesterin, reduziert die Harnsäure, agiert wundheilend, schmeichelt der Haut, fördert die Produktion von Kollagen, lindert Nierenleiden, agiert gegen Arthrose, agiert gegen Rheuma, hilft in der Stillzeit, agiert beruhigend, agiert schmerzhemmend, agiert gegen Schlaflosigkeit, agiert schleimlösend, hilft bei Bronchitis, hilft bei Keuchhusten, hilft bei Husten, agiert gegen Malaria, für Diabetiker geeignet, agiert sättigend, agiert gegen Heißhungerattacken.

Auch Rotkohl ist wie seine Kohlverwandten ein Feind gegenüber Krebs. Aufgrund der Antioxidantien ist er in der Lage, freie Radikale zu vernichten. Somit haben die Gift- und Fremdstoffe keine Möglichkeit, Krebs zu verursachen.

Wenn Sie Ihre Gesundheit aktiv fördern wollen, dann sollten Sie Rotkohl in IhrenSpeiseplan integrieren. Dieses Gemüse ist so vielseitig in seiner Wirkung und schenkt uns auf natürlichem Wege eine stabile Gesundheit.

### Die Gewürznelke und ihre geballte Heilkraft

Viele verbinden die Gewürznelke ausschließlich mit Weihnachten. Einige kennen sie aus der Küche als Gewürz. Viele kennen die Vielfalt der Gewürznelke gar nicht. Sie beinhaltet eine geballte Heilkraft, die sich durch ihre Eigenschaften erklären lässt. 2010 wurde sie zur Heilpflanze des Jahres gekürt. Im alten China war man sich der Heilwirkung der

Nelke bewusst. Heute spielt sie in der Traditionellen Chinesischen Medizin (TCM) eine wichtige Rolle.

Auch bei uns findet die Gewürznelke in der Naturheilkunde ihren festen und wichtigen Platz. Die Nelke besitzt antioxidative, gerinnungshemmende, antiseptische, desinfizierende, antimikrobielle, schmerzlindernde und entzündungshemmende Eigenschaften. Die Anwendung der Nelke ist vielschichtig. Ihre Fruchtknoten dienen als Medizin, aber auch im getrockneten Zustand und als Öl wird sie verwendet.

Hier einige medizinische Eigenschaften der Gewürznelke: Wirkt antibakteriell, wirkt durchblutungsfördernd, wirkt verdauungsfördernd, ist stimmungsaufhellend, agiert gegen Mundgeruch, agiert gegen Energiemangel, hilft bei Zahnschmerzen, agiert gegen Entzündungen der Mundschleimhaut, agiert gegen Entzündungen der Rachenschleimhaut, hilft bei Blähungen, lindert das Völlegefühl, agiert gegen Antriebslosigkeit, agiert gegen Niedergeschlagenheit, hilft bei seelischen Leiden, beruhigt den Magen und Darm, entspannt die Nerven, agiert gegen Herz-Kreislauf-Beschwerden, lindert Menstruationsbeschwerden, beinhaltet Antioxidantien, aktiviert die Abwehrkraft, agiert gegen freie Radikale, reguliert einen Eisenüberschuss, agiert gegen Leberprobleme, hilft bei Arthritis, verbessert die Gehirnleistung, agiert bei Blasenentzündungen, agiert bei Nierenerkrankungen, agiert gegen Wassereinlagerungen, agiert gegen Darmparasiten, agiert gegen bakterielle Akne, agiert gegen Herpes, für Diabetiker geeignet, agiert gegen Hautparasiten, unterstützt Wundbehandlung, agiert gegen Erkältungen, agiert gegen bakterielle Infektionen, agiert gegen virale Infektionen, hilft bei Husten, hilft bei Bronchitis, hilft bei Sinusitis, eignet sich zum Inhalieren.

**Ich rate schwangeren Frauen von Gewürznelken ab, da sie frühzeitige Wehen auslösen können.**

Wer sich einen Nelkentee selber zubereiten möchte, für den habe ich folgendes Rezept:

Je nach Intensität werden 4 - 5 Gewürznelken zerstoßen. Diese in 0,5 L Wasser legen. Das Wasser mit den zerkleinerten Nelken aufkochen. Jetzt gut 20 Minuten ziehen lassen. Mit einem Teefilter abgießen und nun ist der Tee fertig. Sie können den Tee über den Tag verteilt trinken.

Dieser Tee wird Sie einerseits beruhigen, Ihre Stimmung heben und Schmerzen lindern.

**Weißkohl wirkt wie Medizin**

Die Heilwirkung von Kohl war schon in der Antike bekannt. Die alten Römer und Griechen wussten das Kohlgemüse sehr zu schätzen. Die Römer entwickelten aus der Asche des verbrannten Kohls zusammen mit Fett eine wundheilende und desinfizierende Salbe. In der Tat hat der Weißkohl medizinische Eigenschaften. Weißkohl ist ein so gesundes Gemüse, dass es wie Medizin für unsere Gesundheit wirkt. Der Kohl beinhaltet wie keine andere Pflanze so viel Vitalstoffe, dass diese uns bei richtigem Verzehr zugute kommen. Im Vergleich zu allen anderen Gemüsearten saugt er alles aus dem Erdreich, was er als Biostoffe für sich verwerten kann. Aus dem Grunde beinhaltet Kohl mehr Vitalstoffe als alle anderen Gemüsearten. Kohl ist für unseren Organismus so gesund, da er unser Immunsystem stärkt, die Abwehrkräfte mobilisiert, Entzündungen hemmt und den Heilungsprozess fördert. Weißkohl ist der Spezialist unter den Gemüsearten, der eine besondere Wirkkraft auf den Magen und Darm ausübt. Nicht selten sind in diesem Bereich Behandlungen nach wenigen Wochen erfolgreich. Das Zusammenspiel seiner entzündungshemmenden und antioxidativen Eigenschaften macht ihn so wirksam für unsere Gesundheit. Auch aus dem Grund wird er immer öfter zur Krebsprävention benutzt.

Hier einige medizinische Eigenschaften von Weißkohl: Stärkt das Immunsystem, stärkt die Abwehrkräfte, agiert entzündungshemmend, fördert den Heilungsprozess, agiert gegen Krebs, beugt Krebs vor, fördert die Verdauung, pflegt die Bauchspeicheldrüse, pflegt den Magen, agiert gegen Magenschmerzen, agiert gegen Magengeschwüre, agiert gegen Geschwüre, senkt das Cholesterin, hilft beim Abnehmen, reinigt das Blut, agiert gegen Rheuma, agiert gegen Gicht, reguliert den Blutzuckerspiegel, beinhaltet reichlich Antioxidantien, fängt freie Radikale, agiert gegen Prostatakrebs, agiert gegen Dickdarmkrebs, agiert gegen Blasenkrebs, agiert gegen Arthritis, agiert gegen Zwölffingerdarmgeschwüre.

Weiterer Bestandteil des Kohls, die ihn so erfolgreich gegen Krebs machen, sind die sekundären Pflanzenstoffe. In diesem Fall die Senfölglycoside. Diese Senfölglycoside aktivieren und unterstützen die körpereigenen Fähigkeiten zur Entgiftung. Sie sind dafür verantwortlich, die Gifte zu vernichten, die unsere Zellen angreifen. Sie senken somit das Krebsrisiko.

Falls Sie die heilwirkenden Eigenschaften des Kohls genießen wollen, dann sollten Sie ihn nicht zerkochen, denn dann verringert sich seine Heilwirkung. Die Inhaltsstoffe des Kohls sind sehr hitzeempfindlich. Wenn Sie also die geballte Kraft der heilwirkenden Substanzen aufnehmen wollen, dann sollten Sie Kohl roh verspeisen. Ein Smoothie eignet sich ebenfalls wunderbar.

### Die Heilkraft der Grapefruit

Die Grapefruit ist das Ergebnis einer Kreuzung von Orangen und Pampelmusen. Der Grapefruitbaum ist in vielen subtropischen Ländern zu finden. Die Inhaltsstoffe der Frucht wirken sich extrem positiv auf unseren Körper aus. Besonders ist der Bitterstoff Naringin zu erwähnen, der für eine intensive Fettverbrennung und Regulierung vom Cholesterin in unserem Blut verantwortlich ist.

Hier einige medizinische Eigenschaften der Grapefruit: Regt die Verdauung an, beugt Krebs vor, hat blutzuckersenkende Eigenschaften, reduziert die Gewichtszunahme, agiert positiv auf das Blut, reguliert den Insulinspiegel, reduziert die Gefahr einer Thrombose, bekämpft Übergewicht, verhilft zu einem schnellen Sättigungsgefühl, beugt Diabetes mellitus vor.

Eine Studie der University of California in Berkeley hat unter der Leitung von Prof. A. Stahl und Prof. J. Napoli unter anderem ergeben, dass Grapefruitsaft genau so in der Lage ist, den Blutzuckerspiegel zu senken wie das verschreibungspflichtige Präparat Metformin. Prof. Napoli sagt dazu: „Ein natürliches Fruchtgetränk senkt den Blutzuckerspiegel also ebenso effektiv wie ein verschreibungspflichtiges Medikament." Für alle Krankheiten hat uns die Apotheke Gottes Pflanzen, Kräuter, Obst und Gemüse geschenkt. Wir müssen es nur annehmen.

Ich bitte hier nur zu bedenken, dass Grapefruitsaft und das Fleisch der Grapefruit sich nicht mit allen Medikamenten vertragen.

**Vorsicht bitte bei: Herzmedikamenten, cholesterinsenkenden Mitteln, blutdrucksenkenden Mitteln, Antidepressiva, Krebsmitteln, Asthmamedikamenten, Potenzmitteln.**

Vermeiden Sie bitte, diese und ähnliche Medikamente zusammen mit Grapefruit und Grapefruitsaft einzunehmen. Es kann zu deutlichen Wechselwirkungen kommen.

## Kaffee, viel mehr noch als nur ein Kultgetränk

K affee kennt wohl ein jeder. Was aber viele nicht wissen, ist, dass Kaffee ein wissenschaftlich bestätigtes Heilmittel ist. Kaffee wirkt sich positiv auf unseren Körper aus, wenn man den Kaffeegenuss nicht übertreibt. Im Kaffee enthaltene Flavonoide und viele andere Stoffe wirken antioxidativ. Dies bedeutet, Kaffee schützt unsere Zellen und Koffein ist nicht gesundheitsschädigend.

**Jetzt kommt aber leider ein sehr großes Ja-ABER!**

In geröstetem Kaffee steckt das Krebs-Gift Acrylamid und durch die Hochtemperaturröstung entsteht der toxische Schadstoff Acrylamid. Er ruft Krebs und Nervenschädigungen hervor. Die europäische Behörde für Lebensmittelsicherheit (EFSA) bestätigt in einem wissenschaftlichen Gutachten, dass Acrylamid in Lebensmitteln das Krebsrisiko für Verbraucher aller Altersgruppen potenziell erhöht. Acrylamid greift zum einen direkt die DNA an, zum anderen wird es von Leberenzymen in Glycidamid umgesetzt. Diesem reaktiven Stoff wird eine starke gentoxische Wirkung zugeschrieben. Acrylamid wie auch Glycidamid bilden Verbindungen mit Aminosäuren und Nukleinbasen und können so die Struktur und Funktion beispielsweise der DNA und des Hämoglobins verändern. Die meisten Kaffeebohnen werden in einem Schnellrösteverfahren bei hohen Temperaturen verarbeitet und sind somit toxisch. In dem praktischen günstigen Filterkaffee, den man abgepackt überall kaufen kann, befindet sich ein Todbringer. Der Kaffee wird nur dann giftig, wenn er industriell mit hohen Temperaturen geröstet wird.

Deshalb sollten Sie umsteigen auf rein sonnengetrockneten Kaffee oder auf hochwertig gefertigten und gerösteten Kaffee und Ihren Konsum anpassen. Kaffee wirkt unter anderem: verdauungsfördernd, gegen Alzheimer, gegen Parkinson, stärkt das Herz-Kreislauf-System, schützt die Leber, schützt die Bauchspeicheldrüse, wirkt antioxidativ, zellschützend, fördert den Stoffwechsel, gegen Depressionen, agiert gegen Krebs, hilft beim Abnehmen, aktiviert die Harnbildung, steigert die Konzentrationsfähigkeit,

## Kapern, eine Spezialität aus dem Mittelmeerraum

Sobald man das Wort Kapern erwähnt, denken die meisten Menschen sofort an Königsberger Klopse. Das ist schade und fast schon eine Beleidigung für dieses Gewürz, da sich vielmehr dahinter, oder besser gesagt darin, verbirgt.

Im Mittelmeerraum, wo die Kapern fast tägliche Anwendung genießen, werden sie seit Jahrtausenden als Heilmittel geschätzt und angewendet. Die in Kapern befindlichen Wirkstoffe machen dieses Gewürz zur wahren Heilpflanze. Sie beinhaltet viele Antioxidantien, wie z.B. das Beta Carotin. Kapern beinhalten von allen Lebensmittel am meisten Quercetin mit einer extrem starken antioxidativen Kraft. Kapern sind eine wissenschaftlich bestätigte Heilpflanze und für uns Menschen ein Geschenk der Natur. Die wertvollen Wirkstoffe der Kapern, wie ätherische Öle und Senföle, töten Bakterien, Erreger und Pilze.

Durch ihre starken Antioxidantien beugen sie Krebs vor und zerstören Tumorzellen. Kapern schützen die Menschen vor Zivilisationskrankheiten. Kapern gehören auf jeden Fall auf Ihre Einkaufsliste.

Kapern werden unter anderem angewendet: gegen Magenkrebs, gegen Darmkrebs, gegen Tumore, bei Arteriosklerose, bei Arthritis, bei Osteoporose, gegen Darmerkrankungen, gegen Durchblutungsstörungen, wirken entzündungshemmend, antibakteriell, agieren gegen Autoimmunerkrankungen, Allergien, eignen sich sehr für Diabetiker.

**Erdbeere und ihre Heilkraft**

Ob Hildegard von Bingen oder Pfarrer Sebastian Kneipp, beide waren sich einig, dass die Erdbeere Heilkräfte besitzt. Die Erdbeere ist eine kalorienarme Frucht, die zu 90% aus Wasser besteht. Sie verfügt über eine geballte Kraft an Vitamin C, mehr als Orangen oder Zitronen. Sie enthält außer Vitaminen auch hohe Anteile an Ballast- und Mineralstoffen sowie sekundären Pflanzenstoffen.

Hier einige medizinische Eigenschaften der Erdbeere: Fördert die Verdauung, beugt Krebs vor, beugt Herz-Kreislauf-Erkrankungen vor, stärkt die Abwehrkräfte, stärkt die Knochen, agiert gegen Osteoporose, stärkt und schützt das Herz, lindert Rheuma, lindert Gicht, beugt Arteriosklerose vor, wirkt harntreibend, reinigt die Leber, reinigt die Nieren, agiert antibakteriell, muntert auf, unterstützt das Abnehmen, hilft bei Blasenentzündungen, hilft bei Magen- und Darmstörungen, wirkt kräftigend, agiert gegen Schlaganfälle, agiert gegen Infarkte, entwässert, stärkt das Gedächtnis.

Pfarrer Kneipp war von der Heilkraft der Erdbeere begeistert, besonders von ihren Blättern. Sein Rezept für all jene, die sich schwach und entkräftet fühlen: „Die Mutter nimmt Erdbeerblätter, soviel wie sie heute mit drei bis vier Fingern fassen kann. Sie schüttet einen viertel Liter siedendes Wasser daran und deckt sie gut zu. Nach 15 Minuten gießt sie den Tee ab und hat einen reinen Erdbeerblättertee. Dann mischt sie daran heiße Milch, etwas Honig und das Tränklein ist fertig. Dieser Tee ist von vorzüglicher Wirkung in Bezug auf unsere Gesundheit."

**Die Heilwirkung der Olivenblätter**

Olivenblätter heilen, weil sie Eigenschaften besitzen, die antibakteriell, antiparasitäre, antimykotisch und antiviral sind. Hier einige heilende, medizinische Eigenschaften der Olivenblätter: (Tee aus Olivenblätter) Agiert gegen Infektionen, stärkt das Immunsystem, wirkt blutdrucksenkend, hilft dem Körper nach einer Chemotherapie, agiert gegen Grippe, hilft bei Hepatitis B, hilft bei einer Lungenentzündung, agiert bei einer Meningitis, schützt vor Harnwegsinfektionen, hilft bei Tripper, wirkt bei Herpes, hilft bei Tuberkulose, hilft bei Diphtherie, hilft bei Influenza, hilft bei Enzephalitis, hilft bei Atherosklerose, hilft bei Gonorrhoe, agiert gegen Darmerkrankungen, hilft bei Botulismus, hilft bei Malaria, agiert gegen Geschwüre, ist ein Energielieferant für den Körper, agiert gegen Schlafstörungen.

Falls Sie sich diesen gesunden Tee zubereiten wollen, ist hier ein Rezept dazu:

Für eine Tasse Tee benötigen Sie ca. 20 getrocknete Olivenblätter. Kochen Sie Wasser und legen Sie die Blätter dann für 3 Minuten in das kochende Wasser. Bevor Sie den Tee trinken können, sollten die Blätter 10 Minuten im Wasser ziehen. Je nach Geschmack können Sie den Tee mit Honig süßen. Auch der Saft einer Zitrone kann dem Tee beigemischt werden, muss aber nicht. Ob kalt oder warm spielt hier keine Rolle. Trinken Sie ihn, wie Sie es möchten. Wichtig ist, den Tee kontinuierlich zu trinken, damit er auf Ihre Gesundheit einwirken kann.

### Rote Johannisbeere, eine echte Vitaminbombe

Aufgrund ihrer Erntezeit tragen die Johannisbeeren ihren Namen. Die Erntezeit dieser kleinen roten Vitaminbomben beginnt am 24. Juni. Am Johannestag. Johannisbeeren sind nicht jedermanns Sache. Den meisten sind sie zu sauer. Viele wissen gar nicht, wie viele hoch konzentrierte Vitamine in diesen kleinen Früchten stecken. Hier ein Vergleich zu Zitronen, die bekanntermaßen sehr vitaminreich sind. In Johannisbeeren stecken 170 bis 190 Milligramm Vitamin C pro 100

Gramm. In Zitronen stecken 50 bis 100 Milligramm Vitamin C pro 100 Gramm. Das bedeutet, die Vitamin C-Konzentration in Johannisbeeren ist dreifach höher als in Zitronen. Wussten Sie das?

Hier einige medizinische Eigenschaften der roten Johannisbeeren, ihrer Blätter und Kerne: Agieren gegen Grippe, agieren gegen Erkältungen, stärken das Immunsystem, aktivieren die Abwehrkräfte, schmeicheln der Haut, stärken die Haare, stärken die Nägel, wirken sich positiv auf die Augen aus, fördern das Wohlbefinden, agieren gegen Venenerkrankungen, lindern Hautkrankheiten, beugen Bluthochdruck vor, reduzieren das Herzinfarktrisiko, senken den Cholesterinspiegel, fördern die Verdauung.

Viele Speisen und Salate werden im Sommer mit roten Johannisbeeren garniert. Sie sollten nach diesem Bericht die kleinen Vitaminbomben nicht mehr zur Seite schieben. Wer so gar nicht auf die kleine saure Frucht steht, der kann ja die schwarze Johannisbeere wählen, die wesentlich milder im Geschmack ist.

### Schwarze Johannisbeeren symbolisieren Gesundheit

Seit dem zwölften Jahrhundert betrachtet man die schwarze Johannisbeere als ein wahres Heilmittel. In vielen Kulturkreisen symbolisiert sie Gesundheit und ein langes Leben. Die schwarzen Johannisbeeren sind wahre Vitaminbomben und besitzen eine geballte Kraft an Antioxidantien. Diese sind für unsere Gesundheit von Bedeutung und schützen uns vor Krankheiten.

Hier einige medizinische Eigenschaften von schwarzen Johannisbeeren und ihrer Blätter: Beugen Krebs vor, beugen Herz-Kreislauf-Erkrankungen vor, beugen Erkältungen vor, agieren entzündungshemmend, agieren wassertreibend, lindern Husten, lindern Halsschmerzen, agieren gegen Angina, helfen bei Rheuma, helfen bei Gicht, lindern Ödeme, agieren gegen Alzheimer, gegen

Diabetes, gegen Nierensteine, gegen Harnsteine, helfen bei Leberproblemen, agieren gegen Arteriosklerose, helfen bei Zahnfleischbluten, helfen bei Hautkrankheiten, agieren gegen Gastritis, agieren gegen Magengeschwüre, agieren gegen Magensäure, lindern Kopfschmerzen, beugen Herzinfarkten vor, agieren antibakteriell, agieren blutdrucksenkend, agieren durchblutungsfördernd.

Schwarze Johannisbeeren gehören zu den alten Heil- und Hausmitteln. In ihnen ist unter anderem ein Wirkstoff enthalten namens Oxykumarin, der die Gerinnung des Blutes verringert. Das führt dazu, dass Herzinfarkte durch diese natürliche Frucht vorgebeugt werden können. Ein anderer Wirkstoff, der ebenfalls in diesem Beerenobst enthalten ist, nennt sich Anthocyan. Anthocyane führen zur Abwehr von Einflüssen, die unsere Zellen schädigen. Sie agieren entzündungshemmend und durchblutungsfördernd. Aus diesem Grund verringert die schwarze Johannisbeere bei regelmäßigem Verzehr das Krebsrisiko.

### Senfkohl - Pak Choi - das „Superfood"

Manche sagen Senfkohl, viele nennen ihn Pak Choi. Gemeint ist das gleiche Gemüse. Ein milder, kalorienarmer Kohl mit vielen wichtigen Inhaltsstoffen wie sekundäre Pflanzenstoffe, aber auch Senföle, die eine antibiotische und keimtötende Wirkung innehaben. Dieser Blätterkohl hat seinen Ursprung in Asien, wo er eines der Grundnahrungsmittel der einheimischen Küche einnimmt. Wegen seiner Inhaltsstoffe wird er auch als Superfood betitelt.

Hier einige medizinische Eigenschaften vom Senfkohl: Beinhaltet Antioxidantien, wirkt krebshemmend, agiert gegen Darmentzündungen, agiert gegen Mukoviszidose, agiert gegen Alzheimer, stärkt die Nerven, stärkt das Gehirn, stärkt die

Schilddrüse, senkt das Darmkrebsrisiko, agiert gegen Krebs, agiert gegen Prostatakrebs, agiert gegen Brustkrebs, schützt vor Bakterien, agiert entzündungshemmend, agiert verdauungsfördernd, agiert gegen Diabetes, agiert entgiftend, unterstützt Reduktionsdiäten, agiert gegen Herzerkrankungen, unterstützt das Abnehmen, stärkt die Augen, schützt vor Grauem Star, schützt vor Nachtblindheit, schützt vor Augenentzündungen, stärkt die Knochen, spendet Energie, versorgt den Körper mit Vitalstoffen.

Sollten Sie an einer Schilddrüsenunterfunktion leiden, dann rate ich Ihnen von Senfkohl ab. Er regt zwar gekocht die Schilddrüsenhormone an, aber roh bewirkt er genau das Gegenteil.

### Die Himbeere ist eine Heilpflanze

Die Himbeere besitzt ihren Ruf als Heilpflanze bereits seit dem Altertum. Hildegard von Bingen schätze die Himbeere und betitelte sie in ihrer Ernährungslehre, die sie im 12. Jahrhundert verfasste, als Heilmittel. In vieler Munde gilt die Himbeere als Apotheke im Garten. Die Inhaltsstoffe der Himbeere sind der Schlüssel ihrer Heilwirkung. In der Himbeere sind Inhaltsstoffe wie Spurenelemente, Vitamine und sekundäre Pflanzenstoffe enthalten.

Hier einige medizinische Eigenschaften der Himbeere: Wirkt antibiotisch, wirkt abführend, wirkt entwässernd, wirkt appetitanregend, aktiviert die Abwehrkräfte, agiert gegen Krebs, aktiviert das Immunsystem, regt den Stoffwechsel an, agiert bei Blasen- und Nierenleiden, hilft bei Sodbrennen, hilft bei Verdauungsstörungen, reinigt das Blut, wirkt treibend, agiert entzündungshemmend, beinhaltet Antioxidantien, stärkt die Nerven, agiert gegen Stimmungsschwankungen, lindert Schmerzen, stärkt die Knochen, hilft bei Wechseljahr-Symptomen, agiert beruhigend, agiert adstringierend, agiert fiebersenkend, agiert schweißtreibend, hilft bei Durchfall, hilft bei Rheuma, hilft bei Halsentzündungen, hilft bei Skorbut, agiert gegen Mundgeschwüre, hilft bei Blähungen, hilft bei Zahnfleischentzündungen, agiert gegen Demenz, agiert gegen Arteriosklerose, agiert blutdrucksenkend, stärkt das Herz-Kreislauf-System, agiert gegen Herz-Kreislauf-Erkrankungen, beugt Schlaganfällen vor, senkt das Parkinson-Risiko, hilft bei Gürtelrose, hilft bei Infektanfälligkeit, hilft bei Menstruationsbeschwerden.

Übrigens können Sie auch die Blätter der Himbeeren als Heilmedizin in Form von Tee verwenden. Der Tee aus den Himbeerblättern wirkt fiebersenkend und ist ideal für die Erkältungszeit. Ob mit oder ohne Fieber, es wird Ihrer Gesundheit sehr gut tun. Für Frauen, die sich in den Wechseljahren befinden, eignet sich der Himbeerblättertee genauso. Er ist reich an Kalzium und stärkt dadurch die Knochen. Himbeeren sollten unbedingt in Ihrem Speiseplan integriert werden.

**So gesund ist Schnittlauch**

Schnittlauch hat aufgrund seiner Inhaltsstoffe, die positiv auf unsere Gesundheit wirken, den Beinamen als Heilpflanze verdient. In Schnittlauch sind Inhaltsstoffe wie ätherische Öle, Vitamine, Provitamine, Mineralstoffe und vieles mehr zu finden. Hier einige medizinische Eigenschaften vom Schnittlauch: Senkt den Cholesterinspiegel, senkt den Blutdruck, agiert gegen Appetitlosigkeit, fördert den Zellstoffwechsel, agiert antibakteriell, agiert bakterienhemmend, fördert die Verdauung, agiert gegen Tumoren, agiert blutreinigend, stärkt die Stimmbänder, agiert schleimlösend, entwässert, stärkt die Atemwege, agiert gegen Harnsäure, agiert harntreibend, stärkt den Kreislauf, agiert gegen Erkältung, agiert gegen Arteriosklerose, agiert gegen Blasenentzündung, wirkt desinfizierend auf Magen und Darm, hilft bei Magenentzündung, agiert gegen Frühjahrsmüdigkeit, hilft bei Blähungen, agiert gegen Gicht, hilft bei Husten.

Da Schnittlauch sehr eisenhaltig ist, ist er besonders für Mädchen und Frauen sehr gesund, die an Eisenmangel leiden. Hier liegt klar ein Vorteil gegenüber künstlichen Präparaten, die man gegen Eisenmangel verschrieben bekommt. Jene Präparate sind erstens viel teurer, müssen unter ärztlicher Kontrolle eingenommen werden und weisen Nebenwirkungen auf. Schnittlauch kostet extrem wenig. Man braucht dafür keine ärztliche Anweisung und er ist nebenwirkungsfrei.

Wie Sie sich entscheiden, ob gesund aus der Natur oder doch die teureren chemischen Präparate mit Nebenwirkungen, ist Ihnen überlassen. Ich empfehle die gesunde Kraft aus der Natur.

**Lauch, ein in Vergessenheit geratenes Heilgemüse**

Seit Tausenden von Jahren steht Lauch den Menschen weltweit als Gemüse und Heilpflanze zur Verfügung. Lauch besitzt Inhaltsstoffe, die für unsere Gesundheit von höchster Bedeutung sind. Er enthält viel Vitamin K, sekundäre Pflanzenstoffe, Ballaststoffe, Mineralstoffe, Spurenelemente, Beta-Carotin und Antioxidantien. Kurz zusammengefasst, durch Antioxidantien werden Krankheiten von uns abgewehrt. Beta-Carotin fängt freie Radikale und bewahrt uns somit vor gesundheitlichen Schäden. Antioxidantien schützen unser Herz und unsere Gefäße und bewahren uns vor Infektionen und Tumorbildung.

Lauch besitzt einen Inhaltsstoff, der sich Quercetin nennt. Dieser Inhaltsstoff sagt unter anderem Krebs den Kampf an.

Hier einige medizinische Eigenschaften von Lauch/Porree: Wirkt sich positiv auf die Darmflora aus, trägt zur Darmgesundheit bei, regt die Darmtätigkeit an, beugt Osteoporose vor, reguliert die Blutgerinnung, stärkt die Knochen, stärkt die Augen, schmeichelt der Haut, beugt Krebs vor, agiert gegen Krebs, stärkt das Immunsystem, aktiviert die Abwehrkräfte, agiert gegen Erkältung, agiert gegen Depression, agiert gegen Demenz, fördert die Nervenstärke, beschleunigt den Gallenfluss, hilft bei Bronchialerkrankungen, hemmt Magenkrebs, Darmkrebs, Brustkrebs, Lungenkrebs und Speiseröhrenkrebs.

Auch Kaempferol ist ein Inhaltsstoff des Lauchs, der eine antientzündliche und antimikrobielle Wirkung besitzt. Diverse Studien haben nachgewiesen, dass exakt dieser Stoff Innenwände der Blutgefäße vor Schäden schützt. Er ist in der Lage, freie Radikale zu neutralisieren, bevor sie Schaden anrichten können.

Dies bedeutet, dass Kaempferol existierende Tumorzellen vernichten kann und das Ausbreiten von Metastasen verhindert. Kaempferol ist in der Lage, Krebs vorzubeugen. Studien dazu wurden von der Virginia University durchgeführt und bestätigt.

Ein weiterer Inhaltsstoff des Lauchs ist das Allicin. Es ist ein natürliches Antibiotikum, das genauso wie Kaempferol antimikrobiell und antientzündlich wirkt. Beide Inhaltsstoffe zusammen haben eine sehr intensive Wirkung. Allicin wirkt zusätzlich noch pilztötend und antibakteriell. Für antibiotikaresistente Menschen ist daher Lauch bzw. der Inhaltsstoff Allicin sehr wichtig, da er ein natürlich wirkendes Antibiotikum ist. Allicin ist außerdem in der Lage, Krebszellen zu vernichten.

## Pflaumen gelten seit Jahrtausenden als Heilobst

Die Pflaume besitzt den Ruf als Heilobst bereits schon seit Jahrtausenden. Aus Kleinasien haben die Römer die Pflaumen nach Europa gebracht. Damals wie heute galt dieses Obst als eine nährstoffreiche Energiequelle, die sich im getrockneten Zustand über Monate hält und heilende Eigenschaften besitzt.

Hier einige medizinische Eigenschaften der Pflaumen - roh, gedünstet und getrocknet: Fördern die Verdauung, agieren gegen Sodbrennen, hemmen das Völlegefühl, aktivieren die Abwehrkräfte, fördern den Stoffwechsel, agieren beruhigend, agieren gegen Stress, stärken die Nerven, fördern den Knochenstoffwechsel, agieren gegen Osteoporose, enthalten viele Antioxidantien, agieren gegen Herz-Kreislauf-Erkrankungen, agieren gegen Krebs, agieren gegen Verstopfung, vertreiben Heißhungerattacken, schützen vor Augenkrankheiten, halten das Herz gesund, senken das Osteoporose-Risiko, senken das Krebsrisiko, helfen beim Abnehmen, spenden Energie, senken den Cholesterinspiegel, lindern Schmerzen der Fibromyalgie, entwässern, agiert gegen freie Radikale, wirken dem Alterungsprozess entgegen, agiert gegen Alzheimer, agiert gegen Rheuma, agiert gegen Arteriosklerose, beugen dem grauen Star vor, agieren gegen Netzhauterkrankungen, agieren gegen Entzündungen, schützen vor Tumorerkrankungen, agieren gegen Darmkrebs, agieren gegen Brustkrebs, agieren gegen Diabetes, stärken das Immunsystem.

Belegt durch medizinische Studien agiert die Pflaume gegen Krebs. Dörrpflaumen schützen erwiesenermaßen vor Darmkrebs. In den USA stehen Backpflaumen auf einer Liste der Lebensmittel, die zur Krebsvorbeugung dienen. Krebszellen werden durch Pflaumen getötet. Studien der University A&M Texas ergeben, dass Pflaumenextrakt gegen Brustkrebs wirksam ist. Laut Dr. David Byrne behindern und töten Pflaumenextrakte ausschließlich die Krebszellen. Gesunde Zellen werden nicht, wie es bei einer Chemotherapie üblich ist, in Mitleidenschaft gezogen. Die Natur tötet nur erkrankte Zellen, während chemische Präparate alles zerstören, ob krank oder gesund.

Bitte denken Sie beim Einkauf daran, dass Sie ungeschwefelte Dörrpflaumen kaufen. Geschwefelte Dörrpflaumen sind längst nicht so gesund und lösen bei empfindlichen Menschen Übelkeit und Kopfschmerzen aus.

### Die Walnuss ist Medizin

Die Walnuss hatte schon bei den Griechen und Römern einen besonderen Stellenwert. Damals betrachtete man sie als Symbol der Fruchtbarkeit. Bei uns spielt die Walnuss besonders in den Monaten vor Weihnachten eine besondere Rolle. In unseren Breitengraden wird die Walnuss im Herbst geerntet. Sie unterscheidet sich von anderen Nüssen durch die in der Nuss enthaltenen Fette.

Hier einige medizinische Eigenschaften der Walnüsse: Agieren gegen Arteriosklerose, stärken das Herz, agieren gegen Herz-Kreislauf-Erkrankungen, beugen Herzinfarkt vor, wirken blutdrucksenkend, senken den Cholesterinspiegel, agieren gegen Entzündungen in den Arterien, fördern die Durchblutung in den Gefäßen, beugen Prostatakrebs vor, agieren gegen Diabetes, wirken bei Akne, wirken bei Hauterkrankungen, fördern die Denkleistung, hemmen Krebserkrankungen, senken das metabolische Syndrom, beinhalten viele Antioxidantien, hemmen Brustkrebs, hemmen das Wachsen von Tumoren, erhöhen die Lebensdauer, stärken die Konzentration, agieren gegen Müdigkeit, agieren gegen Nervosität, beruhigen die Nerven, stärken das Immunsystem.

Wenn Sie an heftiger Schweißbildung leiden, dann kochen Sie sich aus den Blättern des Walnussbaums einen Tee. Dieser agiert gegen Schweißbildung. Wenn Sie Ekzeme auf der Haut haben, können Sie diese mithilfe des Tees behandeln. Tauchen Sie einen sauberen Lappen in den Tee und legen Sie diesen dann auf die betroffene Haut. Wiederholen Sie diesen Vorgang je nach Bedarf mehrfach. Ihre Haut wird durch diese natürliche Behandlung ohne chemische Zusatzstoffe richtig verwöhnt und die betroffenen

Stellen werden in ihrer Erkrankung stark gelindert. Sollten Sie Walnüsse haben, die bereits Schimmel aufweisen, dann entsorgen Sie diese, denn es bildet sich das Gift Aflatoxin. Dieses darf nicht verzehrt werden.

## Feigenkaktus Medizin der Azteken

Wie der Name es schon erahnen lässt, gehört der Feigenkaktus zur Familie der Kakteengewächse. Bereits die Azteken haben den mexikanischen Feigenkaktus zu würdigen gewusst. Er wurde für die Genesung der Kranken eingesetzt. Sie nannten ihn „Sangteca", was so viel heißt wie das „Blut der Azteken". Diese Frucht wächst unter widrigsten Bedingungen. Dort, wo alles verdorrt ist und nichts wachsen kann, findet man den Feigenkaktus. Er besitzt Überlebensmechanismen wie kaum eine andere Pflanze. Seine Wirkstoffe, die ihn selber schützen und beleben, sind genau jene, die einen gesundheitsfördernden Einfluss auf unseren Organismus ausüben. Vitamine, Antioxidantien, Beta-Carotin und viele andere Nährstoffe sind im Feigenkaktus enthalten. Nicht nur die Frucht an sich ist essbar, sondern auch die Blüten, Stängel und Blätter. Der Feigenkaktus kann sowohl roh als auch gegrillt und gekocht verzehrt werden. Wertvoll sind auch die in den Stängel enthaltenen Inhaltsstoffe, die wie ein Antibiotikum wirken.

Hier einige medizinische Eigenschaften vom Feigenkaktus: Hilft bei der Wundheilung, agiert gegen Arteriosklerose, lindert Hautverbrennungen, verhindert Vermehrung von Bakterien, verhindert Entwicklung von Bakterien, agiert gegen Krebs, agiert entzündungshemmend, agiert antioxidativ, agiert antiviral, fördert die Verdauung, agiert gegen Darmkrebs, beugt Darmkrebs vor, stärkt die Leber, reguliert das Cholesterin, schont die Galle, stärkt die Bauchspeicheldrüse, verbessert die Darmfunktion, fördert das Abnehmen, agiert gegen Fettleibigkeit, für Diabetiker geeignet, agiert belebend, agiert gegen Müdigkeit, entgiftet, stärkt das

Immunsystem, beugt Verstopfung vor, lindert Blasenschmerzen, agiert gegen Cellulite, entwässert, stärkt das Sättigungsgefühl, reinigt die Leber, stärkt die Knochen, stärkt die Augen, schmeichelt der Haut, lindert Nierenprobleme, agiert gegen Entzündungen des Harnapparats, wirkt treibend, entspannt, stärkt die Nerven, agiert gegen Depression.

Der Feigenkaktus ist aufgrund seiner Inhaltsstoffe für die medizinische Forschung von Bedeutung. Wissenschaftler stellten durch Studien fest, dass es von großem Vorteil wäre, den Feigenkaktus begleitend zur Chemo- und Strahlentherapie einzusetzen. Er enthält Wirkstoffe, die schädliche und gefährliche Strahlungen kompensieren.

### Ginseng ist eine der ältesten Heilpflanzen

Ginseng wird vor allem in der traditionellen chinesischen und koreanischen Medizin genutzt. Die Inhaltsstoffe der Pflanze sind mannigfaltig. Die wichtigsten Inhaltsstoffe sind die Ginsenoside. Insgesamt finden sich weit mehr als 150 Inhaltsstoffe in der Wurzel. Das Besondere an Ginseng ist seine ausgleichende Wirkung auf unseren Körper. Sollte eine Überfunktion im Körper vorhanden sein, dann wirkt die Wurzel dem entgegen und stellt eine Normalisierung wieder her. Das Gleiche gilt für eine etwaige Unterfunktion. Sollte der Körper also eine krankhafte Veränderung vorweisen, dann sorgt diese Wurzel für den Ausgleich. Diese Pflanze sorgt für Ausgeglichenheit in unserem Organismus und für eine körperliche Balance. Alle Fehlfunktionen und krankhaften Veränderungen werden von der Wurzel durch einen Heilungsprozess, Entgiftungsprozess behoben.

Hier einige medizinische Eigenschaften des Ginsengs: Agiert krampflösend, agiert als Antidepressivum, agiert blutdrucksenkend, stärkt die Nerven, agiert als Aphrodisiakum, stärkt das Herz-Kreislauf-System, fördert die Konzentration, hilft bei Wechseljahrbeschwerden, agiert entzündungshemmend, agiert stimulierend, agiert gegen Altersdiabetes, regt den Stoffwechsel an, agiert potenzsteigernd, unterstützt die Leber, schützt die Leber, entgiftet die Leber, stabilisiert und reguliert den Blutdruck, agiert gegen Arteriosklerose, agiert gegen Thrombose, senkt das Cholesterin, stärkt das Immunsystem, spendet Kraft, verbessert die Reaktionsfähigkeit, verbessert die Lernfähigkeit, stärkt die körperliche Leistungsfähigkeit, fördert die Sexualität, aktiviert die Verdauung, aktiviert den Stoffwechsel, fördert das Abnehmen, verbessert die Schlafqualität, agiert gegen Schlaganfall, agiert gegen Herzinfarkt, stärkt die Nierenfunktion, stärkt die Abwehrkräfte, agiert gegen Diabetes, agiert gegen Krebs, agiert gegen freie Radikale, beinhaltet Antioxidantien, stärkt die Widerstands-fähigkeit, agiert adaptogen, agiert gegen HIV, fördert den Bewegungsapparat, unterstützt die männlichen Geschlechtsorgane, hilft bei Magen- Darm-Erkrankungen, hilft bei Hauterkrankungen, hilft bei Atemwegsbeschwerden, hilft bei Haarproblemen, agiert gegen Erkältungskrankheiten, hilft bei Asthma, hilft bei Heuschnupfen, lindert Mundgeruch, hilft bei Magenschleimhautentzündung, agiert gegen Magenkrebs, agiert gegen Zwölffingerdarmgeschwüre.

Im Ginseng befinden sich auch ätherische Öle. In diesen Ölen sind Stoffe enthalten, die sich Polyacetylene nennen und gegen Zellgifte agieren. Diese Substanzen wirken gegen Tumorzellen.

Ab einem bestimmten Alter fangen bei allen Frauen die Wechseljahrbeschwerden an. Leider gibt es doch noch sehr viele Damen, die diese Beschwerden hormonell bekämpfen (Nebenwirkungen wie Brustkrebs sind dadurch möglich). Sollten Sie zu denn Frauen gehören, die sich mithilfe der Kraft der Natur Erleichterung wünschen, dann empfehle ich Ihnen Ginseng.

Der koreanische Ginseng ist dafür am wirkungsvollsten. Natürlich wirkt er nicht von heute auf morgen. Er sollte über einen dreimonatigen Zeitraum eingenommen werden. Es gibt ihn in Form von Kapseln zu kaufen. Sie sollten die Kapseln zweimal am Tag einnehmen. Nach dem Frühstück 2 Kapseln und am Nachmittag 2 Kapseln. Nach den drei Monaten können Sie die Dosis auf jeweils zwei Kapseln am Tag, also morgens eine und am Nachmittag eine, reduzieren. Wenn die Beschwerden aber dadurch vermehrt wieder auftreten, dann bleiben Sie weitere 3 Monate bei 4 Kapseln pro Tag.

Ginseng ist eine stark wirkende Heilpflanze. Auch wenn sie uns aus der Natur geschenkt worden ist, sollten wir sie, wie auch alle anderen natürlichen Produkte, nur in Maßen anwenden. Wenn Sie Medikamente einnehmen und an chronischen Krankheiten leiden, dann sprechen Sie sich bitte erst mit dem Arzt Ihres Vertrauens ab. In China und Korea empfehlen die Ärzte, Ginseng nicht anzuwenden, wenn Sie Medikamente gegen Bluthochdruck einnehmen. Für Schwangere, stillende Mütter und Kinder bis 13 Jahre ist Ginseng nicht zu empfehlen.

### Mutterkraut, eine Heilpflanze aus der Antike

Kennen Sie den Namen Mutterkraut, falsche Kamille, Zierkamille, Frauenminze, Fieberkraut oder noch so viele andere Namen? Das Mutterkraut hat sehr viele Namen, nicht zuletzt wegen der vielen Heilwirkungen dieser Pflanze. Ursprünglich kommt diese Pflanze aus dem Mittelmeerraum. Bereits im Mittelalter bediente man sich dieser Pflanze für sämtliche Frauenleiden. Die gesamte Pflanze, außer der Wurzel, wurde als Medizin verarbeitet.

In England galt das Mutterkraut im 18. Jahrhundert als das „Aspirin" gegen Kopfschmerzen. Heute gilt das Mutterkraut als eine wissenschaftlich bewiesene Heilpflanze, die gerade was Krebs und Zivilisationskrankheiten betrifft, von großem Nutzen ist. Nicht nur wegen ihres positiven Einflusses auf das Nervensystem ist diese Pflanze ein Geschenk der Natur, sondern sie eliminiert jegliche Parasiten aus dem Darm. Heute wird diese Heilpflanze auch zur Krebstherapie eingesetzt. Mittlerweile werden Medikamente gegen Leukämie auf der Basis von Inhaltsstoffen der Pflanze entwickelt. Es sind Inhaltsstoffe, die vor allem antibakteriell wirken. Diese sogenannten Sesquiterpenlactone töten entartete Leukämie-Zellen. In vielen Ländern, aber leider nicht in Deutschland (warum wohl?), werden aus diesem Grund Medikamente hergestellt, die genau jene Inhaltsstoffe enthalten, die z.B. gegen eine akute myeloische Leukämie agieren.

Anwendung vom Mutterkraut unter anderem: gegen Krebs, gegen Leukämie, bei Menstruationsbeschwerden, bei Gallenbeschwerden, bei Rheuma, bei Verdauungsbeschwerden, agiert entzündungshemmend, durchblutungsfördernd, fiebersenkend, hormonregulierend, antibakteriell, stimuliert Wehen, agiert gegen Wechseljahr Beschwerden, gegen Migräne, gegen Depressionen, zur Regeneration von Nervenschäden.

### Pomeranze, wird auch Bitterorange genannt

Die Pomeranze findet man hauptsächlich in warmen Ländern, sie kommt ursprünglich aus Indien. Nicht jedem ist diese Frucht ein Begriff. Sie ähnelt dem Zitronenbaum und neben ihren Blättern, den Blüten, der Schale und den Früchten selbst, wird sie in der Volksmedizin gerne verwertet. Wertvolle Inhaltsstoffe wie Bitterstoffe, Flavonoide, über einhundert unterschiedliche Terpene, Hesperidin und ätherische Öle finden sich in dieser Frucht. Hesperidin ist ein Naturstoff, der in der heutigen Medizin seinen Nutzen findet. Die Pomeranze findet in der chinesischen TCM eine tragende Rolle.

Heute gehört die Pflanze zu den wissenschaftlich bewiesenen Heilpflanzen.

Angewendet wird die Pomeranze unter anderem: gegen Krebs, als Beruhigungsmittel, gegen Schlafstörungen, bei Nervosität, zur Aktivierung der Bauchspeicheldrüse, bei Magen - und Darm Problemen, agiert appetitanregend, gegen Verdauungsstörungen, agiert krampflösend, schleimlösend, entzündungshemmend, wurmtreibend.

**Rotklee, sehr beliebte Medizin**

Rotklee ist eine Pflanze, die man weltweit auf Wiesen findet. Diese Pflanze ist ein wissenschaftlich bestätigtes Heilmittel. Sie beinhaltet viele Inhaltsstoffe, die für uns Menschen sehr positiv in ihrer Wirkung sind. Sehr beliebt ist der Rotklee als natürliche alternative Hormontherapie während der Menopause einer Frau, da diese Pflanze Stoffe beinhaltet, die dem Hormon Östrogen ähneln. Des Weiteren finden sich viele sekundäre Pflanzenstoffe im Rotklee. Diese Isoflavone wirken antioxidativ. Rotklee schützt uns vor Tumorerkrankungen.

Der Rotklee wirkt unter anderem: zellschützend, blutreinigend, antioxidativ, antibakteriell, entzündungshemmend, herzstärkend, agiert gegen Beschwerden der Wechseljahre, schützt vor Prostata Erkrankungen, agiert gegen Schlafstörungen, agiert gegen Menstruationsbeschwerden, stärkt die Leber, stärkt das Herz-Kreislauf-System, die Knochen, senkt das Cholesterin.

**Salinomycin, ein Antibiotikum aus der Natur**

Was ist Salinomycin? Es ist ein Antibiotikum, was vom Streptomycos Albus, einem Pilz gewonnen wird. Es tötet Bakterien, agiert aber in seiner Eigenschaft auch gegen Krebs. Forscher fanden so ein Mittel, das speziell gegen die äußerst widerstandsfähigen Krebsstammzellen wirkt. Was sind

Krebsstammzellen? Krebsstammzellen sind für das Wachsen eines Tumors verantwortlich, der nach einer Therapie wiederkehrt. Die schulmedizinisch vorhandenen Krebsmittel können diese Krebsstammzellen nicht effektiv abtöten. Salinomycin jedoch, ein Naturmittel und Antibiotikum, was ausschließlich in der Veterinärmedizin verwendet wird, tötet Krebsstammzellen. Salinomycin hemmt das Wachstum von Brusttumoren, in dem er die Gene der Krebsstammzellen eliminiert. Genau das Abtöten der Krebsstammzellen ist von größter Wichtigkeit im Kampf gegen den Krebs. Diese Krebsstammzellen, die nur in einem ganz geringen Anteil sich in den Tumoren befinden, unterscheiden sich von den übrigen Krebszellen dadurch, das sie nicht nur das Tumorwachstum extrem beschleunigen, sondern können als Metastasen auch in andere Gewebe wandern und dort Keimzellen für neue Tumoren bilden. Außerdem sind diese Tumor-Stammzellen im Gegensatz zu anderen Tumorzellen fast resistent gegen Bestrahlung und übliche Krebsmedikamente. Wenn sie also im Körper unentdeckt bleiben, erhöht sich das Risiko, dass ein neuer Tumor entsteht. Wenn eine dauerhafte Heilung vom Krebs erzielt werden soll, dann müssen die Krebsstammzellen komplett zerstört werden. Die Fachzeitschriften „Biophysical and Biochemical Research Communications" berichten, dass Salinomycin bei den unterschiedlichsten Krebszellen den Zellselbstmord, die so genannte Apoptose, verursacht. Das Wunderbare ist dabei, dass gesunde Zellen bei diesem Vorgang absolut verschont bleiben. Es wirkt also ganz und gar nicht wie ein Zellgift, so wie alle anderen Medikamente der Schulmedizin. Hier gibt es also ein Mittel, was die Kernursache der Krebserkrankung beseitigen kann, ohne die todbringende, giftige Chemotherapie und Bestrahlung. Da existiert das Mittel Salinomycin, was nur Krebszellen tötet, gesundes Gewebe verschont und auch noch Resistenzen überwindet. Dennoch müssen Tests über Tests über Tests gemacht werden, um diese Behandlung in der Schulmedizin gängig zu machen.

Warum das so ist, können Sie sich selber denken, oder?

Die Macht des Geldes und der Politik geht über jedes Menschenleben...! Salinomycin wurde bereits als wissenschaftliches Heilmittel bestätigt.

## Schwarzer Pfeffer, klein scharf und gesund

Der Schwarze Pfeffer hat seinen Ursprung in Südindien. Heute wird diese Pflanze unter anderem in Vietnam, Thailand, Brasilien, Indien und Indonesien angebaut und gehört zu den Pfeffergewächsen. Die Beeren dieser Pflanze sind nicht nur schwarz, wie man dem Namen eigentlich entnehmen kann, es ist eine Pflanze, die eine enorme Heilkraft durch den Wirkstoff Piperin besitzt. Dieser Stoff wirkt sich sehr positiv auf unterschiedlichste Krankheiten aus und wird oft als medizinische Allzweckwaffe betitelt. Piperin ist ein Alkaloid, was wiederum für den scharfen Geschmack verantwortlich ist. Der schwarze Pfeffer beinhaltet unter anderem auch Flavonoide, ätherische Öle und Quercetin. Diese Pflanze ist eine wissenschaftlich bestätigte Heilpflanze.

Sie wirkt unter anderem: krebshemmend, agiert gegen Magenkrebs, lindert rheumatische Schmerzen, agiert gegen Bluthochdruck, regt den Stoffwechsel an, lindert Krämpfe, reinigt die Haut, senkt das Fieber, agiert gegen Husten und Bronchitis, agiert gegen Erkältungskrankheiten, agiert stimmungsaufhellend und gegen Depressionen, fördert die Verdauung.

**Die exotische Drachenfrucht**

Die gesunde exotische Drachenfrucht bekämpft Krebszellen. Drachenfrucht, auch Pitahaya genannt, hat ihren Ursprung in Mittelamerika und gehört zur Familie der Kakteengewächse. Dort ist sie in den tropischen Klimazonen beheimatet. Man findet sie in weiten Teilen der Tropen. Es existieren 3 verschiedene Arten, die sich im Geschmack kaum unterscheiden.

Sie finden:

- Hylocereus undatus: Pinke Schale, weißes Fruchtfleisch

- Hylocereus monacanthus: Pinke Schale, rotes Fruchtfleisch

- Selenicereus megalanthus: Gelbe Schale, weißes Fruchtfleisch

Zum Verzehr empfehle ich immer die Drachenfrucht mit dem roten Fruchtfleisch, da dort nachgewiesenermaßen die meisten Nährstoffe zu finden sind. Die Pitahaya ist eine sehr teure und seltene Frucht. Die Blüte der Pitahaya kann nur in einer Nacht im Jahr bestäubt werden, vorher musste die Pflanze bereits 20 Jahre wachsen, damit die ersten Früchte entstehen können.

Die Drachenfrucht ist eine ganz besondere Frucht, die sich aus der Vielzahl der Früchte aufgrund ihrer gesundheitlichen Eigenschaften heraushebt. Sie ist reich an Nährstoffen, die sie vor Krebs schützen. Sie ist eine krebsbekämpfende Exotin, die viel Antioxidantien, Beta-Carotin und eine Fülle an Vitaminen A, B, C und E und Eisen, Phosphor, Kalzium und Eiweiß spaltende Enzyme. Der größte Vorteil für uns Menschen ist aber, dass die Frucht das Antioxidans Lycopene besitzt, das nachweisbar verschiedene Krebszellen ausschalten kann. Die Ballaststoffe der Frucht wirken zusätzlich verdauungsfördernd, so dass mögliche krebserregende Giftstoffe aus dem Körper ausgeschieden werden können.

Einige Eigenschaften der Drachenfrucht: Reich an Antioxidantien, agiert gegen Krebs, beugt Krebs vor, stärkt das Immunsystem, reguliert den Blutzuckerspiegel, fördert die Verdauung, beugt Herzkrankheiten vor, reguliert das Zellwachstum, wirkt sich positiv auf das Sehorgan aus, stärkt die Sehkraft, festigt das Bindegewebe, glättet die Haut, wirkt sich positiv auf die Blutbildung aus, wirkt sich positiv auf die Zähne aus, wirkt sich positiv auf die Knochen aus, besitzt probiotische Eigenschaften, agiert gegen Diabetes, agiert gegen Insulinresistenz.

Auch bei dieser Frucht wurde bereits wissenschaftlich durch eine Studie in dem US-Magazin Nutrition and Cancer erwiesen, dass sie Krebszellen vernichten.

Die Natur schenkt uns alles, was wir brauchen, um jeder Krankheit zu trotzen. Stärken Sie Ihre Selbstheilung und Ihr körpereigenes Abwehrsystem ohne Chemie und Medikamente. Geben Sie Krankheiten wie Krebs keine Chance.

### Tibetischer Raupenpilz, kommt aus dem Himalaya

Der tibetanische Raupenpilz, auch Concordes sinensis genannt, ist ein anerkannter wissenschaftlich belegter Heilpilz. Beheimatet ist er im Hochplateau auf ca. 5000 Metern Höhe im Himalaya. Gerade in der chinesischen TCM ist dieser Pilz seit vielen Jahrhunderten nicht mehr wegzudenken.

Cordyceps ist hoch antioxidativ, er fängt und eliminiert freie Radikale. Er beinhaltet wichtige Stoffe zur körpereigenen Abwehr, sogenannte Killerzellen. Der tibetische Raupenpilz wird begleitend zur Krebstherapie eingesetzt. Er ist in der Lage, den Tumor und die Krebszellen direkt zu bekämpfen.

Der tibetanische Raupenpilz wirkt unter anderem: gegen Krebs, stärkt das Herz, agiert gegen Herzrhythmusstörungen, wirkt aphrodisierend, stärkt die Lunge, fördert die Leistungsfähigkeit, stärkt das Immunsystem und die Libido, steigert das

Allgemeinbefinden, hilft bei Impotenz, agiert gegen Atemwegserkrankungen, agiert gegen Bronchitis, gegen Asthma, gegen Müdigkeit, gegen Schwindelgefühl, gegen Vergesslichkeit, gegen Tinnitus.

**Karotten und ihre Heilwirkung inkl. Rezept für eines der besten Hausmittel gegen Durchfall**

Die aus Zentralasien stammenden ballaststoffreichen Karotten, auch Möhren, Mohrrübe, Gartenmöhre, Gelbe Rübe oder Rübli genannt, haben sich weltweit in diversen Speisen etabliert. Dieses Wurzelgemüse, welches in verschiedenen Farben wächst, wird vielseitig verwendet. Das Besondere an der Karotte ist ihre erwiesene Heilwirkung auf unseren Organismus. Britische Wissenschaftler haben in Experimenten nachgewiesen, dass die in Karotten enthaltene Substanz Falcarinol das Risiko, an Krebs zu erkranken vermindert. Falcarinol ist ein natürliches Pestizid und schützt die Möhren gewöhnlich vor Pilzbefall.

Karotten sind lecker im Geschmack, ob roh, als Saft, im Gebäck, als Salat oder in Speisen integriert. Sie gehören weltweit zu den beliebtesten Gemüsesorten. Ein sehr gesunder Wirkstoff der Karotte ist das Carotinoid.

Hier einige medizinische Eigenschaften von Karotten: Beugen Krebserkrankungen vor, agieren gegen Arteriosklerose, schützen vor Diabetes, agieren gegen Herz-Kreislauf-Krankheiten, stärken das Sehvermögen, wirken sich positiv auf die Augen aus, wirken sich positiv auf die Haut aus, wirken gegen Hautalterung, agieren gegen Grauen Star, agiert gegen Grünen Star, aktivieren den Stoffwechsel, wirken cholesterinsenkend, agieren gegen Magen-Darm-Probleme, aktivieren einen trägen Darm, agieren gegen Durchfallerkrankungen, bekämpfen Darmbakterien, wirken entzündungshemmend, beugen Schlaganfällen vor, schützen die

Gefäße, schützen vor Leukämie, schützen vor Lungenkrebs, schützen vor Gehirntumoren, schützen vor Prostatakrebs, schützen vor Brustkrebs, schützen vor Hautkrebs, werden zur Krebstherapie eingesetzt, agieren gegen Fettstoffwechselstörungen, helfen bei Übergewicht, wirken blutdrucksenkend, beinhalten Antioxidantien, helfen bei Heuschnupfen, schützen die Schleimhäute, schützen die Bronchien, beugen Nasenschleimhautentzündungen vor, beugen Allergien vor, wirken positiv auf die Kieferknochen, wirken positiv auf die Zähne, wirken positiv auf das Zahnfleisch, beugen Karies vor, schützen vor freien Radikalen, schützen vor Sonnenbrand.

Mein Vater, der Internist war, hat mir immer Karottensuppe gekocht, wenn ich Durchfall hatte. Eine Suppe aus Karotten wirkt bei Durchfall viel besser als jedes Antibiotikum. Als Mutter habe ich meinen Kindern die gleiche Suppe verabreicht. Sie trägt den Namen Moro'sche Suppe. Sie wurde nach einem Professor Ernst Moro benannt, der an der Heidelberger Kinderklinik um 1908 praktizierte. Durch seine Suppe sank die Sterberate der an Durchfall erkrankten Kinder. Leider hat diese Suppe im Laufe der Zeit ihren Stellenwert an das Antibiotikum verloren. Für alle, die nicht Antibiotika nehmen wollen, ist diese Suppe ein optimaler Ersatz. Zudem löst sie keine Nebenwirkungen aus, sondern trägt nur zur Gesundung bei.

**Hier ist das Rezept für diese „Zaubersuppe":**

Kochen Sie die Möhren mindestens 1 ½ Stunden lang, damit sich die benötigten Wirkstoffe entfalten können. 1L Wasser 1 ½ Stunden mit 500g geschälten Karotten aufkochen, die Suppe dann pürieren. Fügen Sie abgekochtes Wasser hinzu, bis die Suppe 1L ergibt. Mit etwas Salz abschmecken. Sobald sich der Durchfall bemerkbar macht, empfehle ich Ihnen, diese Suppe sofort zuzubereiten und über den Tag verteilt auch auf nüchternen Magen einzunehmen.

## Lemongras, ein fernöstliches Gewürz

Lemongras ist der englische Name für das Zitronengras, was seinen Ursprung in tropischen Regionen hat. Viele von uns verwenden es als Raum- und als Insektenabwehrduft. In Indien wird das Zitronengras seit Jahrhunderten als Medizin verwendet und als Heilpflanze in Anspruch genommen. Dass diese Pflanze nicht nur gut duftet, sondern auch Heilwirkung besitzt, und unserer Gesundheit gut tut, ist mittlerweile auch bei uns angekommen.

Zitronengras beinhaltet eine Fülle von heilbringenden Inhaltsstoffen, die unserer Gesundheit schmeicheln. Natürlich sind damit die ätherischen Öle gemeint, die dieser Pflanze ihren wunderbaren Duft verleihen und positiv auf unsere Gesundheit wirken. Lemongras wirkt als Heilkraut antibakteriell und eliminiert krankheitserregende Bakterien.

Die ätherischen Öle dieser Pflanze, besonders das Citral, sind in der Lage, die schädlichen freien Radikale zu zerstören. Aus dem Grunde eignet sich das Zitronengras zur Bekämpfung diverser Krebsarten. Es ist in der Lage, die Bildung von Krebs im Verdauungstrakt, zu hemmen. Zitronengras besitzt Anti-Krebs-Eigenschaften. Diese Pflanze ist als Heilpflanze mittlerweile unzählige Male wissenschaftlich bestätigt.

Zitronengras wirkt unter anderem: gegen Krebs, ist antiseptisch, agiert gegen Dickdarmkrebs, gegen Lungenkrebs, gegen Hautkrebs, Krebs im Verdauungstrakt, gegen Leberkrebs, agiert gegen Tumore, es agiert antioxidativ, antibakteriell, schlaffördernd, erhellt die Psyche, steigert die Denkfähigkeit, steigert die Konzentrationsfähigkeit, senkt den Cholesterinspiegel, entgiftet den Organismus, agiert schleimlösend, krampflösend, schmerzstillend, senkt den Blutdruck, stärkt die Gefäße, reinigt das Blut, senkt das Fieber, stärkt die Nieren, agiert gegen Rheuma, agiert gegen Fußpilz, aktiviert die Verdauung, regt den Lymphfluss an, entgiftet die Organe, stimuliert das Immunsystem, hilft bei Erkältungen und grippalen Infekten.

**Wermut, auch bitterer Beifuß genannt**

Wermut ist ein starkes Heilmittel. Artemisia absinthium ist in Asien, Südeuropa und Nordafrika beheimatet. Bereits Hildegard von Bingen war begeistert und überzeugt von Wermut. Sie verarbeitete Wermut als Brühe, Tee und auch als Tinktur.

In vielen Klostergärten war Wermut zu finden. Der Hauptbestandteil dieser Pflanze ist das Absinthin, was heute wissenschaftlich als Heilmittel bestätigt ist. Viele nennen die Pflanze auch Magenkraut, Wurmkraut, Wiegekraut und Heilbitter. Wermut beinhaltet diverse ätherische Öle, Bitterstoffe und Gerbstoffe sowie das entzündungshemmende Flavonoid Artemisethin.

Wermut wird angewendet unter anderem bei: Krebserkrankungen, Problemen im Magen-Darm-Trakt, Gastritis, Blähungen, Probleme in den Gallenwegen, bei Appetitlosigkeit, Menstruationsbeschwerden, es wirkt wehen fördernd, wirkt blutbildend und blutreinigend, agiert bei Nierenschwäche, stärkt den Kreislauf, bekämpft Würmer.

Absinth, eine hochprozentige Spirituose, welche die Kräuter Wermut, Anis und Fenchel enthält, wurde im späten 18. Jahrhundert in der französischen Schweiz von einem Arzt namens Dr. Pierre Ordinaire als Medizin erfunden. Nach einer Hochphase der Popularität Ende des 19. Jahrhunderts folgte das Verbot des grünen, mit Wermut hergestellten, Getränks Anfang des 20.

Jahrhunderts in (fast) der ganzen Welt. Seit 1988 ist der Verkauf und Konsum von Absinth in der Europäischen Union wieder legal.

Absinth enthält klassischerweise 68 Prozent Alkohol und ist von natürlich grüner Farbe und ist bei moderatem Verzehr sehr bekömmlich und hilft dem Magen.

**Wurzel des mongolischen Tragant, ein Stärkungsmittel**

Bekannt ist der mongolische Tragant unter seinem wissenschaftlichen Gattungsnamen Astragalus. Mit diesem Namen steht er nicht alleine, denn so werden all die Pflanzen genannt, die aus derselben Gattung stammen. Die Wurzel des mongolischen Tragant ist eine heilkräftige Pflanze, die ein fester Bestandteil der traditionellen chinesischen Medizin TCM ist. Die Wurzel des mongolischen Tragant ist eine wissenschaftlich anerkannte und bewiesene Heilpflanze.

Die Wurzel des mongolischen Tragant wirkt unter anderem: gegen Krebs, blutdrucksenkend, durchblutungsfördernd, entgiftend, antiallergisch, antibakteriell, entwässernd, gefäßschützend, kreislaufanregend, entzündungshemmend, agiert immunstimulierend, stärkt die Abwehr, hilft bei Asthma und Bronchitis, gegen Durchfall, bei Diabetes, stärkt das Herz, lindert die Infektanfälligkeit, stärkt das Immunsystem, agiert gegen Nierenschwäche, gegen Parkinson, gegen Stress, hilft bei Stoffwechselstörungen, agiert gegen Schlaganfälle und schlecht heilenden Wunden.

## Ananas bekämpft nicht nur Krebs

Weltweit ist die Ananas eine sehr beliebte Frucht. Sie wird gerne für viele Speisen, Getränke und Desserts verwendet. Viele von uns wissen jedoch nicht, welche Heilkräfte sich hinter dieser tropischen Frucht verbergen. Sie ist eine reine Quelle, in der sich lebenswichtige und gesunde Inhaltsstoffe befinden.

In der alternativen Medizin ist die Ananas nicht mehr wegzudenken und stellt ein wahres Heilmittel dar. Seit Jahrtausenden wissen die Naturvölker um die Heilkraft, die von der Ananas ausgeht, und verwenden sie zur Heilung diverser Krankheiten.

Die Ananas ist eine vitamin- und enzymreiche Frucht, die voller Mineralien und Spurenelement ist und einen ausgesprochen positiven Einfluss auf unsere Gesundheit ausübt.

Bekannt ist die Ananas für das natürliche Verdauungsenzym Bromelain, welches sich positiv auf unseren Körper auswirkt.

Hier einige medizinische Eigenschaften der Ananas: Hilft bei Blasenbeschwerden, Nierenleiden, agiert gegen Tripper, Skorbut, Scharlach, Nierensteine, Nierenentzündungen, Halsschmerzen, Venenerkrankungen, fördert den Stoffwechsel, unterstützt das Abnehmen, fördert die Verdauung, wirkt entzündungshemmend, unterstützt die Fettverbrennung, entspannt die Muskulatur, agiert gegen Muskelkrämpfe, agiert gegen Arterienverkalkung, fördert das Denkvermögen, agiert gegen Stress, stärkt die Nerven, agiert beruhigend, stärkt die Leistungsfähigkeit, agiert gegen Depressionen, gegen Ängste, gegen Nervosität, entsäuernd, wirkt stimmungsaufhellend, wirkt euphorisierend, sorgt für gute Laune, agiert gegen Erkältungskrankheiten, schmeichelt der Haut, agiert entwässernd, agiert gegen Würmer, gegen Darmparasiten, ist blutreinigend, agiert gegen Krebs, aktiviert das Immunsystem, stoppt Tumorbildung, agiert gegen Gicht, gegen Arthritis, fängt freie Radikale, beinhaltet viele Antioxidantien, agiert gegen Arteriosklerose, reguliert den Blutdruck, agiert gegen Herz-Kreislauf-Erkrankungen, agiert gegen Infektionen, agiert gegen Viren, agiert gegen Bakterien, stärkt die Knochen, kräftigt Zähne, agiert gegen Erkrankungen in der Mundhöhle, beugt

Zahnfleischerkrankungen vor, glättet die Haut, stärkt die Augen, entgiftet.

**Ananas ist ein Multitalent,** das uns glücklich und gesund macht. Durch die vielen Stoffe, die sich in der Ananas befinden, entstehen wohl Wechselwirkungen, die uns und unserer Gesundheit zugutekommen. Wir können unseren Körper und Organismus helfen, indem wir uns ausgewogen ernähren. Dabei sollten Obst und Gemüse eine Hauptrolle einnehmen. Die Natur schenkt uns alles, was wir zur Gesundung benötigen. Das Enzym Bromelain, welches die Ananas unter anderem so wertvoll für unsere Gesundheit macht, sagt sogar dem Krebs den Kampf an.

### Ananas dient erwiesenermaßen der Krebsbekämpfung.

Dafür ist das Enzym Bromelain, das eine gesundheitsfördernde Wirkung besitzt, wichtig. Bromelain ist ein Verdauungsenzym, genauer gesagt ein eiweißspaltendes Enzym. Laut einer Studie, die im Fachmagazin Cancer Letter veröffentlicht wurde, ist es erwiesen, dass Bromelain der Krebsvorbeugung und Krebsbekämpfung dient. Bekannt war schon, dass Bromelain entzündungshemmend wirkt. Hinzugekommen ist nun, dass es auch Immunzellen aktivieren kann. Es beugt sogar Tumorbildung vor. Wie kann man sich jetzt den erfolgreichen Einsatz von Bromelain gegen Krebs vorstellen? Ich versuche es mit einfachen Worten zu erklären. Krebszellen umhüllen sich mit einer Schutzschicht. Das machen sie, damit sie nicht vom Immunsystem entdeckt werden. Wenn das passieren würde, dann würde das Immunsystem die Krebszelle zerstören. Bromelain ist jedoch in der Lage, genau diese Schutzschicht zu erkennen und zu entfernen. Jetzt liegen die Krebszellen ohne ihre Schutzschicht im Körper und somit erkennt der Körper die Krebszellen und kann sie bekämpfen.

Auf diesem Weg wird eine Tumorbildung erfolgreich gestoppt.

### Der Blushwood Baum und seine Beeren gegen Krebs

Im Norden Australiens, im tropischen Regenwald, findet man den Blushwood Baum. Die roten Beeren des Baumes sind etwa pflaumengroß und ihre Kerne sind es, denen Forscher eine krebsheilende Wirkung nachwiesen. In den Samen befindet sich ein natürlicher Wirkstoff gegen Krebs. Aus den Kernen der Blushwood Frucht extrahierten Forschergruppen und Wissenschaftler des Berghofer Instituts in Brisbane einen Wirkstoff (EBC-46), der Zellen bei ihrer Zellteilung und dem Zellwachstum positiv beeinflusst. Dieses Medikament (EBC-46) ist in der Lage, Krebszellen vollständig zu zerstören.

In einer experimentellen Therapie hat man dieses Medikament an über 300 krebskranken Haus- und Nutztieren getestet. Den krebskranken Tieren wurde der Wirkstoff direkt in den Tumor injiziert. Das Ergebnis überraschte alle. Bei über 70% wurden die Krebszellen vollständig und dauerhaft zerstört. Die Ergebnisse zu dieser Versuchsphase kann man ausführlich im Fachmagazin PLOS One nachlesen. Ein Zitat aus dem Guardian: „In präklinischen Versuchen sahen wir fünf Minuten nach der Injektion eine violette Verfärbung des betroffenen Bereichs, ähnlich wie bei einem Bluterguss. Etwa 24 Stunden später färbt sich der Tumor schwarz, einige Tage später ist eine Kruste erkennbar und nach etwa eineinhalb Wochen fällt die Kruste ab und hinterlässt ein tumorfreies Gewebe." Die Wirkung von EBC-46 löst eine Zellreaktion aus, die eine Blutversorgung im Krebstumor stört. Daraus resultiert, dass der Krebstumor verblutet. Diese Reaktion löst eine Aktivierung des körpereigenen Abwehrsystems aus, wodurch Krebszellen endgültig zerstört werden. Erfolge wurden bereits auch bei klinischen Studien mit Menschen erreicht. Acht krebskranken Patienten wurde der Wirkstoff injiziert. Nicht nur dass die Patienten den Wirkstoff gut vertrugen, sondern auch die Tumore reagierten sofort auf den Wirkstoff. Sie verfärbten sich und starben ab. Tolles und vielversprechendes Ergebnis. Besondere positive Reaktionen weist der Wirkstoff bei Tumoren im Kopf und Halsbereich, der Brust, des Magens, des Darms und bei verschiedenen Hautkrebsarten auf. Jetzt könnte man sich doch eigentlich freuen, denn jedes Medikament, das Krebs zerstören kann, ist ein Gewinn. Leben kann gerettet werden und die tödliche Chemotherapie verliert jeglichen Sinn. Genau hier liegt wohl leider auch der Grund, warum immer wieder und wieder Heilmittel, die aus der Natur gewonnen werden, nicht weiter erforscht werden. Es heißt dann, dass noch klinische Studien getätigt werden müssen und ob diese weiter erforscht werden, steht in den Sternen. Ich frage mich warum? Warum nur wird wieder ein Antikrebsmittel nicht zugelassen? Leider verhindert die Pharmaindustrie jegliches Bekanntwerden von Krebsheilmittel. Warum? Der Markt der Pharmaindustrie ist Hunderte Milliarden Euro schwer und übersät mit patentierten Medikamenten zur Chemotherapie. Genau dieser Markt darf nicht ins Wanken geraten......... Jede Chemotherapie bringt der Pharmaindustrie unglaublich viel Geld. Naturprodukte kosten im Gegensatz zur Chemo nur ein paar Cents, sind ohne Nebenwirkungen und heilend. Heilung ist kontraproduktiv und gar nicht erwünscht. Geht ja auch gar nicht, denn eine Chemotherapie zerstört auch noch die letzte gesunde Zelle im Leib.

**Jeder sollte das Recht haben, für sich selber zu entscheiden, wie und womit er behandelt werden möchte!**

### Schwarzkümmel ist in der Lage, alles zu heilen

Kennen Sie den echten Schwarzkümmel, auch Nigellla sativa genannt? Seit über 2000 Jahren wird dieses Gewürz bei vielen Krankheiten erfolgreich angewendet. Diesem Gewürz sagt man nach, dass es in der Lage ist, vieles zu heilen. Von einfachen Entzündungen bis hin zu Krebs, Diabetes und vielen anderen Erkrankungen. Es agiert gegen Bakterien und Viren. Es heilt Geschwüre aller Art und chronische Leiden.

Ein über viele Jahrhunderte bewährtes Naturmittel, dem man unbedingt Beachtung schenken muss. Zahlreiche Studien wurden publiziert, die die Heilwirkung von Schwarzkümmel beweisen. Was also nordafrikanische und vorderasiatische Kulturen bereits vor tausenden von Jahren wussten, wurde in diversen Studien für die westliche Welt heute entdeckt. Dass viele von diesem heilenden Gewürz nichts wissen, liegt wohl an der Tatsache, dass es eben eine extrem heilendende Wirkung bei sehr viele Erkrankungen aufweist. Diese Tatsache alleine ist der Pharmaindustrie ein Dorn im Auge. Sie unterbinden daher die Publizität dieses Gewürzes. Lieber werden chemische Mittel angepriesen, die weder heilen noch gesund sind. Stattdessen schädigen sie uns durch diverse Nebenwirkungen.

Schwarzkümmel ist auch als göttliche Pflanze bekannt. Diese heilige Pflanze wird zur Heilung zahlreicher gesundheitlicher Beschwerden verwendet. Ein Prophet sagte sogar einst, dass Schwarzkümmel jede Krankheit heilen kann, nur nicht den Tod. Mit Schwarzkümmelsamen kann man sehr viele Krankheiten behandeln, einschließlich Autoimmun-erkrankungen. Aus Schwarzkümmel wird das heilende Schwarzkümmelöl hergestellt.

Hier einige medizinische Eigenschaften von Schwarzkümmel: Hilft bei Arthritis, hilft bei Psoriasis, agiert gegen Asthma, agiert gegen Allergien, hilft bei Akne, heilt Ekzeme, heilt Bronchitis, agiert gegen Geschwüre, hilft bei Gastritis, agiert gegen chronische Müdigkeit, agiert gegen Infektionen, hilft bei Lebererkrankungen, senkt die Auswirkungen einer Chemotherapie, stärkt das Immunsystem, stärkt die Blutgefäßwände, agiert schmerzlindernd, agiert entzündungshemmend, agiert antifungal, senkt den Blutdruck, agiert antibakteriell, beinhaltet Antioxidantien, agiert entkrampfend, schützt vor strahlungsinduziertem oxidativem

Stress, agiert antidiabetisch, schützt die Leber, schützt die Nieren, agiert Insulin sensibilisierend, hemmt Tumore, hilft bei Entzündungen der Nasenschleimhaut, beugt epileptischen Anfälle vor.

**Schwarzkümmel wirkt auch gegen Krebs.**

Im Nahen Osten wird Schwarzkümmel als eines der wirksamsten Mittel gegen Krebs angewandt. Darm-krebszellen werden mit Hilfe von Schwarzkümmel und Schwarzkümmelöl am Wachstum gehindert. Dies bedarf jedoch einer regelmäßigen Einnahme dieses Gewürzes. Das ist aber noch nicht alles, denn Schwarzkümmel agiert auch gegen andere Krebserkrankungen. Krebsforscher in South Carolina entdeckten, dass Schwarzkümmel die weißen Blutkörperchen anregt, Krebszellen anzugreifen und diese zu töten. Auf diese Weise kann sich kein Tumor bilden.

Sollten Sie also in den Genuss der heilendenden Wirkungen von Schwarzkümmel kommen wollen, empfehle ich Ihnen, diesen regelmäßig zu verzehren. Verwenden Sie ihn als Gewürz in Ihren Speisen oder als Öl für Ihr Dressing.

Entdecken Sie selber, wie sich Ihre Gesundheit wieder verbessert, wenn Sie regelmäßig mit Schwarzkümmel würzen.

### Hagebutte, ein Alleskönner unter den Heilpflanzen

Die Hagebutte ist eine uralte Pflanze, die zur Familie der Rosengewächse gehört. Weltweit findet man die Hagebutte als wildwachsendes Rosengewächs. Sie besiedelt die Erde schon seit über 30 Millionen Jahren und ist schon vor über 4000 Jahren in Persien als Heilpflanze entdeckt worden. Ihr Angebot an gesundheitsrelevanten Inhaltsstoffen ist mannigfaltig. Der Vitamin C-Gehalt der Hagebutte ist zwanzigfach höher als der einer Zitrone. Nicht nur diese Tatsache macht die Hagebutte so wertvoll.

Heute gehört die Hagebutte zu den wissenschaftlich bestätigten Heilpflanzen, nicht zuletzt aufgrund ihrer antientzündlichen und vor allem antioxidativen Eigenschaften. Eine Vielzahl an bioaktiven Inhaltsstoffen, wie Vitamin C, Polyphenole und Carotinoide, machen die Pflanze zu einer „Heilerin", denn alle diese Stoffe agieren antioxidativ. Sie töten freie Radikale und schützen somit vor Krebs und allen Zivilisationskrankheiten.

Die Hagebutte wird unter anderem angewendet: gegen Krebs, bei Arthritis und Arthose, bei Rheuma, bei Herz-Kreislauf-Erkrankungen, agiert entzündungshemmend, stärkt die Nieren, stärkt die Blase und Harnwege, stärkt das Immunsystem, aktiviert die Abwehrkräfte, agiert gegen Bakterien, Viren und Pilze, agiert antioxidativ, eliminiert schädliche Mikroorganismen, agiert wundheilend, lindert Rückenbeschwerden, agiert schmerzlindernd, hilft bei Magen-Darm-Beschwerden, regt den Gallenfluss an, ist verdauungsfördernd, gegen Übelkeit, bei Entzündungen der Schleimhäute, agiert cholesterinsenkend, strafft die Haut.

### Kurkuma, eine wertvolle Heilpflanze

Kurkuma ist eine aus Südostasien stammende Pflanze, die auch Gelbwurz sowie indischer Safran genannt wird. Sie gehört zur Familie der Ingwergewächse. Kurkuma wird bereits seit 5000 Jahren als heilige Pflanze in Indien verehrt und im Ayurveda, der indischen Medizin, genauso wie in der traditionellen chinesischen Medizin sehr intensiv verwendet.

Auch in Europa ist man sich der Wirkung dieser Heilpflanze mittlerweile bewusst, deren Inhaltsstoff, das Curcumin, eine intensive medizinische Heilwirkung besitzt. Mit Hilfe der Kurkuma-Pflanze kann man seine Gesundheit erhalten oder wieder gesund werden.

Hier einige medizinische Eigenschaften von Kurkuma: Senkt den Cholesterinspiegel, wirkt gegen Krebs, wirkt gegen Alzheimer, senkt den Blutzucker, agiert gegen Rheuma, agiert gegen Arthritis, hilft bei Verdauungsproblemen, hilft bei Arthrose, hilft beim Abnehmen, hilft bei Lebererkrankungen, hilft bei Beschwerden der Galle, hilft bei Herpes, wirkt antimikrobiell, wirkt antineoplastisch, wirkt entzündungshemmend, agiert gegen Herzkrankheiten, steigert die Herztätigkeit, ist schmerzstillend, agiert gegen Knochenabbau, ist positiv bei Diabetes, hemmt die Entstehung von Metastasen, besitzt antioxidative Eigenschaften, stimuliert das Immunsystem, ist krebshemmend, agiert speziell gegen Hautkrebs, Gebärmutterhalskrebs, Darmkrebs, Prostatakrebs, Lungenkrebs und Brustkrebs.

Medizinisch betrachtet ist Kurkuma ein ganz wertvolles Heilmittel, das bei der Bekämpfung von vielen Krankheiten und Leiden nicht mehr wegzudenken ist.

### Grünkohl, das Anti-Krebs-Gemüse

Bereits im dritten Jahrhundert vor Christus wurde Grünkohl, oder besser gesagt der grüne Krauskohl wie er früher hieß, als Heilpflanze genutzt. Die alten Ägypter wussten seine Heilkraft zu schätzen und haben ihn bei über 80 Krankheiten zur Heilung angewandt. Hippokrates sah in den Grünkohlblättern eine Medizin gegen Durchfall, Magenerkrankungen, Heiserkeit und Husten. Er stellte aus den Grünkohlblättern eine Brühe gegen diese Krankheiten her. Bereits Cato der Ältere, ein römischer Staatsmann, bezeichnete in seinem Buch über Heilpflanzen die Blätter des Grünkohls als Medizin zur Vernichtung von Brustkrebs. In der Tat besitzt Grünkohl eine immense Nährstoffdichte und ist eine richtige Proteinquelle. Dieses hoch basische Gemüse eignet sich nicht nur zur ausgewogenen Ernährung, sondern schützt uns vor Krankheiten. Grünkohl ist ein Superfood mit jeder Menge Pflanzenstoffen,

Antioxidantien und besitzt heilende Qualitäten. Als Superfood werden ausschließlich Lebensmittel bezeichnet, die sich überdurchschnittlich positiv auf unsere Gesundheit auswirken.

Hier einige medizinische Eigenschaften von Grünkohl: Hebt die Stimmung, agiert gegen Müdigkeit, stärkt die Augen, ist entzündungshemmend, stärkt das Herz-Kreislauf-System, agiert positiv auf das Gehirn, die Nerven, schützt das Rückenmark, fördert die Verdauung, stärkt das Sättigungsgefühl, agiert gegen Verstopfung, sorgt für eine gesunde Darmflora, beugt Diabetes vor, beugt Krebserkrankungen vor, reguliert den Cholesterinspiegel, unterstützt das Abnehmen, entgiftet, agiert gegen Depression, agiert heilend, stärkt das Immunsystem, unterdrückt Heißhunger, schmeichelt der Haut, agiert gegen Osteoporose, stärkt die Knochen, agiert gegen Gefäßverkalkung, reguliert die Blutgerinnung, agiert gegen Magenbeschwerden, erhöht die Konzentrationsfähigkeit, agiert blutdrucksenkend, agiert antithrombotisch, agiert gegen altersbedingte Augenkrankheiten, agiert gegen Demenz, unterstützt den Muskelaufbau, mindert das Darmkrebs Risiko.

Wie bereits beschrieben, sind im Grünkohl extrem viele Stoffe enthalten, die entzündungshemmend wirken.

Hinzu kommen die Antioxidantien, die ebenfalls im Grünkohl enthalten sind. Gemeinsam mit den entzündungshemmenden Stoffen bilden sie eine gute Ausgangsposition, um das Krebsrisiko zu hemmen. Das Gemüse beinhaltet aber noch mehr krebsfeindliche Wirkstoffe wie z.B. Flavonoide und Carotinoide, um nur einige zu nennen. Wenn Sie Grünkohl regelmäßig verzehren, z.B. als Smoothie, dann reduzieren Sie klinisch belegt das Risiko für Darm-, Brust-, Eierstock-, Prostata- und Blasenkrebs. Grünkohl enthält eine Menge krebsfeindlicher Stoffe. Auch das Senfölglycosid gehört dazu, welches extrem aggressiv gegen Krebs agiert. Aus diesem Grund werden die Stoffe aufgrund ihrer

Eigenschaften nicht nur präventiv genutzt, sondern auch therapeutisch. 2016 haben Forscher der Universität Oldenburg und der Jakobs Universität Bremen eine Studie veröffentlicht, die besagt, dass Grünkohl Krebserkrankungen erheblich besser vorbeugen als alle anderen Kohlvarianten. Es gibt kein anderes Gemüse außer Grünkohl, das so extrem in der Lage ist, uns vor Krebs zu schützen.

Prof. Dr. Nikolai Kuhnert, der Leiter der besagten Studie, sagte dazu: *„Bislang galt Brokkoli als bestes Anti-Krebs-Gemüse. Umso mehr hat es uns überrascht, dass manche Grünkohlarten zehnmal mehr krebsvorbeugende Substanzen enthalten als Brokkoli."*

**Nach dieser Aussage hoffe ich sehr, dass Sie in Zukunft Grünkohl regelmäßig auf Ihrem Speiseplan integrieren.**

### Brokkoli beinhaltet krebsbekämpfende Substanzen

Ich habe bereits über die Kohlgewächse, ihre Inhaltsstoffe und gesundheitliche Wirkung berichtet. Ich möchte mich nicht wiederholen. Ich benenne die zusätzlichen, andersartigen Eigenschaften und Wirkungsweisen dieses Kohlgemüses. Für gesundheitliche Studien ist das Kohlgewächs eine Herausforderung, da man immer wieder neue Substanzen in ihm entdeckt, die für unsere Gesundheit von erheblicher Bedeutung sind. Ganz speziell möchte ich in diesem Bericht über die erwiesenen krebsbekämpfenden Eigenschaften von Brokkoli schreiben. Bisher habe ich über so viel Gemüse, Kräuter und Obstarten berichtet, die in der Lage sind, uns prophylaktisch vor Krebs zu schützen. Hier geht es nun erstmalig darum, dass Brokkoli sogar vorhandenen Krebs eliminieren kann.

Man muss sich das wie folgt vorstellen. Wenn wir Brokkoli essen, werden Inhaltsstoffe freigesetzt, die unseren Körper dazu veranlassen, krebsbekämpfende Substanzen zu bilden, die dann als solche agieren.

Von Wissenschaftlern der Ohio State University wurde entdeckt, dass sowohl Brokkoli als auch Rosenkohl die Ausbreitung von Krebszellen verhindern können. Diese krebsbekämpfende Substanz heißt 13C. Dazu gibt es eine Studie, die im Fachmagazin Cancer Prevention Research veröffentlicht wurde. Bei Brustkrebspatienten, die sich im fortgeschrittenen Stadium befanden, wurde beobachtet, wie 13C dem Krebs die Grundvoraussetzung für das Wachstum und die Ausbreitung entzog. Dies erklärte der Forschungsleiter und assistierende Professor für Pathologie Xianghong Zoi von der Ohio State University. Auch bei Patienten, die an Gebärmutterhalskrebs erkrankten, wurden nach der Einnahme von 13C große Erfolge registriert.

Es wurde noch viel mehr mit 13C erforscht. Ich möchte aber an dieser Stelle meinen Bericht beenden.

Es liegt mir nicht am Herzen, Ihnen von vielen Studien und deren Ergebnissen zu berichten. Ich möchte Ihnen hiermit zeigen, dass sehr wohl mehr als nur die herkömmliche chemische Medizin existiert. Die Natur schenkt uns kostbare Naturheilmittel, die wir nur entdecken, zulassen und auch anwenden müssen. Jeder sollte das Recht haben, selber zu entscheiden, wie er behandelt werden möchte und womit. Denken Sie bitte zukünftig darüber nach, ob Sie sich wirklich die „chemische Keule" antun wollen, die alles vernichtet, ob gesund oder krank. Vielleicht ziehen Sie doch die Natur vor, die ausschließlich kranke Zellen vernichtet.

**Es sollte aber nur Ihre Entscheidung sein!**

## Papaya(kerne) und die medizinische Heilwirkung

Bereits Christoph Kolumbus wusste die Papaya zu schätzen und verlieh ihr den Namen Frucht der Engel. Auch diverse Naturvölker verehrten diese Frucht, die eine geballte Heilkraft in sich trägt. Die Papaya ist nicht nur sehr erfrischend, sondern auch kalorienarm. Sie trägt außerdem die Namen Gesundheitsmelone und Bombenfrucht. In einem Wort ausgedrückt ist die Papaya ein tropisches Multitalent. Die Kernaussage dieser Frucht, die übrigens wissenschaftlich bestätigt ist, liegt in ihrer Wirkung auf unseren Körper und Organismus. Sie ermöglicht es, uns selber zu heilen. Am Rande möchte ich kurz anmerken, dass nach einem mehrjährigen Martyrium mit Durchfällen und einer langen Litanei an Medikamenten, Krankenhausaufenthalten und Entgiftungskuren die Kerne dieser Frucht meinem Mann schließlich halfen, seine Durchfälle zu besiegen.

Die Papaya verbirgt im Inneren viele Wirkstoffe wie Enzyme, die der Frucht helfen, sich vor lästigen Insekten zu schützen. Genau jene Stoffe sind es, die für uns Menschen so gesund sind und unserem Organismus eine unentbehrliche Heilwirkung schenken. Die vielfältigen Inhaltsstoffe der Papaya befinden sich in den Kernen, die man mitessen sollte, wenn man die gesundheitliche Wirkung aufnehmen möchte. In der Papaya ist mehr Vitamin C als in jeder anderen Zitrusfrucht und auch mehr als in Kiwis. Was das Carotin angeht, so hat diese Frucht mehr davon als Karotten. Das Papain ist ein eiweißspaltendes Enzym der Papaya, welches bei uns Menschen eine heilende Wirkung auf die Verdauungsorgane ausübt. Generell kann man sagen, in der Papaya befinden sich Killerzellen, die den unterschiedlichsten Erkrankungen den Nährboden entziehen. Dadurch schaffen sie es, Entzündungen zu unterbinden und bewirken eine optimale Wundheilung.

Hier weitere medizinische Eigenschaften der Papaya – Papayakerne: Beinhalten viele Antioxidantien, agieren gegen freie Radikale, beugen Darmerkrankungen vor, heilen Darmerkrankungen, agieren gegen Magen-Darm-Beschwerden, beugen Magen-Darm-Beschwerden vor, lindern Magen-Darm-Beschwerden, agieren gegen Verstopfung, agieren gegen Verdauungsprobleme, helfen bei Blähungen, wirken entzündungshemmend, agieren gegen Rheuma, agieren gegen Magengeschwüre, agieren gegen Pilzinfektionen, helfen bei Allergien, wirken cholesterinsenkend, stärken das Herz, agieren gegen Bluthochdruck, stärken das Immunsystem, stärken die Abwehrkräfte, wirken antibakteriell, agieren gegen Escherichia Coli, agieren gegen Staphylococcus-Erreger, agieren gegen Typhus-Erreger, agieren gegen Pseudomonas- Erreger, wehren Infektionen ab, beugen Krebs vor, agieren gegen Krebs, schützen vor Prostatakrebs, schützen vor Darmbakterien, bekämpfen Darmparasiten, schützen vor Darmkrebs, agieren bei Leukämie, agieren bei Gebärmutterhalskrebs, agieren bei Brustkrebs, agieren bei Leberkrebs, agieren bei Lungenkrebs, agieren bei Bauchspeicheldrüsenkrebs, aktivieren den Stoffwechsel, wirken entschlackend, unterstützen beim Abnehmen, sättigen langanhaltend, beugen Übersäuerung vor, entgiften den Körper, wirken positiv auf das Gehirn, agieren gegen Alzheimer, aktivieren die Leistungsfähigkeit, verbessern die Elastizität der Haut, agieren gegen Akne, glätten die Haut, kräftigen die Nägel, und stärken die Haare.

Papayakerne sind nicht jedermanns Geschmack. Sie können sie als Pfefferersatz benutzen. Wir trocknen die Kerne und streuen sie über unser morgendliches Müsli. In Naturläden können Sie aber auch Papaya-Präparate erwerben, in denen dann die Wirkstoffe konzentriert enthalten sind.

Sollten Sie gerade eine Antibiotikabehandlung hinter sich haben, lege ich Ihnen ans Herz, Ihren Magen und Darm wieder mit

Papayakernen zu regulieren. Bitte gestatten Sie mir zum Schluss noch einige Worte bezüglich der Papayakerne.

Seit Generationen wissen Naturvölker wie z.B. die Aborigines, dass die Papaya viele Krankheiten, unter anderem auch Krebs, heilt. Diese Erkenntnis erreicht mittlerweile auch langsam unsere westliche Welt. Mediziner haben in hunderten von Studien diese Erkenntnis untersucht und bestätigt. In Australien wurde die Papaya seitens des Gesundheitswesens ganz offiziell zur Krebsheilpflanze deklariert. Ich frage mich hier ernsthaft, ob unsere Wissenschaftler eine andere medizinische Auffassung haben als die australischen Ärzte. Oder kann es unter Umständen an der Pharmapolitik liegen, die diese revolutionäre Erkenntnis zu verhindern weiß? Hier schweige ich und überlasse Ihnen, sich selber Ihr Urteil zu bilden. Nur so viel sei gesagt. Ein Patient, der geheilt ist, ist ein verlorener Kunde für die Pharmaindustrie.........

**Mutter Natur bietet uns für alle Krankheiten eine Lösung an. Wir müssen sie sehen, verstehen und anwenden.**

### Einjähriger Beifuß bekämpft nachweislich Krebs

Kennen Sie Einjährigen Beifuß? Vielleicht ist er Ihnen unter folgenden Namen bekannt: Mugwurz, Buckkraut, Weiberkraut, Sonnenwendkraut, Jungfernkraut, Besenkraut, Frauenwurz, Weibergürtelkraut, Fliegenkraut, Gänsekraut, oder Johannishaupt. Beifuß stellte bereits für die alten Germanen die mächtigste und wertvollste Pflanze dar. Hippokrates studierte den Beifuß und kam zu dem Entschluss, dass diese Pflanze menstruationsfördernd sei.

Hildegard von Bingen pries Beifuß als eine Heilpflanze, die bei sehr fetter Nahrung Linderung versprach. Da sich die Römer diese Pflanze in ihre Sandalen legten, vermutet man bis heute, dass so der Name Beifuß entstanden ist.

Die römischen Soldaten schützten sich so vor Übermüdung. Genauso hat der Name Frauenwurz seinen Ursprung. Er wurde bei bestimmten Frauenkrankheiten angewendet. Heute ist Beifuß vor allem für die Inhaltsstoffe Absinth und Wermut bekannt. Typisch für Beifuß ist der Duft nach Thymian, Minze oder Kampfer. Bedingt durch die Inhaltsstoffe wird Einjähriger Beifuß für viele medizinische und therapeutische Behandlungen eingesetzt. Zu den Inhaltsstoffen gehören diverse ätherische Öle wie z.B. Menthol, Thymol, Cumarin und Artemisinin.

Die alte chinesische Medizin war sich der Wirksamkeit dieser Pflanze schon vor Jahrhunderten bewusst.

Vor einigen Jahren wurden Studien von Henry Lai und Narendra Singh an der Universität Washington betrieben. Sie fanden heraus, dass der Wirkstoff Wermutderivat Artemisinin gegen Krebs hilft. Der wichtigste Inhaltsstoff des Beifuß ist das Artemisinin, ein sekundärer Pflanzenstoff, der nachweislich Krebs bekämpft. In Afrika, China und Vietnam wird dieses Heilmittel zur Bekämpfung von Infektionen mit multiresistenten Stämmen eingesetzt. Artemisinin wird gegen Malaria erfolgreich eingesetzt.

Wenn Artemisinin mit Eisen kontaktiert, dann kommt es zu einer chemischen Reaktion. Durch diese Reaktion werden freie Radikale erzeugt, die die Malariaparasiten bekämpfen. Krebszellen verbrauchen viel Eisen. Sie sind mit Eisen vollgepumpt. Wenn man jetzt dem krebsbefallenen Körper Artemisinin beimengt, kommt es zu der beschriebenen chemischen Reaktion. Es werden freie Sauerstoffradikale in der Krebszelle erzeugt, die dann die Krebszellen vernichten. Durch die Behandlung mit Artemisinin werden nur die krankhaften Zellen, nicht aber die gesunden vernichtet. Dies stellt einen großen Unterschied zur Chemotherapie dar, bei der alle Zellen vernichtet werden, ob krank oder gesund. Anhand von Brustkrebszellkulturen wurden Studien bestätigt, dass 16 Stunden nach Beigabe von Artemisinin bereits 75% der Zellen vernichtet wurden. Bei der gleichen Studie, allerdings mit Leukämiezellen, tötete Artemisinin alle kranken Zellen schon nach 8 Stunden.

Mithilfe dieses Wirkstoffs wurden sogar Krebszellen vernichtet, die vorher auf keine anderen Therapien anschlugen und bislang resistent gegen alle chemischen Mittel und jeglicher Strahlenbehandlung waren.

Durch die Wirksamkeit von Artemisinin können die bislang erfolglos gebliebenen Krebsbehandlungen erfolgreich behandelt werden. Selbst die aggressivsten Krebsarten können jetzt durch Artemisinin behandelt werden. Dieser natürliche Wirkstoff verhindert, dass Tumore sich durch Metastasen im Organismus verbreiten. Lai sagt über Artemisinin:

**„In Zellkulturen ist Artemisinin etwa 100-mal wirksamer, Krebszellen zu töten als bekannte Zytostatika.“**

Auch Thomas Efferth vom Deutschen Krebsforschungszentrum -DKFZ- sagt: „Der Einjährige Beifuß wird zudem als Ergänzung in der Krebstherapie eingesetzt. Grund dafür sind sogenannte Artesunate, die zerstörerisch auf schnell wachsende Krebszellen wirken.“

Auch Wissenschaftler des BioQuant-Zentrums der Universität Heidelberg fanden durch ihre Studien heraus, dass Einjähriger Beifuß Tumorzellen vernichtet. In der Fachzeitschrift Journal of Biological Chemistry berichtet ein Forscherteam um Nathan Brady, dass Artemisinin in der Lage sei, eine chemische Reaktion in den Tumorzellen auszulösen. Dadurch bilden sich freie Radikale, die schließlich den Krebs töten. Sie vernichten ausschließlich den Krebs, nicht aber die gesunden Zellen.

Brady sagt: *„Alle Krebsarten reagieren und sind empfindlich.“*

Hier weitere medizinische Eigenschaften des einjährigen Beifuß: Agiert gegen Krebs, gegen Malaria, gegen Schlaflosigkeit, gegen Depressionen, gegen Angstzustände, gegen Rastlosigkeit, gegen Unruhe, gegen unregelmäßiger Monatsblutung, gegen Hämorrhoiden, gegen Neurodermitis, gegen Akne, gegen Fußpilz, fördert die Verdauung, wirkt krampflösend und antibakteriell, fördert die Durchblutung, fördert die Wehentätigkeit, hilft bei Magen-Darm-Beschwerden, hilft bei Wechseljahr-Symptomen, hilft bei Menstruationsbeschwerden, agiert gegen Epilepsie, gegen Blähungen, ist fiebersenkend, agiert gegen Erkältung, agiert gegen Durchfall, wirkt fungizid, wirkt blutstillend, regt den Appetit an, hilft bei Gallenleiden, agiert gegen Wurmbefall, agiert gegen Koliken, agiert gegen Asthma und agiert gegen Wassereinlagerungen.

Wie auch dieser Bericht zeigt, haben unsere Vorfahren genau gewusst, warum sie diese Pflanze Mutter aller Heilpflanzen nannten.

Wissenschaftlich bestätigte Studien sagen ganz klar aus, dass Einjähriger Beifuß Krebs bekämpft und das wirksamer als jegliche Zytostatika.

Ich frage mich nur ernsthaft, warum diese erfolgreiche Krebstherapie nicht stattfindet. Warum wissen so viele nichts davon?

**Ich überlasse es Ihnen,
sich darüber Gedanken zu machen!**

### Reishi, Heilpilz mit langer medizinischer Geschichte

Ganoderma wird auch der Heilpilz Reishi benannt. Er gehört zu der ältesten natürlichen Medizin der Menschheit. Seine Wirksamkeit ist mannigfaltig. Daher ist er ein wichtiger Bestandteil der alternativen Medizin. Er bevorzugt das Wachstum auf Laubbäumen, wo er weltweit zu finden ist. In Deutschland nennt man ihn „Glänzender Lackporling". Die alte chinesische Medizin (TCM) ist sich seit über 4000 Jahren der Heilwirkung des Pilzes bewusst. Sie nennen ihn „Ling Zhi". Dieser Pilz wurde uns von der Natur ausschließlich zu Heilzwecken geschenkt. Er ist ungenießbar und eignet sich nicht zum Verzehr. In aller Munde ist er aufgrund seiner Heilwirkung bei Krebsbehandlungen und zur Stärkung der an Krebs erkrankten Menschen. Reishi wird auch „Pilz des ewigen Lebens" genannt, da er eine immense Heilkraft in sich trägt, die uns Menschen zur Heilung schwerster Krankheiten dient.

Hier einige medizinische Eigenschaften des Reishi Pilzes: Agiert gegen Krebs, gibt den Kranken Stärke, verhilft zur Genesung, aktiviert das Immunsystem, schenkt dem Immunsystem Kraft, agiert gegen Bluthochdruck, agiert gegen chronische Hepatitis, agiert schlaffördernd, beugt Herzkrankheiten vor, agiert gegen Gelenkentzündungen, agiert gegen Magengeschwüre, hilft bei Bronchitis, hilft bei Nierenproblemen, beseitigt Altersflecken, agiert gegen Grippe, agiert gegen Viruserkrankungen, agiert gegen HIV, agiert gegen Leberinsuffizienz, agiert cholesterinsenkend, schützt vor Allergien, stärkt das Herz-Kreislauf-System, agiert gegen Tumorbildung, beugt Tumorbildung vor, agiert gegen Neurodermitis, agiert gegen Arthritis, entgiftet, schützt die Leber, beugt Herzinfarkt vor, wirkt positiv auf chronische Atemwegserkrankungen, agiert gegen Atemnot, gegen Abgeschlagenheit, gegen Höhenkrankheit, gegen Burnout-Symptome, gegen Lungenerkrankungen, gegen Nervenschwäche, hilft bei Arthrose und Rheuma, schmeichelt der Haut und bewirkt einen Anti-Aging Effekt.

Die heilende Wirksamkeit beruht auf seine zahlreichen Inhaltsstoffe. Zu benennen sind hier über 100 Polysaccharide und sekundäre Pflanzenstoffe, zu denen in diesem Fall mehr als 140 Triterpene gehören. Diese Inhaltsstoffe bewirken unter anderem eine kraftvolle Immunstärkung, damit Krankheitserreger den menschlichen Organismus keinen Schaden zufügen können.

Die Wirkstoffe agieren antibakteriell, entzündungshemmend und beruhigend. Da dieser Pilz eine so lange heilwirkende Tradition aufweist, ist er bereits in zahlreichen medizinischen Studien getestet worden. Immer mehr Wissenschaftler interessieren sich für diesen Pilz. In der Studiendatenbank Pubmed findet man über 1000 Studien über diesen Pilz.

Besonders wertvoll macht den Pilz seine erwiesene Immunstärkung. Sowohl Dr. Zhang und sein Team von der Freien Universität Berlin als auch Dr. Bao von der chinesischen Academy of Sciences bewiesen durch ihre Studien, dass der Pilz in der Lage ist, entartete und befallene Zellen zu vernichten. Dies bedeutet, dass durch die Stärkung des Immunsystems Krankheiten vorgebeugt und schon vorhandene Krankheiten durch Aktivierung der Selbstheilungskräfte besiegt werden. Der Reishi Pilz wirkt sich somit auch positiv auf Auto-immunerkrankungen aus. Sensationell ist seine Wirkung auf unser Immunsystem. Er greift positiv ein, wenn unser Körper aus welchen Gründen auch immer falsch reagiert. Er koordiniert quasi unser Immunsystem, sodass es zu gegebener Zeit genau richtig reagiert. Was bedeutet das jetzt konkret für Krebserkrankungen? Viele Studien haben bereits bewiesen, dass der Reishi Pilz gegen viele Krebserkrankungen wirkt. Um ein Beispiel zu nennen, Dr. Liu von der Kyushu University in Fukuoka stellte fest, dass Reishi Prostata-Krebszellen in ihrem Wachstum hemmt. Es gibt weltweit zahlreiche Studien von den unterschiedlichsten Universitäten, Professoren und Doktoren. Alle hier zu benennen, geht zu weit und würde auch das Verständnis von Nichtmedizinern übersteigen. Alle Studien haben etwas gemeinsam und zwar die Bestätigung der Heilwirkung des Reishi Pilzes gegen Krebs. Der Kern liegt unter anderem in der Stärkung des körpereignen Immunsystems. Dies verhindert das Wachstum von Tumoren und schließlich vernichtet es kranke Zellen. Übrigens wird in Japan der Reishi Pilz ganz offiziell zur Krebstherapie eingesetzt, da sich so viele krebshemmende Substanzen in diesem Pilz befinden. Dies ist aber noch nicht genug, denn exakt der gleiche Pilz hilft allen Patienten, die eine Strahlentherapie und eine Chemotherapie durchleben müssen, zu Kräften zu kommen. Er steigert ihr Wohlbefinden. Er lindert die Schmerzen, agiert schlaffördernd, regt den Appetit an und gibt allgemein Kraft.

Er wirkt Infektionsanfälligkeiten entgegen und bekämpft erfolgreich Metastasen. Er erweist sich besonders wirksam gegen Lungenkrebs, Hirntumoren, Bauchspeichel-drüsenkrebs, Leber- und Nierenkrebs. Dr. Morishige sagt, er sei der festen Überzeugung, dass dieser Pilz sich nicht nur zur Krebsbehandlung eignet, sondern auch zur Krebsprävention. Er ist also auch präventiv gegen Tumore wirksam.

Ich frage mich nur, warum in Japan dieser Pilz offiziell in der Medizin zur Krebsbehandlung eingesetzt wird, aber nicht in Deutschland, Österreich, der Schweiz oder allgemein in Europa. Auch hier schweige ich wieder einmal und überlasse Ihnen die Antwort.

**Glauben Sie mir, gegen jede Krankheit
ist ein Kraut gewachsen.
Die Apotheke Gottes ist reich bestückt.**

Das war auch die Philosophie von Dr. Hans Alfred Nieper, einem deutschen Arzt und Verfechter der umstrittenen orthomolekularen Medizin. Er hatte andere Vorstellungen vom Heilen als andere. Er sagte: „Mir schwebt eine Krebsbehandlung für 3,50$ vor, denn Natur kostet nichts!" Zu seinen Patienten gehörten u. a. Anthony Quinn, John Wayne, Yul Brynner, William Holden, Nancy Sinatra, Prinzessin Caroline von Monaco und der ehemalige US-Präsident Ronald Reagan.

## Die Herbst-Zeitlose ist eine anerkannte Heilpflanze

Die Herbst-Zeitlose ist eine Pflanze, die dem beliebten Krokus sehr ähnelt. Wildpflanzen werden oft mit Bärlauch verwechselt. Diese Verwechselung birgt eine tödliche Gefahr, besonders für Kinder. In ihr befindet sich eine toxische Substanz mit dem Namen Colchicin. Wenn man nun diese Pflanze mit Bärlauch verwechselt, den man gut und gerne verzehren darf, dann kann es zu lebensbedrohlichen Zuständen kommen. Folge dieser Verwechselung könnte ein Multiorganversagen sein, das zum Tode führt. Die Herbst-Zeitlose ist eine giftige Pflanze, die in der Medizin verwendet wird. Die US-amerikanische Behörde für Lebensmittelüberwachung und Arzneimittelzulassung hat die Herbst-Zeitlose offiziell zur Verwendung in der Medizin zugelassen. Wenn Sie die Herbst-Zeitlose nicht kennen, dann vielleicht, weil sie so viele andere Namen hat wie:

Herbstvergessene, Giftblume, Giftkrokus, Hennegift, Herbstlilie, Herbstblume, Leichenblume, Mönchskappen, Läuseblume, Ochsenpinsel, Teufelsbrot, Teufelswurz, Winterhaube oder Zeitlose. Diese hier waren nur ein Bruchteil der Namen, unter der sie sonst noch bekannt ist. Die Herbst-Zeitlose ist nicht nur giftig, sondern sie bietet der Medizin viele Möglichkeiten, mit deren Hilfe diverse Krankheiten bekämpft werden können.

Hier einige medizinische Eigenschaften der Herbst-Zeitlose: Agiert gegen Gicht, lindert Gelenkschmerzen, agiert gegen Krebs, vernichtet Tumore, agiert gegen Sarkome, gegen Prostatakrebs, gegen Brustkrebs, gegen Lungenkrebs und agiert gegen Darmkrebs.

Den Kampf gegen Krebs mit der Herbst-Zeitlose muss man sich wie folgt vorstellen. Ein hochkonzentrierter Extrakt aus der Pflanze wird ins Gewebe injiziert. Diese Substanz trifft dann auf die Krebszellen. Sobald das geschieht, zerstört die Herbst-Zeitlose die Blutgefäße des Tumors. Die Folge dieser Reaktion ist, dass das kranke Gewebe zerstört und der Krebs somit vernichtet wird. In der Chemotherapie wird ein Medikament eingesetzt, welches man durch die Beigabe von Krokus-Colchicin weiterentwickelt hat. Zu dieser Studie sagt Studienleiter und Professor Laurence Patterson von der Bradford University: «Was wir konzipiert haben, ist eine effektive 'intelligente Bombe', die direkt jeden Tumor tötet, ohne gesundes Gewebe zu schädigen". Zu lesen ist das in der Online-Ausgabe der BBC News. Seit 25 Jahren ist der Wissenschaftler als Krebsforscher tätig und berichtet über seinen absoluten Durchbruch mit dieser Studie. Dieses Medikament ist als erstes in der Lage, Tumore zu erkennen und diese dann zu vernichten. Im Labor erzielten sie mit diesem Medikament Erfolge bei Lungenkrebs, Prostatakrebs, Brustkrebs, Darmkrebs und bei Sarkomen. Zu diesem Zweck wurden im Labor Mäusen jenes Medikament verabreicht. Danach waren die Hälfte der Mäuse krebsfrei. Jetzt will der Forscher diese Studien klinisch testen. Patterson ist der Meinung, dass er binnen 18 Monaten diese Behandlung zur Anwendung bei dem Menschen freigeben kann. Wenn man das liest, dann könnte man sich wirklich freuen, denn das würde das Aus dieser schrecklichen Todeskrankheit bedeuten. Innerhalb von 18 Monaten wollte der Krebsforscher die Behandlung mit diesem neuen Medikament freigeben. Toll!!!

Das Blöde an der Sache ist, diese Forschung und diese Studie fand im Jahr 2011 statt. Der Artikel stammt vom 12.09.2011. Was ist geschehen? Wo ist das Medikament? Warum wird nicht damit behandelt? Wir zählen heute das Jahr 2018. Dazu vertrete ich folgende Meinung. Leider verhindert die Pharmaindustrie jegliches Bekanntwerden von Krebsheilmittel. Warum? Der Markt der Pharmaindustrie ist Hunderte Milliarden Euro schwer und übersät mit patentierten Medikamenten zur Chemotherapie. Genau dieser Markt darf nicht ins Wanken geraten........

Jede Chemotherapie bringt der Pharmaindustrie unglaublich viel Geld. Naturprodukte kosten im Gegensatz zur Chemo nur ein paar Cents, sind ohne Nebenwirkungen und heilend. Heilung ist kontraproduktiv und gar nicht erwünscht. Geht ja auch gar nicht, denn eine Chemotherapie zerstört auch noch die letzte gesunde Zelle im Leib. Jeder sollte das Recht haben, für sich selber zu entscheiden, wie und womit er behandelt werden möchte!

### Aronia eine echte „Power"-Beere

Ende des 19. Jahrhunderts experimentierte der russische Botaniker Iwan Mitschurin (1855-1935) mit der Aroniabeere. Er war von der Robustheit dieser Beere fasziniert, da sie unter widrigsten klimatischen Einflüssen hohe Ernteerträge erzielte. Für uns Menschen ist diese Beere von größter Bedeutung, da sie aufgrund ihres hohen Gehalts an sekundären Pflanzenstoffen das Gleichgewicht zwischen freien Radikalen und Antioxidantien wiederherstellt. Das bedeutet im Klartext, sie verhindert Krankheiten und steigert unsere Leistungsfähigkeit. Die Beere ist reich an Mineral- und Ballaststoffen sowie Vitaminen, Spurenelementen und Polyphenolen. Sie ist voll von hochwirksamen Inhaltsstoffen. Das Besondere an dieser Beere ist, dass sie unserem Körper hilft, sich ganzheitlich zu regulieren. Die Beere wirkt antiviral, antiallergisch, antidiabetisch, antimikrobiell sowie antikanzerogen.

Hier einige medizinische Eigenschaften der Aronia: Steigert das Wohlbefinden, stärkt das Herz-Kreislaufsystem, wirkt blutdrucksenkend, senkt das Cholesterin, wirkt entzündungshemmend, stärkt das Immunsystem, wirkt bei Lebererkrankungen, wirkt bei Gelenkentzündungen, wirkt bei Magenschleimhautentzündungen, wirkt bei Zahnfleischentzündungen, wirkt bei Blasenentzündungen, wirkt bei Nierenleiden, eignet sich für Allergiker, ist voller Antioxidantien, aktiviert die Selbstheilungskräfte, aktiviert die

Abwehrkräfte, verbessert den Blutfluss, verbessert das Sehvermögen, hemmt das Krebsrisiko, fördert den Stoffwechselprozess, agiert gegen Stress, wirkt entgiftend, hemmt Darmkrebs, reduziert die Tumorbildung, wirkt heilend, schützt vor Strahlung und schützt vor der Auswirkung von Zytostatika.

Wenn Sie Ihre Gesundheit verwöhnen und Prophylaxe gegen sämtliche Krankheiten betreiben wollen, dann sollten Sie die Aroniabeere auf Ihrem Speiseplan integrieren. Am besten eignet sich die Aronia in Form eines Saftes, denn in diesem Zustand können die vielfältigen Vitalstoffe schnell ins Blut dringen und ihre Wirkung entfalten. Sie können die Beeren aber auch trocknen und als Konfitüre genießen. Achten Sie bitte darauf, dass Sie die Beeren aus einem kontrollierten biologischen Anbau beziehen. Aronia schmeckt nicht nur gut, sondern ist eine 100%ige Bereicherung für Ihre Gesundheit.

### Hopfen, Hanfgewächs mit großer Wirkung

Wer kennt den berühmten Hopfen nicht, der uns allen flüssig als Bier bekannt ist. Er gehört zu den Cannabis-Gewächsen. Hopfen kann aber so viel mehr als nur eine Zutat für das Bier zu sein. Bereits im Mittelalter kannte man bereits die heilende Wirkung von Hopfen für Gallenerkrankungen und bei Leberbeschwerden. Im Laufe der Zeit erkannte man das Hopfen auch bei Schlafstörungen und als Nervenmittel seine Wirkung zeigte.

Im Hopfen enthalten sind ätherische Öle und heilwirksame Pflanzenfarbstoffe (Flavonoide) sowie Aromastoffe. Heute gehört der Hopfen zu den wissenschaftlich bewiesenen Heilpflanzen und findet unter anderem auch seinen Einsatz gegen Krebserkrankungen.

Hopfen agiert unter anderem bei: Krebserkrankungen, Schlafstörungen, Geschwüre, Magenbeschwerden, Unruhe,

Angstzustände, wirkt appetitanregend, krebsvorbeugend, besitzt östrogenartige Eigenschaften, agiert verdauungsfördernd, Appetitlosigkeit, Wechseljahresbeschwerden, Menstruationsbeschwerden.

### Johannisbrot Samen und seine heilende Kraft

Der Johannisbrotbaum wächst in Asien und im Mittelmeerraum. Markant sind seine langen, braunen Schoten. Die Schoten schmecken süßlich. Dieses Fruchtmark, der in den Schoten zu finden ist, enthält sekundäre Pflanzenstoffe und Gallussäure, die freie Radikale bekämpfen und somit den Krebskrankheiten entgegenwirken. Die Inhaltsstoffe des Samen können Wassermengen im Darm binden und bilden daraus ein Gelee. Der Gelee besitzt dann eine hohe Adsorptionsfähigkeit und kann so vorhandene Darmgifte binden und ausscheiden.

Der Samen des Johannisbrotbaums agiert unter anderem gegen: Krebszellen, entzündungshemmend, antibakteriell, agiert gegen Magengeschwüre, lindert Sodbrennen, agiert gegen Durchfall, fördert die Verdauung, wirkt sich positiv auf den Blutzucker- und dem Cholesterinspiegel aus, agiert gegen Übergewicht, fördert die Fettverbrennung, ist gesund für die Knochen und die Zähne.

### Senf, das heilende Wundermittel gegen Krebs

Senf ist ein Gewürz, das aus Samenkörnern von weißem, schwarzem, braunem oder gelbem Senf hergestellt wird. Aus diesen Senfkörnern wird dann der Senf hergestellt, den wir so gerne für diverse Speisen verwenden. In manchen Gebieten wird er auch Mostrich genannt. Manche Rezepte verweisen auf die Beigabe von Senfkörnern, die dann als Ganzes in das Essen beigemischt werden. Bereits die alten Griechen setzten den Senf im 4. Jahrhundert gegen diverse Leiden ein. Aufgrund seiner Schärfe verwendeten sie ihn als Heilmittel gegen Entzündungen und Schmerzen. Selbst in der Antike sah Pythagoras im Senfkorn das

Potential zur Schärfung des Verstandes. Das Senfkorn galt im Mittelalter bereits als Medizin der Natur und wurde in damaligen Apotheken verkauft. Damals wie heute hat man Senf als Wickel gegen viele Krankheiten verwendet. Neue Erkenntnisse liefern Studien, die belegen, dass Senf gegen Krebs wirkt.

Wenn man sich vor Augen hält, wie klein die Senfkörner sind, dann ist es umso erstaunlicher, wie viele Vitalstoffe sich darin enthalten. Nicht nur, dass der Senf so manche Speisen geschmacklich abrundet, er sorgt auch dafür, dass fette Speisen erheblich besser verdaut werden.

Hier einige medizinische Eigenschaften von Senf: Agiert gegen Bronchitis, agiert gegen Krebs, wirkt antioxidativ, agiert gegen Migräne, stärkt das Nervensystem, stärkt das Herz, agiert gegen Arthrose, senkt das Cholesterin, für Diabetiker geeignet, stärkt die Knochen, agiert entzündungshemmend, stärkt die Muskelfunktion, aktiviert die Abwehrkräfte, stärkt das Immunsystem, agiert gegen Infektionen, agiert gegen Pilze, agiert gegen Bakterien, agiert gegen Viren, aktiviert die Durchblutung, agiert wundheilend, agiert antientzündlich, fördert den Appetit, agiert gegen Grippe, agiert gegen Fieber, wirkt schmerzlindernd, agiert gegen Rheuma, regt die Verdauung an, agiert gegen Darmpolypen, agiert gegen Darmkrebs, agiert krebshemmend, agiert gegen Blasenkrebs, agiert gegen Sodbrennen, fördert die Verdauung von fetten Speisen, tötet den Magenkeim Helicobacter Pylori, agiert gegen Magenkrebs, fördert die Magen-Darm-Gesundheit, verhindert Magengeschwüre, agiert gegen EHEC-Bakterien, fördert die Durchblutung, agiert als Wärmewickel, agiert gegen Nackenschmerzen, hilft bei Rückenschmerzen, agiert gegen Gelenkerkrankungen, Nervenentzündungen, gegen Zerrungen, und agiert gegen Muskelschmerzen.

Senfsamen enthalten Senföl, das aus pflanzlichen und ätherischen Ölen besteht. Senföle sind ungemein wichtig für unsere

Gesundheit. Diese Senfölglycoside finden sich in den ätherischen Ölen und sind auch als sekundäre Pflanzenstoffe bekannt. Einleitend hatte ich von den verschieden farbigen Senfkörnern berichtet. Genau jene zeichnen sich auch durch ihren unterschiedlichen Schärfegrad aus und beinhalten mehr als nur ein Senfölglycosid. Sie sind medizinisch für uns sehr wertvoll. In medizinischen Studien wurde ihnen nachgewiesen, dass sie krebserregende Substanzen blockieren und unschädlich machen. Somit kann ein Tumor erst gar nicht entstehen. Ein chinesisches Forscherteam des Nanfang Hospitals untersuchte anhand von Senfsamen die Langlebigkeit der Menschen, die häufig Senfsamen in ihrem Essen integrieren. Bekannt dafür sind die Japaner, die weltweit über die höchste Lebenserwartung verfügen. Sie untersuchten, ob hier eine Verbindung zwischen den Senfsamen und der Langlebigkeit existiert. Das Ergebnis dieser Studie möchte ich Ihnen nicht vorenthalten.

Nicht nur dass der Senfsamenextrakt die Entstehung von Darmpolypen um mehr als 50% reduziert und damit die Entstehung von Dickdarmkrebs um die Hälfte eindämmt, es verhindert noch dazu das Wachstum von Darmkrebszellen und sorgt dafür, dass diese getötet werden. Ein amerikanisches Forscherteam stellte unter Beweis, dass Senf auch Blasenkrebs zu mehr als 34% und Krebszellen im Muskelgewebe der Blase sogar zu 100% verhindert. Am wirkungsvollsten von allen Körnern erwiesen sich die schärfsten Senfkörner. Die Studie der Freiburger Uni besagt, dass Speisesenf gegen Krebserreger wirkt. Tolle Studien und tolle Aussagen, die allesamt große Hoffnung schenken und Krebs keine Chance geben. Ich frage mich nur, warum ist dies nicht allgemein bekannt? Bestimmt lesen viele zum ersten Mal von diesen Studien und der daraus resultierenden Möglichkeit, die gegen Krebs existiert.

Hier kann ich mich mit folgenden Worten einfach immer nur wiederholen. Leider verhindert die Pharmaindustrie jegliches

Bekanntwerden von Krebsheilmittel. Warum? Der Markt der Pharmaindustrie ist Hunderte Milliarden Euro schwer und übersät mit patentierten Medikamenten zur Chemotherapie. Genau dieser Markt darf nicht ins Wanken geraten.........

Jede Chemotherapie bringt der Pharmaindustrie unglaublich viel Geld. Naturprodukte kosten im Gegensatz zur Chemo nur ein paar Cents, sind ohne Nebenwirkungen und heilend. Heilung ist kontraproduktiv und gar nicht erwünscht. Geht ja auch gar nicht, denn eine Chemotherapie zerstört auch noch die letzte gesunde Zelle im Leib. Jeder sollte das Recht haben, für sich selber zu entscheiden, wie und womit er behandelt werden möchte!

### Echte Pfefferminze, eine Heil- und Gewürzpflanze

Die echte Pfefferminze besticht durch ihr Menthol-Aroma, was sie zu ihrem Namen „Mentha Piperita", übersetzt „pfeffrige Minze", verhalf. Wir alle kennen den Pfefferminztee, der überwiegend in den arabischen Ländern getrunken wird, besonders in Marokko. Dort wurde der Pfefferminztee als Nationalgetränk deklariert. Dies ist unter anderem auch ein Grund, warum Krebserkrankungen in diesen Breiten im Vergleich zu Europa eher seltener sind. Pfefferminzblätter enthalten ein ätherisches Öl, dessen Hauptbestandteile unter anderem das uns bekannte Menthol ist. Wichtig zu nennen sind auch die Flavonoide und Gerbstoffe, die in der Pflanze enthalten sind. Die Pfefferminze gehört zu den wissenschaftlich bewiesenen Heilpflanzen.

Sie wird unter anderem eingesetzt: gegen Krebserkrankungen, gegen Darmparasiten, bei Atemproblemen, bei Verdauungsproblemen, bei Übelkeit, bei Schwindel, bei Impotenz, gegen Bandwürmer, bei Keuchhusten, agiert krampflösend, keimtötend, schmerzstillend, zum Abschwellen der Nasenschleimhaut.

Pfefferminze eignet sich auch zur äußeren Anwendung als Öl unter anderem bei Kopfschmerzen.

**Thymian und seine heilende Kraft**

Thymian besitzt Eigenschaften, die antibiotisch, antibakteriell und schleimlösend sind. Sie sind eine gesunde Alternative zur herkömmlichen Medizin und weisen keinerlei Nebenwirkungen auf. In vielen Fällen wird Thymian auch als Antibiotika-Ersatz gewählt. Vielen Menschen, die antibiotikaresistent sind, Antibiotika nicht vertragen oder sich dagegen aussprechen, bietet Thymian eine wunderbare Alternative. Uns allen sind die lebensgefährlichen Krankenhauskeime bekannt. Es ist erwiesen, dass Thymian diesen MRSA-Keim vernichtet. Bereits die alten Ägypter wussten, Thymian als Heilmittel zu schätzen. Hippokrates (griechischer Arzt) behandelte Patienten, die an Atemwegserkrankungen litten, damals bereits erfolgreich mit Thymian.

**Auch heute greift man gerne auf Thymian zurück.**

Die antibiotischen, krampflösenden, entzündungs-hemmenden und antibakteriellen Eigenschaften des Thymians beruhen auf seinen ätherischen Ölen.

Hier einige medizinische Eigenschaften von Thymian: Wirkt gegen Schnupfen, gegen Husten, bei Heiserkeit, bei Halsschmerzen, wirkt gegen Nasennebenhöhlenentzündungen, wirkt antibiotisch, wirkt antibakteriell, ist schleimlösend, wirkt bei Keuchhusten, wirkt bei Asthma, wirkt bei einer chronischen Bronchitis, wirkt bei Reizhusten, wirkt entzündungshemmend, wirkt krampflösend, wirkt schmerzstillend, lindert Menstruationsschmerzen, agiert gegen Blähungen, wirkt gegen Durchfall, beugt Durchfallerkrankungen vor, wirkt bei einer Darmgrippe, vertreibt

Escherichia Coli Bakterien, wirkt gegen Salmonellen, wirkt positiv auf das Gehirn, verzögert den Alterungsprozesses, wirkt gegen Alzheimer, agiert gegen Demenz, besitzt antioxidative Eigenschaften, schützt vor Herz-Kreislauf-Erkrankungen, schützt vor Krebs, wirkt blutdrucksenkend, wirkt gegen Diabetes, wirkt gegen Akne, wirkt gegen diverse Hautkrankheiten, wirkt gegen Pilzinfektionen, wirkt bei Parodontose, wirkt gegen Zahnfleischentzündungen, wirkt bei Entzündungen im Mundbereich.

In wissenschaftlichen Studien wurde Thymian bezüglich seiner antibakteriellen Wirkung gegen diverse menschliche Krebszelllinien getestet. Das Resultat ergab, dass durch Thymian Krebszellen im Bereich Mund, Eierstock, Brust und Lunge abgetötet wurden.

Natürlich ist diese alternative Behandlung längst nicht so kostspielig wie die üblichen Krebsbehandlungen, die der Gesetzgeber vorgibt. Ich möchte mir hier weitere Kommentare diesbezüglich sparen. Nur so viel sei gesagt, lieber lässt man die erkrankten Menschen in dem Glauben, dass die Chemo die beste Methode sei, um Krebszellen zu töten, was absoluter Nonsens ist.......! Die Natur zeigt uns viele Wege, wie z.B. das o.a. Beispiel.

Statt teure Erkältungsmittel zu erwerben, rate ich Ihnen, bei Bedarf Thymian zu wählen. Ein Tee aus Thymian wird seine Wirkung nicht verfehlen. Wenn der Hals schmerzt, kann man mit Thymian gurgeln. Dies gilt auch für alle, die an Heuschnupfen und verschiedenen Allergien leiden. Es gibt keine Nebenwirkungen und die Kosten sind extrem niedrig im Vergleich zu diversen Fertigpräparaten.

## Löwenzahn rettet Menschenleben & tötet Krebszellen

Ich möchte über den Löwenzahn berichten, da ich davon überzeugt bin, dass viele gar nicht wissen, was für eine Heilkraft Löwenzahn besitzt, insbesondere hinsichtlich der Wirkung gegen Krebs. Löwenzahnwurzelextrakt ist in der Lage, menschliche Tumorzellen dazu zu bringen, sich ohne jegliche Nebenwirkungen selbst zu vernichten. Es ist erwiesen, dass die Wurzel des Löwenzahns Krebszellen tötet, aber nicht wie bei der Chemo die gesunden Zellen. Die Wurzel des Löwenzahns wirkt 100fach intensiver als jegliche Chemotherapien, da sie alle Krebszellen vernichtet. Das birgt Hoffnung für alle Menschen, die an chemotherapieresistenten Melanomen leiden oder sich gegen eine Chemotherapie aussprechen.

In Kanada stellte man ein Konzentrat aus Löwenzahnwurzeln her, das man als Pulver in Wasser auflöst und wie ein Tee zu sich nimmt. In einer Krebsklinik gab man dieses Pulver Krebspatienten zu trinken, bei denen jegliche Behandlung zuvor erfolglos geblieben war. Es schlug bei vielen unterschiedlichen Krebsarten sehr gut an. Mit Löwenzahnextrakt kann man viele Menschenleben vor dem Krebstod retten. Besonders wirksam ist Löwenzahn gegen Brust- und Prostatakrebs sowie gegen Leukämie, Darmkrebs, Dickdarmkrebs, Leberkrebs, Knochenkrebs, Lungenkrebs und Bauchspeicheldrüsenkrebs.

Weitere medizinische Eigenschaften der Löwenzahnwurzel: Senkt das Cholesterin, reinigt die Leber, wirkt sich positiv auf Allergien aus, wirkt sich positiv auf die Galle aus, stärkt das Immunsystem, vernichtet Krebszellen, wirkt blutbildend, wirkt appetitanregend, beugt Erkältungen vor.

Für uns Menschen sorgte Mutter Natur so vor, dass wir die Lösung für alle Krankheiten und Leiden in der Natur finden. Es liegt an jedem Einzelnen, ob er sich auch dessen bedienen will oder nicht.

## Blaue und rote Zwiebeln sind reich an Antioxidantien

Ein Segen der Natur für uns Menschen sind die blauen Zwiebeln. Es ist eines der beliebtesten Gemüse, und in fast allen Haushalten zu finden. Das in den Zwiebeln befindliche Quercetin bewahrheitet sich als ein aggressiver Krebskiller. Diese Extrakte der Zwiebel lösen Krebs den Zelltod aus. Krebszellen mögen scharfe Zwiebeln nicht und Zwiebeln schicken Krebszellen in den zellulären Selbstmord und obendrein verhindern sie das Wachstum der Krebszellen. Nicht jede Zwiebel hat diese Krebskiller- Eigenschaften.

Die Zwiebel ist nur im Stande, den Krebs zu eliminieren, wenn sie einen hohen Gehalt an Flavonoiden und den Wirkstoff Phenol enthalten. Je schärfer eine Zwiebel ist, desto aggressiver wirkt sie gegen Krebszellen. Der alles entscheidende Wirkstoff sind die Antioxidantien, die zusammen mit dem Naturfarbstoff der Zwiebeln ein Kraftwerk gegen Krebszellen bilden. Ohne chemische Zugriffe sind hier Naturprodukte am Werk, die wie ein „Killerkommando" gegen Krebszellen vorgehen und diese in den Zellselbstmord treiben. Nicht umsonst gehört die blaue Zwiebel zu den wissenschaftlich bestätigten Heilpflanzen.

Die blaue und rote Zwiebel wirkt unter anderem: gegen Krebs, gegen Darmkrebs, gegen Dickdarmkrebs, gegen Brustkrebs, gegen Tumore, gegen Erkältung, ist verdauungsfördernd, gegen Darminfekte, gegen Bronchitis und Husten, antibakteriell, antioxidativ, schleimlösend, entzündungshemmend, abschwellend, stoffwechselfördernd, stärkt das Immunsystem, aktiviert die Abwehrkräfte, senkt den Blutdruck, appetitanregend, vorbeugend gegen Herzinfarkt – Schlaganfall – Thrombose, gegen Arteriosklerose, binden radioaktive Strahlen, ist cholesterinsenkend, wundheilend.

## Zwiebeln stärken unsere Gesundheit

Zwiebeln stammen aus der Familie der Liliengewächse und sind in Hinsicht auf unsere Gesundheit nicht wegzudenken. Die Zwiebel hat sich als Heilmittel extrem gut bewährt.

Hier einige medizinische Eigenschaften der Zwiebel: Stärkt das Immunsystem, ist entzündungshemmend, ist schleimlösend, hilft bei Ohrenschmerzen, hilft bei Asthma, hilft bei Husten, hilft bei Halsschmerzen, reguliert den Blutzucker, hilft bei Verdauungsbeschwerden, stärkt das Herz, fördert die Produktion von gutem Cholesterin, senkt das Krebsrisiko, schützt vor Herzinfarkt, beugt Herz-Kreislauf-Erkrankungen vor, für Diabetiker extrem geeignet, beugt Grippe vor, regelt die Darmflora, fördert den Stuhlgang, wirkt schmerzlindernd bei Insektenstichen, wirkt gegen Magengeschwüre, reduziert freie Radikale in unserem Körper, ist blutdrucksenkend, agiert gegen Blaseninfektionen, hilft bei Harnwegsinfektionen, hilft bei rheumatischen Schmerzen.

Es gibt viele Studien, die belegen, dass Menschen, die regelmäßig Zwiebeln essen, viel seltener an Krebs erkranken. Ich möchte hier nur die Krebserkrankung im Mund- und Rachenraum erwähnen, bei der das Erkrankungsrisiko über 80% und bei Eierstockkrebs über 70% gesunken ist. Zwiebeln sollten auf dem täglichen Speiseplan stehen. Ihre Gesundheit wird es Ihnen danken.

## Bärlauch, der Frühlingsbote mit Bärenheilkräften

Bärlauch ist in Europa weitverbreitet. Einige nennen ihn auch den wilden Knoblauch, da sein Duft dem Knoblauch stark ähnelt. Bärlauch gehört zu den ältesten Heilpflanzen unseres Kontinents und wurde in der Steinzeit bereits verwendet. Die Pflanze war bereits bei den alten Römern und Griechen sehr beliebt. Den Namen Gesundheitskraut verliehen die alten Römer dem Bärlauch. Daran kann man schon ableiten, welche heilwirkenden Erfolge von dieser Pflanze ausgingen.

Das Besondere an der Pflanze sind ihre Inhaltsstoffe. Die Blätter des Bärlauchs sind Vitalstoffquellen aus Vitaminen, Spurenelementen und Mineralien. Die wenigsten wissen, dass der Bärlauch eine echte Vitamin-C-Bombe ist. Inhaltsstoffe wie Flavonoide, Chlorophyll und Carotinoide machen sie so gesund für uns, da diese Inhaltsstoffe allesamt antioxidativ wirken. Bärlauch hat Aromastoffe, die sich erst beim Zerkauen oder klein schneiden entfalten. Während dieses Vorgangs oxidiert ein Inhaltsstoff des Bärlauchs und verwandelt sich in eine Substanz, die Allicin genannt wird. Genau diese Substanz macht Bärlauch zu einem natürlichen Antibiotikum. Dies bedeutet, dass Bärlauch eine antibiotische und antibakterielle Wirkung auf unsere Gesundheit ausübt.

Hier einige medizinische Eigenschaften vom Bärlauch: Agiert gegen Husten, gegen Pilzerkrankungen, gegen Fieber, gegen bakterielle Infektionen, agiert blutdrucksenkend, senkt den Cholesterinspiegel, agiert entgiftend, agiert antibakteriell, agiert antiviral, beugt Arterienverkalkung vor, schmeichelt der Haut, sorgt für gesunde Schleimhäute, sorgt für gesunde Augen, agiert gegen Haarausfall, agiert wundheilend, agiert abschwellend, agiert keimtötend, hilft bei Kopfschmerzen, agiert gegen Müdigkeit, fördert die Konzentrationsfähigkeit, stärkt das Herz, agiert gegen Arteriosklerose, agiert gegen Depression, stärkt das Immunsystem, beugt Herzinfarkt vor, stärkt das Nervensystem, stärkt die Muskeln, agiert gegen Krämpfe, agiert gegen Herzrhythmusstörungen, stärkt die Knochen, stärkt die Zähne, fängt freie Radikale, beugt Schlaganfall vor, agiert gegen Demenz, agiert gegen Krebs, fördert die Gesundheit, agiert gegen vorzeitiges Altern, aktiviert die Verdauung, schont die Gelenke, verbessert die Blutbildung, verbessert den Körpergeruch und agiert gegen Darmkrebs.

Bärlauch beinhaltet ein ätherisches Öl namens Diallyl Disulfid. Diese Substanz wirkt nachweislich gegen diverse Krebszellen. Es tötet Krebszellen von Lungen-, Brust-, Darm- und Prostatakrebs. Eine weitere Substanz des Bärlauchs, nämlich das Allicin, wirkt nachweislich ebenso gegen Darm-, Brust- und Lungenkrebs. Bärlauch wurde schon oft mit der ähnlich aussehenden Herbst-Zeitlose verwechselt. Diese Pflanze ist aber giftig und auf keinen Fall für den Verzehr geeignet. Sie löst ein Organversagen aus. Im schlimmsten Fall endet der Verzehr tödlich. Bitte aufpassen und nicht verwechseln. Mehr Informationen diesbezüglich lesen Sie in einem gesonderten Bericht über die Herbst-Zeitlose.

### Rosenkohl, das heilende Wintergemüse

Rosenkohl gehört zur Familie der Kreuzblütengewächse. Gemeinsam mit anderen Kohlsorten stammt er vom Wildkohl ab. Er unterscheidet sich allerdings in seinem Aussehen extrem von seinen Artgenossen. Er besteht aus vielen kleinen Mini-Kohlköpfen und wird daher auch Kohlsprossen oder Sprossenkohl benannt. Wie seine Kohlverwandten ist auch der Rosenkohl sehr vitaminreich. Er enthält viele Vital-, Ballast- und Mineralstoffe. Genauso gehören auch sekundäre Pflanzenstoffe und Antioxidantien dazu. Rosenkohl ist ebenfalls ein perfekter Eiweißlieferant.

Hier einige medizinische Eigenschaften vom Rosenkohl: Agiert gegen Erkältungen, agiert gegen Grippe, agiert gegen Infekte, agiert gegen Krebs, agiert gegen Asthma, agiert gegen Arthritis, hilft bei Autismus, sättigt, fördert die Verdauung, agiert gegen Bluthochdruck, agiert entzündungshemmend, beugt der Bildung von Tumoren vor, vernichtet Krebszellen, reguliert den Hormonhaushalt, hilft bei Wechseljahrbeschwerden.

Wenn wir Kohl verzehren, bildet sich ein Stoff namens Di Indolyl Menthol, kurz DIM genannt. Was ist DIM und was bewirkt es?

DIM ist ein Antioxidans, das freie Radikale zerstört. Es aktiviert und stärkt das Immunsystem. DIM kann aber noch viel mehr. Es hemmt die Entwicklung von Tumoren und verhindert eine Ausbreitung von Metastasen. DIM ist also ein wesentlicher Faktor, der Krebs verhindert. DIM spielt auch hormonell eine wichtige Rolle. Er reguliert den Östrogenspiegel. Rosenkohl ist ein Wintergemüse, das bei regelmäßigem Verzehr Ihre Abwehrkräfte stärkt, so dass Sie unbeschadet durch den Winter kommen.

**Kresse ist ein weltbekanntes Naturheilmittel**

Kresse ist eine wahre Heilpflanze und weltweit bekannt. Bereits die alten Römer und die Griechen wussten die Kresse als Heilpflanze zu schätzen. Ob Afrikaner, Araber, Perser oder Europäer, alle kennen die heilende Wirkung der Kresse. Bei sehr vielen gesundheitlichen Beschwerden kann Kresse ihren Tribut leisten und so manche Krankheit im Keim ersticken. Die Kresse versorgt uns bereits in kleinen Mengen mit vielen wichtigen Nähr- und Vitalstoffen. Je öfter wir Kresse essen, um so sicherer sind wir mit vielen lebenswichtigen Stoffen versorgt. Es grenzt schon an ein Wunder, dass gerade in dieser kleinen Pflanze so viel Heilung für uns verborgen liegt. Eher unscheinbar ist sie, aber groß in ihrer Heilwirkung. In der Ayurveda wird Kresse bereits seit Jahrtausenden angewendet. Genauso wie in Ostasien und China.

Hier einige medizinische Eigenschaften der Kresse: Agiert gegen Diabetes, hilft bei Nierensteinen, hilft bei Magen-Darm-Beschwerden, lindert Menstruationsbeschwerden, agiert gegen Krebs, hilft bei Lungenproblemen, agiert bei Schilddrüsenüberfunktion, reguliert den Blutzuckerspiegel, stärkt das Herz-Kreislauf-System, beugt Herz-Kreislauf-Erkrankungen vor, besitzt Antioxidantien, agiert gegen Thrombose, hemmt Infarktrisiko, hemmt das Schlaganfallrisiko, agiert gegen Gefäßverengung, agiert blutdrucksenkend, reguliert den

Blutdruck, wirkt entgiftend, entwässert, wirkt harntreibend, schmeichelt der Haut, agiert gegen Verdauungsbeschwerden, hilft bei Durchfall, agiert gegen Blähungen, wirkt antibakteriell, agiert bei Erkältungen, wirkt entzündungshemmend, agiert schleimlösend, lindert Halsschmerzen, lindert Asthma, lindert Husten, hilft bei Kopfschmerzen, agiert gegen Migräne, unterstützt die Knochenheilung, agiert gegen Appetitlosigkeit, agiert gegen Frühjahrsmüdigkeit, agiert wie Antibiotika, agiert gegen Viren, agiert gegen Bakterien, agiert gegen Pilze, stoppt Heißhunger, fördert das Abnehmen, stärkt die Niere, stärkt die Blase, agiert gegen Harnwegsinfektion, verbessert die Nierenfunktion, beugt Kalkablagerungen vor.

**Gartenkresse ist wirksamer als Antibiotika.**

Antibiotikaresistente Menschen finden in der Kresse ihre Heilung. Krankheitserreger, die noch nicht einmal mit Antibiotika bekämpft werden können, werden durch Kresse erfolgreich vernichtet. Wenn Sie in den Genuss dieser Heilwirkungen kommen wollen, dann empfehle ich Ihnen, Kresse jeden Tag in Ihren Speiseplan zu integrieren.

### Hanf (Cannabis) - die Wunderpflanze

Sie fragen sich bestimmt, wie ich nur über eine Droge positiv schreiben und diese auch noch als Wunderpflanze betiteln kann. Es geht in diesem Bericht nicht um Hanf, den man für Joints nutzt und dann als Marihuana raucht. Es geht um den Nutzhanf, der im Vergleich zu anderen Drogen keine Rauschstoffe (Tetrahydrocannabinol, THC) enthält. Hier geht es um Hanf, das Superfood der Zukunft. Als Superfood werden jene Lebensmittel benannt, die uns schon in geringen Mengen eine große Bandbreite an gesundheitlichen Vorteilen schenken. Hanf wurde in vielen antiken Zivilisationen angebaut und gehörte zu den Grundnahrungsmitteln.

**Hanf beinhaltet eine Menge an hochwertigen Proteinen, essentiellen Aminosäuren, Vitaminen und Antioxidantien.**

Hier einige medizinische Eigenschaften von Cannabis: Fördert den Muskelaufbau, schmeichelt der Haut, stärkt die Augen, stärkt das Immunsystem, aktiviert Abwehrkräfte, agiert entzündungshemmend, hilft bei Neurodermitis, hilft bei Arthritis, agiert muskelentspannend, hilft bei diabetischer Neuropathie, reguliert den Hormonhaushalt, festigt die Nägel, festigt das Haar, entgiftet den Körper, agiert schmerzlindernd, agiert krampflösend, agiert gegen Migräne, agiert gegen Gelenkentzündungen, agiert gegen Gelenkerkrankungen, agiert gegen Knochenerkrankungen, agiert appetitanregend, agiert gegen Schmerzen, agiert gegen Übelkeit, agiert gegen Erbrechen, hilft bei Asthma, agiert gegen Sodbrennen, agiert gegen Grünen Star, hilft bei Tinnitus, hilft bei psychischen Erkrankungen, hilft bei Entzündungen, hilft bei Tourette-Syndrom, agiert gegen Allergien.

Hanf, auch Cannabis genannt, ist eine Wohltat für alle Schmerzpatienten. Warum ist das so und was macht Cannabis so wertvoll für all jene, die sich mit Schmerzen quälen müssen? Wie unterscheidet sich Cannabis in der Wirkung von anderen Schmerzpräparaten? Cannabis wirkt schmerzstillend, da es sich im Gegensatz zu anderen Präparaten im Rückenmark entfaltet. Im Rückenmark agiert Cannabis schmerzstillend und dadurch werden Schmerzimpulse ausgeschaltet, die zum Gehirn dringen. Cannabis wirkt also daher so schmerzstillend, weil es nicht nur an einer bestimmten Stelle im Körper den Schmerz hemmt, sondern insgesamt. Diese Wirkung ist für alle wichtig, deren Leben bedingt durch Nervenschmerzen nicht mehr lebenswert ist. Dazu gehören alle, die durch Tumorerkrankungen Geschwulste haben und deren

Nerven daher in Mitleidenschaft gezogen werden. Nicht zu vergessen sind jene, die aufgrund von Amputationen an Phantomschmerzen leiden und schließlich auch alle Krebspatienten, bei denen Krebszellen die Nerven schädigen. Für all diese unerträglichen Schmerzen finden die herkömmlichen Schmerzmittel keine ausreichende Wirkung. Dronabinol (Wirkstoff, der in Cannabis enthalten ist) verfehlt hier aber seine Wirksamkeit nicht und wirkt bei Betroffenen schmerzstillend. Durch den Einsatz von Cannabis können andere starke Schmerzmittel wie Opiate verringert werden. Herkömmliche Schmerzmittel verlieren nach einer gewissen Zeit ihre Wirksamkeit. Dadurch müssen immer größere Mengen an Schmerzmitteln verabreicht werden. Das wiederum birgt viele unerwünschte Nebenwirkungen. Dieses Prozedere entfällt bei Cannabis, da seine hochgradig schmerzstillende Wirkung auch nach einer langen Einnahme nicht nachlässt.

Jetzt frage ich Sie was spricht dagegen, dass all die Leidtragenden Erleichterung und dauerhafte Schmerzlinderung durch die Einnahme von Cannabis erfahren? Mein Menschenverstand findet hier nicht einen Grund, der gegen die Einnahme von Cannabis spricht.

(Cannabis ist das lateinische Wort für Hanf)

### Heidelbeeren, die „Anti-Arteriosklerose-Frucht"

Heidelbeeren oder Blaubeeren wurden schon von amerikanischen Ureinwohnern als Heilpflanze verehrt. Nicht ohne Grund sind Heidelbeeren im Jahr 2015 zur Frucht des Jahres gekürt worden. Ihre gesundheitliche Wirkung ist extrem. Dafür sorgen ihre antioxidativen Inhaltsstoffe. Heidelbeeren stehen an erster Stelle, was die Rangliste der Radikalfänger betrifft.

Hier einige medizinische Eigenschaften der Heidelbeeren: Agieren gegen freie Radikale, hemmen den Alterungsprozess, agieren gegen Krebs, regulieren die Verdauung, stärken die Augen, beugen Entzündungen vor, agieren entzündungshemmend, beugen Krebs vor, agieren gegen Herz-Kreislauf-Erkrankungen, stärken das Herz, schützen die Gefäße, agieren verdauungsfördernd, für Diabetiker geeignet, senken das Cholesterin, säubern die Blutgefäße, agieren gegen Arteriosklerose.

Ein amerikanisches Forscherteam hat sich mit der Wirkung der Beeren beschäftigt und mit Studien bewiesen, dass Blaubeeren den Namen „Anti-Arteriosklerose-Frucht" verdienen. Durch diese Studie wurde wissenschaftlich bewiesen, dass diese natürlich existierende Substanz Ablagerungen an Blutgefäßwänden entfernt. Dies hat zur Folge, dass Ablagerungen, die lebensbedrohlich sind, in ihrem Wachstum gehindert werden und somit die Blutgefäße nicht mehr verengen können. Die Heidelbeere verhindert diese tödlichen Ansammlungen in den Arterien und bewirkt, dass diese sich zurückbilden. Diese Beere ist eine von Mutter Erde geschenkte Frucht gegen Arteriosklerose, die in der westlichen Welt eine der Haupttodesursache darstellt. Für jede Krankheit finden wir in der Natur ein Gegenmittel ohne Nebenwirkungen, das zur Gesundung beiträgt. Wir müssen es nur zulassen.

### Die Heilwirkung der Olive

Archäologische Funde besagen, dass diese Frucht des Ölbaums schon vor 9000 Jahren gegessen wurde. Generell sagt man zum Olivenbaum, dass er gesunde Früchte trägt, ein starkes und hartes Holz besitzt und Blätter trägt, die uns Menschen heilen. Viele kennen die leckeren Oliven, wissen aber nicht, wie gesund auch die Blätter des Olivenbaums sind. Der

Wirkstoff Oleuropein ist für die heilsame Wirkung bei uns Menschen verantwortlich. Wir kennen die Olive vor allem auf Pizza oder als Antipasto. Die Olive ist ein sehr gesundes Nahrungsmittel. Sie enthält viele Antioxidantien, die für unsere Gesundheit von höchster Bedeutung sind. Die Verarbeitung der Olive ist entscheidend für ihre Heilwirkung. Aus diesem Grunde ist es wichtig, nicht an der Qualität zu sparen. In Öl eingelegt schmeckt die Olive sehr gut, aber auch pur als Frucht. Sie hat viele Ballaststoffe, wenig Kohlenhydrate und sehr gesunde Fette.

Hier einige heilende, medizinische Eigenschaften der Olive: Beinhaltet viele Antioxidantien, stärkt das Herz-Kreislauf-System, agieren gegen Krebs, reduziert das Alzheimer-Risiko, agiert gegen Hauterkrankungen, senkt das Cholesterin, beugt Herzerkrankungen vor, beugt Arteriosklerose vor, unterstützt das Abnehmen, wirkt blutdrucksenkend, unterstützt die Blutbildung, stärkt die Nerven, schützt vor freien Radikalen, wirkt entzündungshemmend, aktiviert den Stoffwechsel, beugt Lebererkrankungen vor, lindert Schmerzen.

Bitte achten Sie beim Kauf auf die Qualität. In Bioläden finden Sie Oliven in extra nativem Bioöl eingelegt. Ein sehr gesundes Olivenöl beinhaltet viel Oleocanthal und Polyphenol.

**Übrigens je unreifer die Olive ist, umso gesünder ist sie.**

Es dürfte Sie vielleicht interessieren, dass es Studien gibt, die bereits 2005 erwiesen haben, dass Olivenöl eine Substanz beinhaltet, die die gleichen pharmakologischen Eigenschaften besitzt wie der Wirkstoff Ibuprofen. Wie immer gibt uns die Natur alles für unsere Gesundheit und das ohne Nebenwirkungen, was man von Ibuprofen nicht behaupten kann.

Was die Krebsforschung betrifft, ergaben weitere Studien, dass Krebszellen nach Kontakt mit dem Wirkstoff Oleocanthal nach nur einer halben Stunde abgetötet wurden.

Selbst Demenzerkrankungen können durch den gleichen Wirkstoff der Olive reduziert werden.

### Bohnen sind ballaststoffreich und antikarzinogen

Wussten Sie das Bohnen sich zur Krebsprophylaxe eignen? Sie besitzen eine Menge gesundheitsfördernde Eigenschaften. War Ihnen bewusst, wie gesund Bohnen sind und dass diese eine antikarzinogene Wirksamkeit besitzen? In vielen meiner Berichte habe ich über Antioxidantien geschrieben. Zur Erinnerung wiederhole ich die Wirkung von Antioxidantien. In Bohnen befinden sich antioxidative Wirkstoffe. Diese haben die Aufgabe, freie Radikale zu bekämpfen. Freie Radikale schädigen unser Zellgewebe, wodurch Krebs entsteht. Jetzt zurück zu den Antioxidantien. Diese nehmen den freien Radikalen ihre Wirksamkeit. Sie neutralisieren sie. Somit können freien Radikale keinen gesundheitlichen Schaden verursachen. Es gibt viele Obst- und Gemüsesorten, die diese Antioxidantien beinhalten. Hier geht es um Bohnen, die starke Antioxidantien beinhalten und extrem viele Ballaststoffe. Dadurch sind Bohnen für unsere Gesundheit unentbehrlich.

Ich möchte Ihnen über eine Studie berichten, die über Darmkrebs absolviert wurde. Ein Forscherteam aus Japan betrieb eine sieben Jahre lange Studie über Darmkrebs. Viele Menschen, die ein hohes Krebsrisiko mit sich trugen und sehr wenig Ballaststoffe aßen, wurden zu der Studie herangezogen. Man gab ihnen einfach Bohnen zum Verzehr. Das Resultat war folgendes: Je mehr Bohnen die Studienteilnehmer aßen, um so mehr verringerte sich das Darmkrebs-Risiko. Bohnen können uns helfen, unseren Körper vor schädlichen krebserregenden Substanzen zu schützen. Sie senken das Krebsrisiko. Das gilt nicht nur für Darmkrebs, sondern auch für viele andere Krebserkrankungen. Der regelmäßige Verzehr von Hülsenfrüchten wie z.b. Bohnen dient einer regelrechten Krebsprophylaxe.

Hier einige medizinische Eigenschaften der Bohnen: Agieren gegen Darmkrebs, agieren gegen Brustkrebs, agieren gegen Bauchspeicheldrüsenkrebs, agieren gegen Prostatakrebs, für Diabetiker geeignet, agieren gegen Herzerkrankungen, fördern das Abnehmen, senken den Cholesterinspiegel, agieren gegen Arteriosklerose.

Bei all den schädlichen Umwelteinflüssen, gegen die wir uns gar nicht mehr schützen können, sollten wir unbedingt auf unsere Ernährung achten. Ich rate Ihnen zwei- bis dreimal in der Woche Hülsenfrüchte wie Bohnen, in Ihren Speiseplan zu integrieren. Sie säubern Ihren Körper innerlich und betreiben eine erwiesene Krebsprophylaxe.

### Ingwer, eine „Geheimwaffe" für unsere Gesundheit

Für einige von uns ist Ingwer ein bewährtes Heilmittel und für andere ist Ingwer völlig unbekannt. Ingwer ist eine Wurzel, die sehr vielseitig zu verwenden ist. Die gesundheitliche Wirkung dieser Wurzel ist mannigfaltig. Schon seit Jahrtausenden wird in China Ingwer in der Medizin erfolgreich eingesetzt. Die Anwendungsmöglichkeiten der Wurzel sind vielfältig.

Hier einige medizinische Eigenschaften von Ingwer: Beugt Herz-Kreislauf-Erkrankungen vor, senkt das Herzinfarktrisiko, wirkt positiv bei einer Schilddrüsenunterfunktion, beugt Erkältungen vor, beugt Grippe vor, hilft bei Morgenübelkeit, hilft bei Magen- und Darmerkrankungen, agiert gegen Übelkeit, hilft bei Schwangerschaftsübelkeit, wirkt gegen Krebs, hilft bei Bauchschmerzen, agiert gegen Durchfall, ist entzündungshemmend, stärkt das Immunsystem, ist schleimlösend, hilft bei Husten, hilft bei Bronchitis, hilft bei chronischem Husten, besitzt antivirale Eigenschaften, hilft bei Nasennebenhöhlenentzündungen, hilft bei Halsschmerzen, hilft bei Krämpfen, hilft bei Gelenkschmerzen, hilft bei Muskelschmerzen, hilft bei Migräne, hilft bei Menstruationsbeschwerden, agiert gegen Mundgeruch, agiert gegen Schwindel, verringert Schmerzen, hilft bei Reiseübelkeit, hilft bei Seekrankheit, hilft bei Arthritis, hilft bei Rheuma, hilft bei Arthrose, dient zur Entschlackung, hilft bei Magen- und Darmkrebs, ist wirksam bei Krebserkrankungen.

Studien haben gezeigt, dass die Ingwerwurzel sehr erfolgreich bei sämtlichen Krebserkrankungen wirkt. Bei der Krebsbekämpfung hat sich gezeigt, dass Ingwer ausschließlich Krebszellen vernichtet, aber gesunde Zellen in Ruhe lässt. Dies ist der größte Unterschied zur herkömmlichen Chemotherapie, die auch die gesunden Zellen tötet....!

Ingwer wird sehr gerne als Tee getrunken. Ich kann Ihnen nur empfehlen, Ingwer nicht nur in der Küche für diverse Speisen zu verwenden, sondern auch regelmäßig als Tee zu trinken. Nach kurzer Zeit werden Sie feststellen, dass der eine und andere Schmerz nicht mehr zu spüren ist.

### Mandeln und ihre Heilwirkung

Regelmäßiger Verzehr von Mandeln bewirkt eine heilende Wirkung auf unseren Organismus. Grund dafür sind die breitgefächerten und intensiven Vitalstoffe, die in der Mandel zu finden sind. Vor vielen Jahrhunderten haben sich die Menschen in subtropischen Gebieten hauptsächlich von Mandeln ernährt. Die Mandel enthält sehr viel hochwertiges Eiweiß und ist zudem stark sättigend. 60 Gramm Mandeln pro Tag schützen uns Menschen vor gravierenden Krankheiten.

Hier einige medizinische Eigenschaften der Mandel: Ist cholesterinsenkend, schützt vor Herz-Kreislauf-Erkrankungen, schützt vor Diabetes, führt zur Verbesserung der Knochendichte, haltet viele Mineralstoffen, besitzt Antioxidantien, schützt vor freien Radikalen, wirkt nervenstärkend, stärkt die Energie, ist stoffwechselfördernd, macht schlank, ist blutdrucksenkend, Mandeln sind basisch, stärken das Immunsystem, wirken sich positiv auf dem Darm aus, sanieren die Darmflora, senken den Triglyceridspiegel im Blut.

In der heutigen Zeit spielt eine gesunde und ausgewogene Ernährung eine große Rolle für unser Wohlbefinden und unsere Gesundheit. Wir verwenden die Mandel hauptsächlich zum Backen oder kennen sie gesalzen im Studentenfutter. Aus Mandeln lassen sich sehr köstliche und gesunde Nahrungsmittel herstellen, die Sie unbedingt in Ihrem Speiseplan integrieren sollten. Der ganzen Familie kommt das zugute. So lassen sich aus Mandeln eine sehr gesunde Milch, ein Rohkostkuchen, eine gesunde „Nutella", Aufstrichvariationen, Pralinen, „Butter", Mandelpüree und noch viel mehr herstellen ......wer Smoothies liebt, der sollte auf keinen Fall auf die Mandel verzichten. Wir müssen lernen unseren Körper mit gesunden Nahrungsmitteln zu verwöhnen. Er wird es uns in Form von Gesundheit danken.

**Mariendistel ist vom Bundesgesundheitsamt als Heilpflanze anerkannt**

Die Mariendistel ist eine wertvolle Heilpflanze. Die Geschichte ihres Namens verdeutlicht ihren Stellenwert. Die Legende besagt, dass Maria, Mutter Gottes, neben einer Mariendistel stillte und dass währenddessen etwas Muttermilch auf die Pflanze tropfte. Diese weißen Tupfer auf den Blättern der Mariendistel symbolisieren die göttliche Milch. Bereits in der Antike diente die Mariendistel als Heilpflanze. Sie fand besonderen Einsatz nach diversen Rausch- und Alkoholexzessen. Im Mittelalter zierte sie nicht nur Klostergärten, sondern galt auch schon damals als heilwirkende Pflanze. Aufgrund ihres enormen heilwirkenden Einflusses auf unsere Gesundheit wird sie in manchen Ländern weitläufig angebaut. Die Mariendistel macht ihrem Ruf als Heilmittel alle Ehre. Sie gilt als das am besten wirkende natürliche Leberheilmittel. Sie ist sogar wirkungsvoller als synthetische Medikamente. Aus diesem Grund wird sie von Medizinern bei lebensgefährlichen Vergiftungen mit dem Knollenblätterpilz eingesetzt. Dieser Pilz ist in der Lage, die Leber zu vernichten. Die Mariendistel agiert dagegen und wird in der Intensivmedizin auch tatsächlich eingesetzt. Silymarin ist der Hauptwirkstoff der Pflanze. Das Bundesgesundheitsamt erklärte die Mariendistel wegen ihrer Wirksamkeit zur offiziellen Heilpflanze.

Hier einige medizinische Eigenschaften der Mariendistel: Entgiftet, schützt die Leber vor Zellgiften, agiert gegen toxische Leberschäden, agiert gegen chronische Leberentzündungen, heilt die Leber, stärkt die Leber, baut die Leber wieder auf, agiert gegen Krebs, verhindert Tumorbildung, hemmt Tumorwachstum, agiert abführend, enthält Antioxidantien, fängt freie Radikale, agiert gegen Candida albicans, fördert die Fettverdauung, entlastet die Galle, agiert gegen Gallenerkrankungen, agiert antimykotisch, agiert gegen Depression, hellt die Stimmung auf, agiert gegen Hämorrhoiden, fördert die Verdauung, agiert gegen Fettleber, hilft bei Leberzirrhose, hilft bei Medikamentenvergiftungen, hilft bei Alkoholvergiftungen, hilft bei Lebensmittelvergiftungen, besonders durch Pilze, agiert gegen Rheuma, agiert gegen Grippe, agiert gegen Gallenkoliken, agiert gegen Krampfadern.

Die Mariendistel ist aber nicht nur unentbehrlich für die Gesundheit der Leber, sondern bekämpft auch Krebs. Forscher des Krebszentrums der Universität von Colorado stellten Folgendes fest. Die Mariendistel agiert gegen Darm- und Lungenkrebs. Diese Pflanze verhindert laut Forschungsuntersuchungen eine Ausbreitung von Lungenkrebs. Des Weiteren wurde bestätigt, dass Silymarin auch Zellsignale beeinflusst, die mit dem

Wachstum vom Darmkrebs in Verbindung stehen. Anhand von Tierversuchen wurde festgestellt, dass die Mariendistel Darmkrebs bei Tieren bekämpft. Außerdem stoppt Silymarin die Bildung und Vermehrung von Metastasen.

Wenn also die Mariendistel den Haupttumor darin hindert zu wachsen und sich eine Metastasenbildung nicht mehr entwickeln kann, bedeutet diese Aussage das Ende vom Krebs.

Warum wird Silymarin dann nicht gegen Krebs aktiv eingesetzt? Warum macht man das nicht publik? Das Argument, es sei nur an Tieren getestet, ist unglaubwürdig, da man schon so lange nach einem Mittel gegen Krebs sucht. Leider verhindert die Pharmaindustrie jegliches Bekanntwerden von Krebsheilmittel. Warum? Der Markt der Pharmaindustrie ist Hunderte Milliarden Euro schwer und übersät mit patentierten Medikamenten zur Chemotherapie. Genau dieser Markt darf nicht ins Wanken geraten......... Jede Chemotherapie bringt der Pharmaindustrie unglaublich viel Geld. Naturprodukte kosten im Gegensatz zur Chemo nur ein Cents, sind ohne Nebenwirkungen und heilend. Heilung ist kontraproduktiv und gar nicht erwünscht. Geht ja auch gar nicht, denn eine Chemotherapie zerstört auch noch die letzte gesunde Zelle im Leib. Jeder sollte das Recht haben, für sich selber zu entscheiden, wie und womit er behandelt werden möchte!

### Brombeeren fördern unsere Gesundheit

Schon in der Antike war man sich der Heilwirkung der Beeren bewusst. Sie nannten Brombeeren „die Heilenden". Nicht nur dass die Brombeeren sehr gut schmecken, sie fördern auch unsere Gesundheit. Dafür sind vor allem die in der Beere befindlichen Antioxidantien verantwortlich. Diese schützen uns vor sämtlichen Krankheiten und wirken sich sehr positiv auf unseren Organismus aus. Sie bewirken, dass Schadstoffe aus unserem Körper wieder herausgeleitet werden. Sie entgiften sozusagen den Organismus. Vitamine, Mineralstoffe und wichtige Fettsäuren sind ebenfalls in Brombeeren zu finden.

Hier einige medizinische Eigenschaften der Brombeere: Wirkt entzündungshemmend, agiert gegen Arthritis, fördert das Herz-Kreislauf-System, wirkt positiv auf alle Organe, wirkt hustenstillend, hilft bei Anämie, beugt Krebs vor, agiert positiv bei Magenkrebs, agiert gegen Fieber, wirkt abführend, stärkt die Zähne, stärkt die Mundgesundheit, agiert gegen Zahnbelag, hemmt Entzündungen am Zahnfleisch, unterstützt die Gehirnfunktionen, senkt das Cholesterin.

Bei regelmäßigem Verzehr wird Ihr Körper entgiftet und gleichzeitig Ihr Immunsystem gestärkt. Die Beeren sind nicht nur lecker, sondern extrem gesund.

### Kohlrabi, das pflanzliche Antibiotikum

In der Kohlrabiknolle stecken viele ungeahnte Kräfte. Man findet sie in fast jedem Gemüsegarten in Deutschland. Leider verwenden fast alle ausschließlich die fleischige Knolle und lassen die Blätter außer Acht. Dabei sind in den Blättern noch mehr Vitamine und Mineralien als in der Knolle. Kohlrabi gehört zu den Kreuzblütengewächsen und enthält gesundheitsfördernde Senföle. Diese Substanzen haben eine heilsame Wirkung, da sie vor allem dem Krebs den Kampf ansagen.

Hier einige medizinische Eigenschaften von Kohlrabi: Agiert gegen Krebs, agiert gegen Blasenkrebs, stärkt die Knochen, agiert gegen infektiöse Hautleiden, agiert entzündungshemmend, schützt die Gelenke, agiert gegen Arthrose, stärkt die Bänder, stärkt die Zähne, senkt das Osteoporose-Risiko, schmeichelt der Haut, glättet die Haut, stärkt das Immunsystem, verhindert Erkältungen, sorgt für Nervenstärke, agiert gegen Krämpfe, sorgt für einen gesunden Knochenaufbau, fördert die Blutbildung, agiert gegen Müdigkeit, agiert antibakteriell, wirkt wie ein Antibiotikum, fördert die Verdauung, wirkt sättigend, agiert gegen Arteriosklerose, senkt das Cholesterin, fördert die Gewichtsabnahme, agiert gegen Muskelkater.

**Bei Histaminintoleranz ist dieses Gemüse**
**nicht für Sie geeignet.**

Studien belegen, dass Kreuzblütengewächse vor Krebs schützen. In Kreuzblütengewächsen sind Senföle enthalten, die dafür sorgen, dass sich die im Körper befindlichen Krebszellen selber eliminieren. Außerdem vermeiden Senföle Zellveränderungen, die Krebs begünstigen. Bei der Verdauung von Senfölen findet ein Prozess statt, der das Senföl mit dem Namen Indol-3-Carbinol in eine andere Substanz umwandelt. Diese nennt sich DIM. Dieses DIM verhindert wiederum die Aktivität von weiteren Substanzen, die an der Ausbreitung von Krebserkrankungen beteiligt sind. Dieser Vorgang wurde in Studien wissenschaftlich belegt und sagt aus, dass eine Krebsbehandlung mit DIM Krebszellen bis zu 80% reduziert. Dieses Ergebnis veranlasste die Wissenschaftler zu der Aussage, dass DIM Krebserkrankungen verhindert. DIM aktiviert und stärkt das Immunsystem und sorgt dafür, dass sich ernsthafte Krankheiten wie Krebs erst gar nicht bilden, geschweige denn vermehren können. DIM sei wesentlich effektiver als Chemotherapien. Es sollte in Krebstherapien mit einbezogen werden. Was passiert jetzt also? Wir stellen immer wieder durch wissenschaftliche Studien fest, dass uns die Natur Mittel schenkt, die ganz klar bösartige Erkrankungen wie Krebs heilen. Was macht die Pharmaindustrie jetzt mit all diesen tollen Studienergebnissen? Wo sind die Medikamente, die uns wieder heilen?

Auch hier kann ich wieder nur meine Worte wiederholen. Leider verhindert die Pharmaindustrie jegliches Bekanntwerden von Krebsheilmittel. Warum? Der Markt der Pharmaindustrie ist

Hunderte Milliarden Euro schwer und übersät mit patentierten Medikamenten zur Chemotherapie. Genau dieser Markt darf nicht ins Wanken geraten......... Jede Chemotherapie bringt der Pharmaindustrie unglaublich viel Geld. Naturprodukte kosten im Gegensatz zur Chemo nur ein paar Cents, sind ohne Nebenwirkungen und heilend. Heilung ist kontraproduktiv und gar nicht erwünscht. Geht ja auch gar nicht, denn eine Chemotherapie zerstört auch noch die letzte gesunde Zelle im Leib.

**Jeder sollte das Recht haben, für sich selber zu entscheiden, wie und womit er behandelt werden möchte!**

### Lavendel, die wunderschöne, duftende Heilpflanze

Lavendel ist eine seit Jahrhunderten geschätzte Heilpflanze. Sie sieht wunderschön aus und betört mit ihrem Duft. Lavendel ist eine Alleskönnerin, was ihre Eigenschaften betrifft. Bereits im 16. Jahrhundert galt Lavendel als eine nervenstärkende Pflanze, die beruhigt und Krämpfe löst. Das ist bis heute so und sie wird als solche eingesetzt. Ihre ätherischen Öle haben nachweislich eine beruhigende und entspannende Wirkung auf unseren Körper. Lavendel kann sowohl innerlich als auch äußerlich angewendet werden.

Hier einige medizinische Eigenschaften von Lavendel: Agiert gegen Krebs, Beruhigt die Nerven, agiert gegen Muskelverspannung, hilft bei Magen- und Darmbeschwerden, agiert gegen Kopfschmerzen, entspannt, beruhigt, agiert gegen Schlafstörungen, agiert gegen Blähungen, wirkt antiseptisch, lindert Schmerzen, agiert gegen Verdauungsbeschwerden, agiert gegen Hautreizungen, agiert gegen Angst, stabilisiert den Kreislauf, agiert gegen Erschöpfungszustände, agiert gegen Einschlafstörungen, agiert gegen Nervosität.

Wer so wie ich den Duft von Lavendel liebt, dem rate ich, eine Schale mit Lavendelöl ins Schlafzimmer zu stellen, nicht unweit des Bettes. Es hilft Ihnen, sich zu entspannen, gut einzuschlafen, den Duft zu inhalieren und sich wohl zu fühlen. Als Nebeneffekt dient das Lavendelöl als Insektenschreck.

**Lorbeerblätter als gesunde Medizin**

Lorbeerblätter sind uns aus der Küche bekannt. Sie sind nicht nur zum Würzen von Speisen geeignet, sondern besitzen Heilkräfte, die sowohl äußerlich als auch innerlich für unsere Gesundheit von Bedeutung sind. Aus Lorbeerblättern wird ein medizinisches Öl hergestellt, das eine antibakterielle Wirkung besitzt.

Hier einige medizinische Eigenschaften des Lorbeerblatts: Hilft bei Migräne, stärkt das Immunsystem, hilft generell bei Kopfschmerzen, hilft bei Gelenkschmerzen, hilft bei Ohrenschmerzen, beruhigt das Nervensystem, fördert die geistige Aktivität, hilft bei Gedächtnisverlust, reduziert die Körpertemperatur, erhöht den Schwitzprozess, hilft bei Gefäßverletzungen, hilft bei eitrigen Wunden, hilft gegen Krampfadern, hilft bei Magenbeschwerden, hilft bei Verstopfung, hilft bei Menstruationsbeschwerden, hilft bei Bronchitis, hilft bei Atemwegserkrankung, hilft bei Wurmbefall, regt den Appetit an, agiert gegen Schmerzen bei Magen-und Darm-Erkrankungen, normalisiert die Leberfunktion, normalisiert die Nierenfunktion, hilft bei Hautproblemen, beseitigt Hautprobleme besonders im Gesicht, hilft bei müden Beinen, hilft bei Blasenbeschwerden.

Auf keinen Fall darf hier der Edel Lorbeer mit dem Kirschlorbeer verwechselt werden.

*Der Kirschlorbeer ist giftig!*

### Tomaten, ein entgiftendes Gemüse

Die Tomate hat mehrere Namen, so wird sie u.a. Liebesapfel und Goldapfel genannt. Unsere Nachbarn in Österreich nennen sie Paradeiser. So vielfältig wie die unterschiedlichsten Namen der Tomaten sind, sind auch die Tomatensorten. Tomaten sind sehr gesund. Dieses kalorienarme Gemüse beinhaltet den Hauptwirkstoff Lycopin, der die Tomate so gesund für uns Menschen gestaltet. Zu 90% besteht die Tomate aus Wasser, ähnlich wie bei der Gurke. Sie enthält außerdem viele Vitamine, Mineralien, Spurenelemente und Nährstoffe. Lycopin ist für uns Menschen, was unsere Gesundheit betrifft, ein sehr wichtiger Inhaltsstoff. Er schützt unsere Zellmembranen und wehrt Krankheiten ab. Lycopin verleiht der Tomate ihre rote Farbe und verhindert, dass in unsere Körperzellen Bakterien, Viren, Umweltgifte, Pilze und weitere diverse Schadstoffe eindringen können. Was bedeutet das? Leider ist unsere Nahrung des Öfteren mit Umweltgiften verseucht. Ohne dass wir es wissen, verzehren wir oft diese mit Gift behaftete Nahrung. Die Tomate agiert durch den Wirkstoff Lycopin neutralisierend. Ein unersetzbarer Schatz für unsere Gesundheit. Allerdings entfaltet sich die Wirksamkeit von Lycopin ausschließlich in gereiften und wirklich roten Tomaten. Interessant ist, dass diese Wirkung der Tomate nur dann wirklich entfaltet, wenn mit der Tomate etwas Fett verspeist wird. Idealerweise in einem Salat, der mit Öl angereichert wird, oder als Brotbeilage mit etwas Butter. Tomate ohne Öl besitzt diese starke gesundheitliche Wirkung auf unsere Zellen nicht! Etwas Öl ist sehr wichtig und sehr gesund. Ganz besonders in der Kombination mit einer reifen roten Tomate.

Hier einige medizinische Eigenschaften der Tomate: Agiert gegen Krebserreger, wirkt entgiftend, senkt das Krebsrisiko, agiert gegen Frühgeburten, agiert gegen Fehlgeburten, beugt Herz-Kreislauf-Erkrankungen vor, stärkt das Immunsystem, festigt das Bindegewebe, verbessert das Wohlbefinden, hilft beim Abnehmen, schützt vor Sonnenstrahlung, wirkt bei Hautproblemen, reduziert den Hautalterungsprozess, beinhaltet Antioxidantien, agiert gegen freie Radikale, agiert gegen Arteriosklerose, hemmt die Bildung von Tumoren, wirkt gegen Prostatakrebs, senkt das Cholesterin.

Wenn man reife rote Tomaten erhitzt, dann entfaltet sich Lycopin noch intensiver. Ein sehr geschmackvolles Essen ist, wenn man reife Tomaten mit etwas Öl und eventuell noch einer Zwiebel mit Knoblauch in der Pfanne erhitzt. Lycopin ist ebenfalls in hochkonzentriertem Tomatenmark sowie in Tomatenpaste, passierten Tomaten, Tomatensaft, getrockneten Tomaten, Tomaten-Pesto und Tomatensoße enthalten. Bitte essen Sie keine grünen Tomaten, da sie sehr ungesund und giftig sind.

### Meerrettich, ein Antibiotikum aus der Natur

Meerrettich wirkt wie pflanzliches Penicillin. Unsere Nachbarn in Österreich und auch Menschen im Süden Deutschlands nennen Meerrettich Kren. Diese unscheinbare Knolle ist in ihrer gesundheitlichen Wirkung alles andere als unscheinbar. Meerrettich ist nicht nur scharf im Geschmack, sondern unsagbar gesund. Dieses Gemüse beinhaltet viele Nährstoffe und Vitamine, die für unseren Organismus mehr als gesund sind. Das Besondere an Meerrettich sind die Senfölglycoside, die in ihm stecken und die sich beim Zerkauen und klein schneiden freisetzen. Diese Senföle sind für den scharfen Geschmack verantwortlich und haben die Wirkung eines Antibiotikums. Sie vernichten kranke Zellen, was zum Absterben von Tumorzellen führt. Simpel ausgedrückt kann sich auf diese Weise gar kein Krebs ansiedeln. Meerrettich wirkt gegen Bakterien und Pilze. Unsere bayrischen Freunde nennen Meerrettich auch bayrisches Penicillin. Das bringt die medizinische Wirkung von Meerrettich auf den Punkt.

Hier einige medizinische Eigenschaften von Meerrettich, der innerlich wie äußerlich angewendet werden kann: Agiert gegen Blasenentzündung, agiert gegen Erkältungen, stärkt das Immunsystem, eignet sich zum Inhalieren, schmeichelt der Haut, entspannt die Muskulatur, agiert antibiotisch, beeinflusst die Luftwege positiv, agiert gegen Harnwegsinfektionen, agiert gegen Krämpfe, fördert die Verdauung, agiert gegen Appetitlosigkeit, agiert antibakteriell, hilft bei Nasennebenhöhlenentzündungen, hilft bei Husten, hilft bei Bronchitis, hilft bei Asthma, hilft bei Angina, hilft bei Mandelentzündung, hilft bei Fieber, agiert schleimlösend, agiert harntreibend, agiert gegen Nierenbeckenentzündungen, agiert gegen Harnsteine, agiert gegen Gicht, hilft bei Blähungen, hilft bei Muskelschmerzen, hilft bei Rheuma, hilft bei neuralgischen Schmerzen, hilft bei Insektenstichen, hilft bei Verstopfung, hilft bei Kopfschmerzen, agiert gegen Skorbut, hilft bei Zahnschmerzen, agiert menstruationsfördernd, agiert durchblutungsfördernd, beinhaltet Antioxidantien, agiert antimutagen, agiert gegen Krebs, besonders gegen Lungenkrebs, Brustkrebs, Magenkrebs und gegen Leberkrebs.

Sollten Sie an einem Magen- und Darmgeschwür leiden, dann ist Meerrettich für Sie nicht geeignet. Meerrettich sollte mit Bedacht verspeist werden, da er bei zu großen Mengen Übelkeit und Erbrechen provozieren kann.

### Mönchspfeffer, das Heilkraut für Frauen

Die Geschichte dieser Pflanze geht bis ins Altertum zurück. Sie ist bis heute in ihrer Eigenschaft als Heilpflanze sehr begehrt. Der lateinische Name Vitex agnus-castus heißt übersetzt Keuschlamm. Mönchspfeffer schmeckt so ähnlich wie Pfeffer. Mönche und Nonnen haben im Mittelalter ihre Speisen kräftig mit Mönchspfeffer gewürzt. Dies geschah aus zweierlei Gründen. Zum einen um Geschmack in ihre

Speisen zu bringen und zum anderen um der Leibeslust zu entkommen. Diesem Gewürz sagte man eine lusthemmende Wirkung nach. Heute weiß man, dass Mönchspfeffer eher eine gegenteilige sexuelle Wirkung aufweist. Dies ist nur eine Eigenschaft der Pflanze. Mönchspfeffer wird sehr oft bei typischen Frauenleiden verwendet, die sich vor der Menstruation zeigen (PMS prämenstruelles Syndrom). Mönchspfeffer ist das pflanzliche Heilmittel für Frauenleiden jeglicher Art. In dieser Pflanze sind ätherische Öle enthalten, die hauptsächlich aus Terpenen sowie Flavonoide bestehen. Diese wirken antioxidativ und sind als sekundäre Pflanzenstoffe bekannt. Die TCM (Traditionelle Chinesische Medizin) verwendet Mönchspfeffer auch zur Krebsbekämpfung.

Hier einige medizinische Eigenschaften des Mönchspfeffers: Agiert gegen Schmerzen vor der Menstruation, agiert gegen Gereiztheit vor der Menstruation, entwässert, agiert gegen Spannungen in der Brust, hilft bei Brustempfindlichkeit, hilft bei menstrualen Krämpfen, hilft bei Zyklusstörungen, agiert reizmildernd, lindert Monatsschmerzen, agiert gegen Krebs, hilft bei Dysphorie, agiert antibiotisch, agiert gegen Wechseljahrbeschwerden, steigert die Fruchtbarkeit, agiert gegen Unfruchtbarkeit, steigert die Libido, agiert gegen Pilze, agiert entzündungshemmend, agiert schleimlösend, agiert gegen Asthma, agiert bakterizid, agiert antimikrobiell, agiert gegen Arthritis, fördert das Wachsen der Brustdrüsen (Schwangerschaft), hebt die Stimmung, fördert die Milchbildung, unterbindet in der Stillzeit den Eisprung, nimmt Einfluss auf die Psyche (mütterliche Fürsorge für das Neugeborene), senkt das Polaktin, hilft bei Endometriose, hilft bei Schilddrüsenunterfunktion, unterstützt die Fruchtbarkeit, agiert gegen psychische Erkrankungen, agiert gegen Dopaminmangel, hilft bei Östrogendominanz, hilft bei menstrualen Rückenschmerzen, agiert gegen Durchfall, hilft gegen Müdigkeit, verhilft zum hormonellen Gleichgewicht.

Die Universita' degli Studi di Catania stellte in einer Studie fest, dass Mönchspfeffer die gleiche Wirkung hat wie das Antidepressivum Fluoxetin. Mönchspfeffer nimmt Einfluss auf den Polaktinspiegel, den die Pflanze senkt. Der Unterschied zwischen Mönchspfeffer und dem Medikament liegt in den schwerwiegenden Nebenwirkungen des Antidepressivums Fluoxetin. Es hat Nebenwirkungen wie Nervosität, Angstzustände, Schlaflosigkeit oder Kopfschmerzen. Außerdem kann dieses Mittel abhängig machen. Wussten Sie das? Nehmen Sie dieses Medikament? Hat Sie Ihr Arzt davon in Kenntnis gesetzt? Hat man Ihnen diese Alternative ermöglicht? Nein? Das wundert mich gar nicht....!

In einer anderen Studie des Nene Hatun Hospital in der Türkei wurde Mönchspfeffer mit der Antibabypille verglichen. Er wurde nicht in Bezug auf Verhütung, sondern auf die Minderung von Regelschmerzen verglichen. Viele Frauen leiden jeden Monat erneut unter diesen schweren Schmerzen. Dagegen verabreicht man oft die Antibabypille. In dieser Studie wurde also die Wirksamkeit der Antibabypille mit der des Mönchspfeffers verglichen. Das Ergebnis besagt keinen Unterschied. Wenn es also keinen Unterschied in der Wirkung gibt, dann würde ich den Frauen niemals zur Antibabypille raten. Warum? Weil Mönchspfeffer keine Nebenwirkungen hat. Die Antibabypille dagegen so viele, dass ich darüber alleine ein Buch schreiben könnte. Haben Sie das gewusst? Haben Sie eine Tochter, die exakt aus diesen Gründen die Antibabypille verschrieben bekam? Ich habe drei Jungs, keine Tochter. Hätte ich eine Tochter, würde ich mich zu 100% für die gesunde Alternative entscheiden. In diesem Fall für den Mönchspfeffer.

**Mönchspfeffer bitte nicht anwenden (da er auf Sexualhormone Einfluss nimmt) - oder nur in Absprache Ihres Arztes oder Heilpraktikers - wenn Folgendes vorliegt:** In der Schwangerschaft, in der Pubertät, bei Brustkrebs, bei

Eierstockkrebs, bei Gebärmutterhalskrebs, Tumore der Hirnanhangsdrüse, Dopaminantagonisten, Dopaminagonisten.

Mönchspfeffer entfaltet seine gewünschte Wirkung nach ca. dreimonatiger regelmäßiger Einnahme. Bitte bedenken Sie das, damit Sie nicht enttäuscht sind, weil sich auf die Schnelle nichts verändert.

**Brunnenkresse ist eines der gesündesten Gemüse**

Auch die Brunnenkresse gehört zur Familie der Kreuzblütler. Das alleine lässt schon erahnen, wie gesund sie für uns Menschen ist. Einige kennen die Brunnenkresse auch unter den Namen Wasserkresse. Sie enthält unter anderem sekundäre Pflanzenstoffe, Vitamine, Mineralien und Antioxidantien. Brunnenkresse ist ein ganz wertvolles Heilgemüse und sollte unbedingt Beachtung finden. In diesem genialen Gemüse befinden sich in den kleinen grünen Blättern heilwirkende, blutreinigende Eigenschaften, die zu unserer Gesundung beitragen.

Sie wissen, dass eine Zitrone hohe Mengen an Vitamin C besitzt. Wussten Sie auch, dass Brunnenkresse noch mehr Vitamin C enthält als Zitronen? Einer der wichtigsten Inhaltsstoffe der Brunnenkresse ist das Senföl. Ich habe einen gesonderten Bericht über das Senföl geschrieben, um die Wichtigkeit dieser Substanz zu erklären. Das Senföl ist mitunter dafür verantwortlich, warum die Brunnenkresse ein wahres Gesundheitswunder darstellt. Diese Kostbarkeit der Natur beinhaltet eine Explosion an gesundheitsfördernden Eigenschaften, die uns Mutter Erde schenkt. Sie ist fast überall auf der Welt zu finden.

Hier einige medizinische Eigenschaften der Brunnenkresse: Agiert gegen Krebs, verhindert das Wachstum von Krebs, verhindert die Entstehung von Krebs, agiert gegen Brustkrebs, agiert gegen Lungenkrebs, agiert gegen Prostatakrebs, agiert gegen Darmkrebs, steigert die antioxidative Wirkungskraft, reinigt das Blut, reduziert oxidativen Stress, agiert appetitanregend, agiert gegen Hautkrankheiten, agiert gegen Haarausfall, agiert gegen Herz-Kreislauf-Erkrankungen, für Raucher zu empfehlen.

Brunnenkresse verhindert das Entstehen von Krebs. Dafür sorgen ihre antioxidativen Kräfte, die sich im Blut intensivieren und so den Körper vor Schäden schützen. Wie bereits beschrieben, enthält die Brunnenkresse sekundäre Pflanzenstoffe, die besonders aggressiv im Kampf gegen Krebs agieren. Bei der Brunnenkresse kommt hinzu, dass ihre chlorophyllreichen Blätter ebenfalls gegen freie Radikale wirken. Sie intensivieren und unterstützen den Kampf gegen schädliche und krebserregende Substanzen. In Studien der University of Pittsburgh wurde seitens der Forscher bewiesen, dass der tägliche Verzehr von Brunnenkresse extrem schädliche, giftige und krebsverursachende Einflüsse wie Nitrosamine und Ketone verringert und verarbeitet. Diese Studie ist unter anderem für Raucher sehr interessant, da man somit das Risiko von Lungenkrebs reduzieren kann. In vielen Studien wurde festgestellt, dass Brunnenkresse das Wachstum von Tumoren und Metastasen verhindert. Sie wirkt besonders intensiv, wenn sie als Extrakt injiziert wird. Auch agiert sie dann erfolgreich gegen die Streuung von Brustkrebszellen.

Tolle Studie und tolle Aussage. Ich frage mich nur, warum diese Injektion nicht allgemein bekannt ist. Bestimmt lesen viele zum ersten Mal von dieser Möglichkeit, die gegen Krebs existiert.

Hier kann ich mich mit folgenden Worten einfach immer nur wiederholen. Leider verhindert die Pharmaindustrie jegliches Bekanntwerden von Krebsheilmittel. Warum? Der Markt der Pharmaindustrie ist Hunderte Milliarden Euro schwer und übersät mit patentierten Medikamenten zur Chemotherapie. Genau dieser Markt darf nicht ins Wanken geraten.....

Jede Chemotherapie bringt der Pharmaindustrie unglaublich viel Geld. Naturprodukte kosten im Gegensatz zur Chemo nur ein paar Cents, sind ohne Nebenwirkungen und heilend. Heilung ist kontraproduktiv und gar nicht erwünscht. Geht ja auch gar nicht, denn eine Chemotherapie zerstört auch noch die letzte gesunde Zelle im Leib. Jeder sollte das Recht haben, für sich selber zu entscheiden, wie und womit er behandelt werden möchte!

Ich rate Ihnen, regelmäßig Brunnenkresse zu verzehren. Es ist mehr als bewiesen, dass der regelmäßige Verzehr von Kreuzblütengewächsen, wozu die Brunnenkresse gehört, das Krebsrisiko erheblich senkt.

### Oregano, das natürliche Antibiotikum

Wenn wir Oregano hören, dann denken viele bestimmt gleich an eine leckere Pizza, die mit Oregano gewürzt ist. Oregano ist aber so viel mehr als nur ein Pizzagewürz. Oregano ist eines der heilkräftigsten Kräuter und ein stark wirkendes natürliches Antibiotikum. Eine medizinische Studie der Long Island University in den USA unter der Leitung von Dr. Supriya Bavadekar, Professor für Pharmakologie, ergab, dass die in Oregano enthaltene Substanz Carvacrol, den Zelltod von Krebs verursacht. Oregano zeigt eine ganz deutliche Wirkung gegen metastatische Brustkrebszellen und ähnliche Ergebnisse gibt es bei Prostatakrebszellen. Laut Professor Dr. Supriya Bavadekar eignet sich Oregano für Krebsbehandlungen. „Wir testeten Carvacrol in verschiedenen Konzentrationen und über verschiedene Zeiträume gegen menschliche Prostatakrebszellen und waren begeistert, die vollständige Hemmung von Krebszellen zu sehen", sagt Dr. Bavadekar.

Hier einige medizinische Eigenschaften von Oregano und Oregano-Öl: Agiert gegen Fieber, hilft bei Durchfall, lindert Hautpilzprobleme, agiert gegen Übelkeit, agiert schleimlösend, hilft bei Atemwegserkrankungen, agiert gegen Darmparasiten, agiert gegen resistente Bakterien, ist ein natürliches Antibiotikum, hilft bei bakteriellen Infektionen, hilft bei Ohrenerkrankungen, agiert gegen Pilzerkrankungen, beinhaltet Antioxidantien, agiert gegen Krebs, beugt Thrombose vor, agiert gegen Candida, hilft bei Blähungen, agiert gegen Müdigkeit, hilft bei Hautausschlägen, agiert gegen Prostatakrebs, agiert gegen Brustkrebs.

Noch ein Naturmittel, das erfolgreich gegen Krebs wirkt. Was passiert jetzt also? Wir stellen immer wieder durch wissenschaftliche Studien fest, dass uns die Natur Mittel schenkt, die ganz klar bösartige Erkrankungen wie Krebs heilen. Was macht die Pharmaindustrie jetzt mit all diesen tollen Studienergebnissen? Wo sind die Medikamente, die uns wieder heilen? Auch hier kann ich wieder nur meine Worte wiederholen. Leider verhindert die Pharmaindustrie jegliches Bekanntwerden von Krebsheilmittel. Warum? Der Markt der Pharmaindustrie ist Hunderte Milliarden Euro schwer und übersät mit patentierten Medikamenten zur Chemotherapie. Genau dieser Markt darf nicht ins Wanken geraten......... Jede Chemotherapie bringt der Pharmaindustrie unglaublich viel Geld. Naturprodukte kosten im Gegensatz zur Chemo nur ein paar Cents, sind ohne Nebenwirkungen und heilend. Heilung ist kontraproduktiv und gar nicht erwünscht. Geht ja auch gar nicht, denn eine Chemotherapie zerstört auch noch die letzte gesunde Zelle im Leib.

Man verglich Oregano in seiner Wirksamkeit als Antibiotikum mit anderen 18 aktuellen Antibiotika. Das Ergebnis sprach für Oregano. Er zeigte eine deutlichere Wirksamkeit als alle anderen Antibiotika. Die Behandlung galt Infektionen mit MRSA - Staphylokokken, die resistent gegen jegliche Antibiotika waren und für viele Todesfälle verantwortlich sind. Oregano beinhaltet so viele Antioxidantien, die im Gegensatz zu herkömmlichen

Antibiotika auch diese Bakterien töten. Oregano belegt den dritten Platz in der Rangliste der antioxidativ stärksten Lebensmittel.

**Bitte verwenden Sie Oregano-Öl nicht bei Kindern und nicht in der Schwangerschaft oder während der Stillzeit.**

### Pilze, die medizinischen Helfer aus der Natur

Wussten Sie das Pilze Mischwesen zwischen Pflanzen und Tiere sind? Heute geht man davon aus, dass es weltweit mehr als 5 Millionen Pilzarten gibt. Pilze haben in der chinesischen Medizin einen hohen Stellenwert. Bereits in der Ming Dynastie war man sich der heilenden Wirkung der Pilze bewusst. Unsere Nachbarn in Österreich nennen die Pilze Schwammerl. Das Wort „Pilze" verbinden viele gleich mit Vergiftung und Tod. Aber viele Pilze unterstützen unsere Gesundheit. Viele Speisen werden mit Pilzen zubereitet. Über die gesundheitlichen Wirkungen sind viele gar nicht informiert. Die kalorienarme Pilze, die zu mehr als drei Viertel aus Wasser bestehen, enthalten kaum Fett und sind reich an essenziellen Aminosäuren, Mineralien, Spurenelementen, Eiweiß und Vitaminen. Vitamin D, welches wir ausschließlich über die Sonne aufnehmen können, findet sich ebenfalls in Pilzen. Ich werde hier nicht jeden Pilz auflisten, und über seine Wirkung berichten, sondern benenne hier allgemein die medizinischen Eigenschaften von Pilzen: Senken das Cholesterin, senken den Blutdruck, fördern die Verdauung, hemmen chronische Entzündungen, agieren gegen Erkältungen, agieren gegen Hautkrankheiten, hemmen Gelenkentzündungen, wirken bei Lebererkrankungen, agieren gegen Gastritis, hemmen Magenentzündungen, agieren gegen Allergien, stabilisieren den Kreislauf, fördern die Ausdauer, fördern die Durchblutung, aktivieren die Abwehrkräfte, agieren gegen Viren, reduzieren das Krebsrisiko, agieren gegen Gicht, senken die Harnsäure, agieren gegen Rheuma, agieren gegen

Migräne, agiere gegen Tuberkulose, wirken beruhigend, agieren gegen Herz-Kreislauf-Erkrankungen, stärken das Immunsystem, agieren gegen Schwindel, entspannen die Muskeln, beugen Gelenkentzündungen vor, beugen Lungenerkrankungen vor, agieren gegen Sehstörungen, agieren gegen Darmkrebs, agieren gegen Gebärmutterhalskrebs, agieren gegen Brustkrebs, agieren gegen Prostatakrebs, helfen bei Diabetes, schützen vor freien Radikalen, erhöhen die Milchproduktion von stillenden Mütter, schonen die Bauchspeicheldrüse, agieren gegen Hämorrhoiden.

Es gibt Pilze, die in ihrer Wirkung gleichzusetzen sind mit Mittel, die Sie sonst im Handel erwerben. Besonders möchte ich hier Präparate ansprechen, die gegen Diabetes eingenommen werden. Der Schopftintling erweist hier eine blutzuckersenkende Wirkung genauso wie ein Medikament aus dem Handel. Der Unterschied zwischen dem Medikament und dem Pilz liegt darin, dass durch den Verzehr des Schopftintlings keine Nebenwirkungen entstehen. Im Gegensatz zum chemischen Präparat. Die Natur bietet uns alles, was wir brauchen, um wieder gesund zu werden und das auch noch ohne Nebenwirkungen. Es sollte Ihre Entscheidung sein, ob Sie sich der Natur annehmen oder doch lieber der Chemie.

### Radieschen, der gesunde heilende Genuss

Der Ursprung des Radieschens liegt in China. Franzosen haben das Gemüse im 16. Jahrhundert nach Europa gebracht. Radieschen sind ein Knollengemüse und gehören zu den Kreuzblütengewächsen. Diese Tatsache alleine lässt schon erahnen, wie gesund Radieschen sind. Ihre Inhaltsstoffe wirken sich positiv auf unsere Gesundheit aus. Viele Vitamine, Antioxidantien und Senföle finden sich in ihnen. Dem Radieschen sagt man nach, dass es ganz speziell gegen Pilze und Bakterien agiert.

Hier einige medizinische Eigenschaften von Radieschen: Befreien den Darm von Bakterien, befreien den Magen von Bakterien, befreien den Darm von Pilzen, befreien den Magen von Pilzen, agieren gegen Krebs, stärken das Immunsystem, schützen die Zellen, agieren gegen Depression, erhellen die Stimmung, stärken die Knochen, versorgen die Zellen mit Energie, unterstützen die Gewichtsabnahme, binden Fette, unterstützen die Galle, unterstützen die Leber, senken das Cholesterin, entwässern, agieren blutdrucksenkend, sorgen für die Gesundheit, agieren gegen Brustkrebs, agieren gegen Eierstockkrebs, agieren gegen Prostatakrebs, agieren gegen Darmkrebs, reinigen die Nebenhöhlen, agieren gegen Schleimbildung, agieren gegen Candida albicans Pilze, entgiften, lindern Ekzeme, helfen bei Akne.

Laut Studien wirkt das in den Radieschen enthaltene Senföl Sulforaphan wie ein Gift gegen Tumorzellen. Die Wirksamkeit wurde besonders bei Brustkrebs, Darmkrebs, Prostatakrebs und Eierstockkrebs bewiesen. Wenn man jedoch das Gemüse erhitzt, verliert das Sulforaphan zu 90 % seine Wirkung. Ich empfehle Ihnen daher, Gemüse aus der Familie der Kreuzblütengewächse, wenn möglich, roh zu konsumieren. Radieschen sind genau dafür prädestiniert.

### Spinat, das entzündungshemmende Heilgemüse

Aus Südwestasien stammt der Spinat, der vorwiegend als Blattgemüse konsumiert wird. Spinat ist das Gemüse, das die stärkste entzündungshemmende Wirkung im Vergleich zu anderen Lebensmitteln besitzt. Spinat ist reich an gesunden Inhaltsstoffen wie Vitaminen, Mineralien und Antioxidantien.

Hier einige medizinische Eigenschaften von Spinat: Agiert entzündungshemmend, fördert den Muskelaufbau, aktiviert das

Immunsystem, agiert gegen Blähungen, fördert die Verdauung, stärkt die Augen, agiert gegen Nachtblindheit, senkt den Blutdruck, agiert gegen Krebs, belebt den Körper, agiert gegen Müdigkeit, fördert den Appetit, senkt Fieber, unterstützt die Gewichtsabnahme, fördert die Fettverdauung, senkt das Cholesterin, agiert gegen Heißhungerattacken, stärkt die Zähne, stärkt die Knochen, aktiviert die Abwehrkräfte, für Diabetiker geeignet, entlastet das Herz, stärkt das Herz, unterstützt das Herz-Kreislauf-System.

Spinat enthält Oxalsäure. Diese erschwert, dass Eisen und Kalzium vom Körper aufgenommen werden. Spinat sollte aus dem Grund immer mit Lebensmitteln verzehrt werden, die die Wirkung der Oxalsäure mindern. Spinat in Verbindung mit Kartoffeln sind in diesem Fall eine sehr geeignete Speise. Spinat ist für Menschen mit gesundheitlichen Problemen wie Arthritis, Gicht, Rheuma, Osteoporose und Nierenleiden nicht unbedingt zu empfehlen.

**Trauben – klein, süß und groß an Wirkung**

Weiße und rote Trauben wirken sich bei regelmäßigem Verzehr sehr positiv auf unsere Gesundheit aus. Sie beinhalten sehr viele positive Eigenschaften, die für unseren Organismus von größter Bedeutung sind. Gerade im Herbst, wenn die Erkältungszeit so richtig losgeht, können Sie mit Trauben Ihren Organismus zum einen reinigen und zum anderen Ihre Abwehrkräfte stärken. Für diese „Kur" benötigen Sie keine Wochen, sondern zwei bis drei Tage, an denen Sie sich mit diesen leckeren Trauben so richtig satt essen dürfen. Rote Trauben reinigen unser Blut und unsere Organe, sie stärken und aktivieren dabei unser Immunsystem. Maßgeblich sind die Haut und Kerne der Trauben daran beteiligt. Deshalb wäre es wichtig, genau die auch mit zu verzehren. Rote Trauben besitzen eine antibakterielle Wirkung. Sie sind in der Lage, Viren und Infektionen abzuwehren. Ganz abgesehen von dieser inneren Säuberung und die damit verbundene Immunstärkung, nenne ich hier einige medizinische Eigenschaften von Trauben: Wirken wasserregulierend, helfen dem Körper zu entschlacken, stärken das Immunsystem, beugen Herz-Kreislauf-Krankheiten vor, wehren Infektionskrankheiten ab, wirken cholesterinsenkend, schützen unsere Zellen, verlangsamen den Alterungsprozess, beugen Krankheiten vor, schützen vor freien Radikalen, heilen Nierenkrankheiten, enthalten Antioxidantien, unterstützen das Gedächtnis, schonen den Magen, agieren gegen Krebs, beugen Prostatakrebs vor, beugen Krebs vor, agieren gegen Müdigkeit, beugen Arteriosklerose vor, agieren gegen Verstopfung, reinigen das Blut, reinigen die Organe, stärken die Nieren, stärken die Leber, stärken den Darm, beugen Alzheimer vor, stärken die Knochen, agieren gegen Depression, hellen die Stimmung auf, stärken das Nervengerüst, regen den Stoffwechsel an, lindern Rheumaschmerzen, lindern Gichtschmerzen.

Bitte beachten Sie vor dem Verzehr, dass die Trauben gründlich gewaschen wurden. Gerade Schädlinge mögen Trauben und um diese abzuwehren, werden sie gründlich mit Pflanzenschutzmittel bespritzt. Trauben zählen aus dem Grunde leider zu der am höchsten belasteten Obstsorte.

Schwangere oder Frauen, die sich in der Kinderplanung befinden, sollten viele rote Trauben essen, da sie Folsäure enthalten, die gerade am Anfang der Schwangerschaft sehr wichtig für die Zellteilung ist.

Für alle, die sich für eine reinigende, entgiftende und gleichzeitig immunstärkende Kur interessieren, ist hier die Anwendung für 3 Tage. Pro Tag sollten Sie zu Ihrem normalen Essen 2 kg Trauben genießen und viel Wasser, Früchtetee oder Kräutertee dazu trinken. Am besten eignen sich dazu unbehandelte Trauben.

Auch hier bietet uns die Natur ein Produkt an, mit dem wir ohne zusätzliche chemische Mittel unser Immunsystem stärken und uns von Giften befreien können, die wir durch die Umwelt leider zwangsläufig aufnehmen und unsere Gesundheit auf Dauer extrem und ernsthaft schädigen.

## Wirsingkohl und seine Heilwirkung

Aus dem Mittelmeerraum stammt der Wirsingkohl, der inzwischen auch u.a. in Deutschland angebaut wird. Der kalorienarme Wirsing enthält viele gesunde Inhaltsstoffe. Diese sind Vitamine, Flavonoide, Carotinoide, Antioxidantien, Senfölglycoside, sekundäre Pflanzenstoffe und Folsäure, um nur einige zu nennen.

Hier einige medizinische Eigenschaften des Wirsings: Stärkt das Immunsystem, stärkt die Abwehrkräfte, reguliert den Blutdruck, sorgt für die Zellteilung, enthält Antioxidantien, agiert antibakteriell, agiert gegen Arteriosklerose, agiert gegen Krebs, unterstützt das Abnehmen, agiert als natürliches Antibiotikum, agiert gegen Infektionskrankheiten, agiert gegen Erkältung, hilft bei Atemwegserkrankungen.

Laut Studien kann der Wirkstoff Glucosid, der im Kohl enthalten ist, Enzyme im Körper aktivieren. Diese wiederum fangen freie Radikale und neutralisieren sie. Freie Radikale sind aggressiv wirkende Verbindungen, die gesunde Zellen befallen und zerstören. Auf diesem Weg können schwere Krankheiten wie Krebs gar nicht erst entstehen.

Kohlblätter werden sehr erfolgreich zur Wundheilung benutzt. Studien haben erwiesen, dass das in Kohl enthaltene Senföl zur Heilung beiträgt. Dieses Senföl ist ein sekundärer Pflanzenstoff, ein Antioxidans, das gegen Bakterien, Pilzen und Viren aggressiv agiert.

In der Phytotherapie verwendet man sehr erfolgreich Kohlblätter gegen Abszesse. Wenn man die Blätter klein schneidet oder zerstampft, bildet sich das Senföl, das dann die Wirkung eines

Antibiotikums einnimmt. Anhand dieses Berichtes sehen sie, dass nicht immer chemische Mittel die Wirksamkeit erbringen, die man sich zur Heilung erwünscht. Viel mehr sind es die natürlichen Produkte, die uns Mutter Erde geschenkt hat. Diese natürlichen Mittel sind nebenwirkungsfrei und helfen, unsere Gesundheit zu festigen und unterstützen uns erfolgreich bei der Gesundung.

**Zimt, ein unterschätzter Naturheiler**

Was ist Zimt und woher kommt Zimt? Es existiert ein Baum, der den Namen Zimtbaum trägt und aus dem Zimt gewonnen wird. Dazu schneidet man Zweige des Baumes ab und entfernt deren Rinde. Diese wird anschließend getrocknet und gelagert. Auf diese Weise gewinnt man die Zimtstangen. Diese wiederum kann man mahlen und erzeugt somit Zimtpulver. Wir alle kennen Zimt besonders aus der Küche zum Würzen. Das ist allerdings nur ein Nebenprodukt dieses Heilmittels. Zimt wird in seiner Wirkung und Eigenschaften unterschätzt. Die alten Ägypter betitelten Zimt als wertvolles Gold und haben es für jegliche Krankheiten eingesetzt. Inzwischen haben wissenschaftliche Studien Zimt eine antimikrobielle Wirkung bestätigt.

Hier einige medizinische Eigenschaften von Zimt: Wirkt gegen bakterielle Infekte, wirkt sich positiv auf das Verdauungssystem aus, ist ein Fatburner, ist ein Diabetes-Killer, wirkt gegen Pilzinfektionen, ist ein Cholesterinsenker, blutzuckersenkend, steigert den Stoffwechsel, agiert gegen Krebs, ist in vielen Bereichen therapiebegleitend, wirkt gegen Magen-Darm-Infektionen, hemmt den Fußschweißgeruch, eignet sich perfekt für Diabetiker, eignet sich bei metabolischem Syndrom, fördert den Fettabbau, steigert die Konzentrationsfähigkeit, steigert die Gedächtnisleistung, agiert gegen Alzheimer, hemmt Angstzustände, agiert gegen Gebärmutterhalskrebs, agiert gegen Prostatakrebs, agiert gegen Lungenmetastasen.

Ich rate Ihnen, ab sofort in jede Tasse Kaffee eine Prise Zimt zu geben. Es eignet sich auch auf Obstsalaten, Müslis, Eis und überall dort, wo Sie den Geschmack als passend erachten. Ihre Gesundheit, Ihr Blut und Ihre ganze Konstitution werden es Ihnen danken.

## In der Schwangerschaft sollten Sie Zimt nur eingeschränkt verwenden.

### Rote Bete ist eine heilwirkende Powerknolle

Rote Bete ist eine echte Powerknolle, in der viele Mineralien, Vitamine und wertvolle Pflanzenstoffe enthalten sind. Diese gesunde Knolle wird auch rote Bete, rote Beete, rote Rübe, in der Schweiz Rande, in Teilen Österreichs und Bayern auch Rahner genannt. Rote Bete „repariert" alles im Körper, was „falsch" ist! Sie sollte unbedingt in jedem Speiseplan integriert werden. Rote Bete gehört zu den gesündesten Gemüsesorten!

Hier einige medizinische Eigenschaften der roten Bete: Steigert den Blutfluss, reguliert den Cholesterinspiegel, unterstützt die Leberfunktion, entgiftet den Körper, verzögert das Altern, treibt den Fettstoffwechsel an, schützt die Blutgefäße, fördert die Verdauung, schützt vor Lebererkrankungen, stärkt die Leistung im Ausdauersport, senkt das Risiko von Herzerkrankungen, senkt das Risiko von Schlaganfällen, senkt den Blutdruck, bekämpft Entzündungen, besitzt Anti-Krebs-Eigenschaften, unterstützt die Gewichtsabnahme.

Was macht die rote Bete so gesund für uns? In dieser Knolle befinden sich neben A, C, B Vitaminen auch Kalium, Jod, Folsäure, Kalzium, Magnesium, Eisen, Phosphor und Natrium. Auch Betain ist in der roten Bete enthalten. Genau dieser Stoff senkt das Risiko für Herzkrankheiten. Selbst Stoffe, die uns vor Krebs schützen, sind in diesem Gemüse enthalten. Zu guter Letzt dürfen wir das Nitrat nicht vergessen, das für die Senkung des Blutdrucks verantwortlich ist. Zusammengefasst ist all das ein kleiner Eindruck davon, warum die rote Bete eine echte Wunderknolle ist, die uns bei regelmäßigem Verzehr viel Gesundheit und Leistungsfähigkeit schenkt.

## Knoblauch- (sirup) die alternative Medizin

Wer eine Penizillinallergie hat, oder einfach kein Penizillin einnehmen möchte, für den gibt es eine gesunde Alternative, nämlich Knoblauchsirup. Er ist wesentlich stärker in seiner Wirkung als Penizillin und sogar in der Lage, Krebs und viele andere Krankheiten zu behandeln. Was den Kostenfaktor angeht, sei hier nur kurz erwähnt, dass es im Vergleich zu Penizillin um Centbeträge geht. Das ist ein Grund, warum diese Art zu behandeln nicht publik gemacht wird .... Jeder kann sich diesen Sirup selber zubereiten. Die Zutaten sind Knoblauch, Honig und Apfelessig. Jede einzelne dieser Zutaten hat für sich eine gewaltige Heilkraft, aber zusammen sind sie eben noch stärker.

Hier einige medizinische Eigenschaften von Knoblauchsirup: Stärkt das Immunsystem, senkt das Cholesterin, senkt den Blutdruck, agiert gegen Gicht, agiert gegen Gelenkschmerzen, agiert gegen Arthritis, Honig wirkt antibakteriell, Honig wirkt antiviral - wird oft bei Husten und Erkältung benutzt, Apfelessig hat viele Phytonährstoffe, die Krebs verhindern, Apfelessig verhindert Beinkrämpfe, Apfelessig hilft, Nierensteine aufzulösen, Knoblauch besitzt antivirale und antibakterielle Eigenschaften.

**Aufgrund des Allicingehalts gehört Knoblauch zu den allerstärksten natürlichen Antibiotika hier auf Gottes Erden.** Der

Verzehr von Knoblauchsirup hat keine Nebenwirkungen. Im Gegenteil. Der regelmäßige Verzehr verhindert Krankheiten und sorgt für eine optimale Gesundheit.

Für alle, die sich den Sirup selber zubereiten möchten, hier das Rezept: 1 Tasse Honig - 200 ml, 1 Tasse Apfelessig - 200 ml, 9 geschälte und klein geschnittene Knoblauchzehen. Zerkleinerten Knoblauch zusammen mit den anderen Zutaten in einen Mixer geben und ordentlich mixen. Diese Mixtur wird dann in einen Glasbehälter gegossen, der sich gut verschließen lässt. Das Glas dann in den Kühlschrank stellen. Dort ca. 5 Tage ruhen lassen. Während dieser 5 Tage jeden Tag einmal gut durchmischen. Nach den 5 Tagen ist der Sirup fertig.

Anwendung /Dosierung:

2 TL Knoblauchsirup in ein großes Glas Wasser mischen und auf nüchternen Magen Schluck für Schluck langsam trinken. Bitte nicht alles auf einmal trinken, da es sonst zu Magenschmerzen kommen kann.

**Buchempfehlung: Ich besiegte meinen Krebs. Sie können das auch!**

Für Michael war sofort nach der Diagnose Krebs klar, dass er nicht zu den 97,7% gehören wollte, die gem. einer repräsentativen Studie von 228.000 Krebspatienten nach einer Chemotherapie sterben. Ein guter Freund von Michael, der eine Chemotherapie vor seinem Tod qualvoll erleben musste, gab ihm einen freundschaftlichen Rat, bevor er starb: »Michael, sofern du einmal in meine Situation kommen solltest, verweigere die Chemotherapie. Das Zeug vergiftet und tötet dich. Ich merke es an meinem eigenen Körper. Es ist pures Gift!« Ab dem Zeitpunkt seiner Erkrankung beschäftigte sich Michael nur noch mit seinem Krebs. Er analysierte seine Krankheit mit den unterschiedlichsten Management- und Entwicklertools, um eine valide Einschätzung der Gesamtsituation mit allen Risiken, Schwächen, Stärken und Chancen zu erhalten. Daraus entwickelte er eine erfolgreiche Strategie und Zukunftsperspektive. Vom ersten Tag an formuliert Michael: »Ich werde ein schönes neues Leben ohne Krebs führen.« Er entwickelte ein 5-Säulenprogramm, um sich zu heilen. Der Erfolg gibt ihm recht. Lesen Sie selbst! »Qui sanat vincit - Wer heilt, hat recht!«

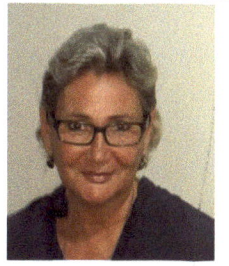

Inas Mariam Al Naqib
Autorin
&
Michael Kurth Al Naqib
Patient

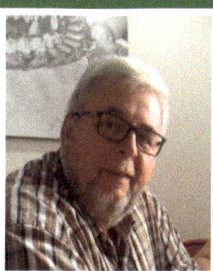

Wir veröffentlichten die Krankengeschichte von Michael verbunden mit dem Wunsch, dass eine zwingend notwendige Diskussion über die Behandlung von Krebs, Tumoren und Metastasen entsteht. Die Menschheit braucht einen Weg ohne die tödliche Chemotherapie.

Das es auch anders geht, zeigt Ihnen der Weg von Michael. Er hat sofort nach der Diagnose angefangen, seinen Weg zu gehen und er erkannte, dass er nun am Scheidepunkt seines Leben angekommen war. Michael erläuterte mir seine Entscheidung: „Hopp oder Top, alles oder nichts, gewinnen oder sterben, nach meinen Vorgaben ohne Chemotherapie. Ich werde so lange recherchieren, bis ich die Ursache für meinen Krebs kenne."

Michael analysierte mit einer stoischen Ruhe alles, was er zu lesen bekam, und übergab mir täglich Listen mit Suchbegriffen, die ich für ihn im Internet recherchierte. Er studierte im Schnellverfahren alle bekannten Heilverfahren und pickte sich aus allem das Beste heraus. Ich war der passive Part und unterstützte ihn bedingungslos. Wie er aus dem Nichts in seiner Situation ein 5 Säulen-programm schuf, machte mich sprachlos. Er wendete Cherry-picking aus der Schulmedizin an, erlernte andere Verhaltensmuster, visualisierte seine neue Zukunft mit Affirmationen, wählte eine absolute Entgiftung seines Körpers, stellte seine Ernährung und Getränke um, stärkte seine Selbstheilungskräfte mit Meditation und bat seinen inneren Arzt um Hilfe.

Schockiert waren wir, als wir verstanden, was in unserem Gesundheitssystem Usus ist.  Früher hätte ich nie geglaubt, dass die Aussage von **Prof. Dr. Pauling** stimmt, der sagte: **„Jeder sollte wissen, dass der Krieg gegen den Krebs größtenteils ein Betrug ist!"** Exakt auf den Punkt bringt es ein **Professor für Onkologie (o.V.):** **„Wenn Sie die Sterberate bei Krebs um ein paar Prozent reduzieren können, werden Sie geehrt. Wenn Sie Krebs heilen können, werden Sie erschossen."**

Alles, was Sie in dem Buch lesen, ist authentisch und entspricht der Wahrheit!

Inas Mariam und Michael Kurth Al Naqib

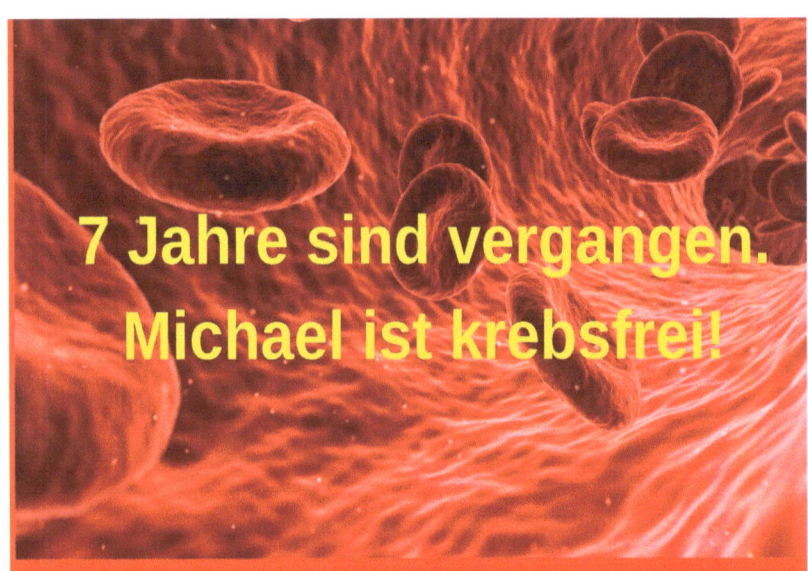

**7 Jahre sind vergangen.**
**Michael ist krebsfrei!**

Inas Mariam Al Naqib

# Ich besiegte meinen Krebs. Sie können das auch!

Wie? Erzählt Ihnen Michael
in diesem Buch

3., überarbeitete Auflage

„Es gibt Menschen, die nur lesen,
um dem Schriftsteller Fehler
nachzuweisen.
Wer ohne Vorurteile liest, wird
das Richtige lesen."

Voltaire

# Anhang: Quellennachweis

Recherchelegende: Ich erkläre ausdrücklich, dass zum Zeitpunkt der Linksetzung die entsprechenden verlinkten Seiten frei von illegalen Inhalten waren. Auf die aktuelle und zukünftige Gestaltung, die Inhalte oder die Urheberschaft der gelinkten/verknüpften Seiten habe ich keinerlei Einfluss. Deshalb distanziere ich mich hiermit ausdrücklich von allen Inhalten, die nach der Linksetzung verändert wurden. Diese Feststellung gilt für alle gesetzten Links und Verweise. Diese Erklärung gilt für alle hier angezeigten Links und für alle Inhalte der Seiten, zu denen die bei ihr angemeldeten Links führen:

Wissenschaftliche Berichte und Analysen
https://www.greenmedinfo.health/

International Institute of Anticancer Research
https://iiar-anticancer.org/

Kurkuma
https://www.kurkuma-wurzel.info/gegen-krebs.html
http://www.biologischekrebstherapie.net/behandlungen/curcumin/
https://www.herbano.com/de/ratgeber/kurkuma-krebs
https://www.kurkuma-superfood.info/krebstherapie
http://stiftungkrebshilfe.ch/kurkuma-und-curcumin/
http://pubs.acs.org/doi/abs/10.1021/ja809217u
https://www.ncbi.nlm.nih.gov/pubmed/20229497
http://lpi.oregonstate.edu/mic/dietary-factors/phytochemicals/curcumin
http://www.lifeextension.com/magazine?c=2

Löwenzahn
http://www.focus.de/gesundheit/videos/erste-tests-erfolgreich-forscher-entdecken-neues-mittel-gegen-krebszellen-es-waechst-auf-jeder-wiese_id_7257292.html
https://bessergesundleben.de/loewenzahn-erstaunliche-krebshemmende-eigenschaften/
http://www.epochtimes.de/gesundheit/loewenzahnwurzeln-effektiver-als-chemotherapie-rezept-a1327416.html
https://daserwachendervalkyrjar.wordpress.com/2017/10/27/loewenzahn-ein-unkraut-gegen-krebs/
http://www.homeopathy.at/loewenzahn-taraxacum-officinale
https://www.ncbi.nlm.nih.gov/pubmed/20646355
https://www.ncbi.nlm.nih.gov/pubmed/18425335
https://www.ncbi.nlm.nih.gov/pubmed/22647733
http://redeemsuperfood.com/research.php

Schwarzkümmel
https://www.ncbi.nlm.nih.gov/pubmed/2058241
https://www.mskcc.org/cancer-care/integrative-medicine/herbs/nigella-sativa
https://www.mskcc.org/cancer-care/integrative-medicine/herbs/nigella-sativa
https://www.gesundheit.de/ernaehrung/lebensmittel/saucen-und-oele/schwarzkuemmeloel
https://www.ncbi.nlm.nih.gov/pubmed/19385474

Moringa
http://journals.plos.org/plosone/article?id=10.1371/journal.pone.0095492
https://www.ncbi.nlm.nih.gov/pubmed/25374169

http://science.naturalnews.com/pubmed/19298195.html
http://moringa.reswal.com

Thymian
http://gesund-sein-heute.de/thymian-oel-gegen-krebs/
https://www.ncbi.nlm.nih.gov/pubmed/8602337?dopt=Abstract
http://www.gesundheute.com/5-aetherische-kraeuteroele-die-krebszellen-bekaempfen-koennen/
http://www.epochtimes.de/gesundheit/aetherische-oele-gegen-krebs-a1293766.html
http://www.sciencedirect.com/science/article/pii/S0740002003000467
https://www.ncbi.nlm.nih.gov/pubmed/23285814

Ganoderma-Reishi Pilz
https://www.ncbi.nlm.nih.gov/books/NBK92757/
https://www.naturalnews.com/045195_triterpenoids_reishi_mushrooms_cancer.html
http://www.cancertruth.info/bonusreports.html/Bonus6.pdf
https://www.ncbi.nlm.nih.gov/pubmed/17332936
https://www.thieme.de/de/naturheilverfahren-chinesische-medizin/reishi-in-der-krebstherapie-45345.htm
Jan I. Lelley, "Die Heilkraft der Pilze", Krefeld, 2007
http://www.mykotherapien.com/beschwerden/krebsbegleitend_reishi.asp

Einjähriger Beifuß
http://www.uni-heidelberg.de/presse/news2011/pm20110708_artesunat.html
http://www.phytodoc.de/heilpflanzen/einjaehriger-beifuss
http://www.artemisiafrau.de/
https://www.vitalstoffmedizin.ch/index.php/de/wirkstoffe/artemisia
https://www.welt.de/gesundheit/article10802238/Ein-Wundertee-soll-die-Welt-von-Malaria-befreien.html
http://ganzheit-natur-gesundheit.blogspot.com.es
http://www.n-tv.de/wissen/Pflanze-uebertrumpft-Medikament-article9867161.html

Leinsamen
http://blog.aicr.org/2012/01/11/major-new-analysis-fiber-may-prevent-breast-cancer/
https://green-panda.com/phytooestrogene-in-leinsamen-natuerliche-helfer-gegen-krebs/
http://www.top-gesundheitstipps.de/thema/leinsamen.html
https://www.ksta.de/lebensmittelforschung-leinsamen-als-mittel-gegen-krebs-13440750

Brokkoli
https://www.welt.de/gesundheit/article1755488/Warum-Brokkoli-ganz-besonders-heilsam-ist.html
https://www.zentrum-der-gesundheit.de/sprossen-brokkoli.html
https://www.lifeline.de/ernaehrung-fitness/gesund-essen/brokkoli-id28682.html
https://www.klinikum.uni-heidelberg.de/fuer-Patienten.111688.0.html
https://thetruthaboutcancer.com/cancer-fighting-health-benefits-of-broccoli/
http://oregonprogress.oregonstate.edu/summer-2016/secret-power-broccoli
https://articles.mercola.com/sites/articles/archive/2017/04/03/how-sulforaphane-fights-cancer.aspx
https://www.zentrum-der-gesundheit.de/pdf/brokkoli_03.pdf
https://www.klinikum.uni-heidelberg.de/ShowSingleNews.176.0.html?&no_cache=1&tx_ttnews%5

Grünkohl
https://www.youtube.com/watch?v=TSvcJmMETQ4
http://www.organicauthority.com/health/most-nutrient-dense-healthy-foods-on-earth.html
https://www.ncbi.nlm.nih.gov/pubmed/27028789
https://www.uni-oldenburg.de/news/art/studie-gruenkohl-beugt-am-besten-gegen-krebs-vor-2243/
https://www.ostfrieslandcard.com/2017/10/12/grünkohl-echt-lecker-und-wirksam-gegen-krebs/
http://www.heilpraxisnet.de/naturheilpraxis/krebsvorbeugende-substanzen-gruenkohl-schuetzt-am-besten-vor-krebs-2016060367978
https://www.ndr.de/ratgeber/kochen/warenkunde/Gruenkohl-wirkt-vorbeugend-gegen-Krebs,gruenkohl548.html

Rosenkohl
https://www.ncbi.nlm.nih.gov/pubmed/18293303

http://edoc.sub.uni-hamburg.de/haw/volltexte/2010/951/pdf/ern_y_559.pdf
https://www.welt.de/gesundheit/article2041904/Rosenkohl-kann-Krebsrisiko-senken.html
https://www.lifeline.de/ernaehrung-fitness/gesund-essen/rosenkohl-id29659.html
http://www.medizinauskunft.de/artikel/diagnose/krankheiten/Weitere/26_09_isothiocyanate.php


Porree
https://www.ncbi.nlm.nih.gov/pubmed/23497863
https://www.ncbi.nlm.nih.gov/pubmed/16030366
http://www.whfoods.com/genpage.php?tname=foodspice&dbid=26
https://www.ncbi.nlm.nih.gov/pubmed/15373701
http://www.drjokar.com/gesundheit-a-z/lauch
https://www.vitamine.com/heilpflanzen/lauch/


Oliven
http://www.muk.uni-frankfurt.de/54648080/074
http://healthimpactnews.com/2013/10-reasons-you-should-be-eating-olives/
https://www.ncbi.nlm.nih.gov/pubmed/18460116
https://www.zentrum-der-gesundheit.de/oliven.html
https://www.gesundheit.de/ernaehrung/lebensmittel/weitere-lebensmittel/oliven
https://www.welt.de/lifestyle/article1047255/Essen-Sie-sieben-Oliven-am-Tag.html
https://www.vitamine.com/lebensmittel/oliven/


Papaya-Papayakerne
https://www.sciencedaily.com/releases/2010/03/100309182449.htm
https://www.naturalnews.com/026372_cancer_papaya_protein.html
https://www.naturalnews.com/025846_papaya_fruit_health.html
http://www.barbara-simonsohn.de/gesundes-leben/superfood/papaya/
https://www.naturalnews.com/028515_papaya_skin_wrinkles.html
https://www.ncbi.nlm.nih.gov/pubmed/17392149
https://www.livestrong.com/article/411770-papaya-for-digestion/
https://www.ncbi.nlm.nih.gov/pubmed/8412504
https://www.naturalnews.com/029126_birth_control_papaya.html
https://www.zentrum-der-gesundheit.de/papayakerne-ia.html
http://www.heilpflanzen-lexikon.com/papaya.html
http://www.huffingtonpost.de/2016/03/31/papaya-gesund-frucht-superfood_n_9313812.html


Ananas
https://www.ncbi.nlm.nih.gov/pubmed/19339108
https://www.ncbi.nlm.nih.gov/pubmed/19116226
https://www.ncbi.nlm.nih.gov/pubmed/21432909
https://www.ncbi.nlm.nih.gov/pubmed/19700238
https://www.brigitte.de/gesund/ernaehrung/ernaehrung--warum-ananas-so-gesund-ist-10123668.html
https://www.zentrum-der-gesundheit.de/ananas-pi.html
https://bessergesundleben.de/der-verzehr-von-ananas-bringt-11-gesundheitliche-vorteile-mit-sich/


Pflaume
https://www.naturalnews.com/028947_breast_cancer_plum.html
https://www.ncbi.nlm.nih.gov/pubmed/19530711
https://www.ncbi.nlm.nih.gov/pubmed/17190111
https://www.ncbi.nlm.nih.gov/pubmed/22818725
https://www.ncbi.nlm.nih.gov/pubmed/24090144
https://www.welt.de/kmpkt/article159423429/Sechs-Effekte-die-Pflaumen-auf-deinen-Koerper-haben.html
https://www.lifeline.de/ernaehrung-fitness/gesund-essen/pflaumen-gesund-inhaltsstoffe-id42448.html
https://eatsmarter.de/lexikon/warenkunde/pflaumen
https://www.zentrum-der-gesundheit.de/pflaumen.html


Mandeln
https://www.ncbi.nlm.nih.gov/pubmed/24555818
https://www.sciencedaily.com/releases/2014/06/140630094527.htm

http://jn.nutrition.org/content/147/8/1517
https://www.sciencedaily.com/releases/2016/02/160222220821.htm
https://www.gesundheit.de/ernaehrung/lebensmittel/weitere-lebensmittel/nuesse/mandel

Zimt
http://care.diabetesjournals.org/content/26/12/3215.long
https://bmccancer.biomedcentral.com/articles/10.1186/1471-2407-10-210
https://de.wikipedia.org/wiki/Zimt
https://www.eatmovefeel.de/zimt/
https://www.zentrum-der-gesundheit.de/zimt.html

Ingwer
https://www.zentrum-der-gesundheit.de/massnahmen-brustkrebs-ingwer-ia.html
https://www.ingwer-info.de/wirkung/
https://www.apotheken-umschau.de/Ernaehrung/Warum-Ingwer-gesund-ist-106499.html
https://www.ncbi.nlm.nih.gov/pubmed/22969274
https://www.ncbi.nlm.nih.gov/pubmed/21849094
http://www.focus.de/gesundheit/videos/studien-in-fruehphase-hilft-ingwer-gegen-krebszellen-das-ist-die-wahrheit-ueber-die-wunderknolle_id_4739285.html
http://www.epochtimes.de/genial/heilkraft-ingwer-krebsstammzellen-a1283232.html
https://bewusst-vegan-froh.de/ingwer-ist-1000-mal-staerker-als-chemotherapie-und-laesst-gesunde-zellen-in-frieden/

Knoblauch
https://www.zentrum-der-gesundheit.de/knoblauch.html
http://www.focus.de/gesundheit/videos/13-gute-gruende-das-passiert-wenn-sie-jeden-tag-ein-stueck-knoblauch-essen_id_4962762.html
http://www.rp-online.de/leben/gesundheit/news/wie-knoblauch-gegen-krebs-helfen-kann-aid-1.1603627
https://www.aponet.de/aktuelles/ihr-apotheker-informiert/20141126-stoffe-aus-knoblauch-koennten-krebs-bremsen.html
http://vitamine-ratgeber.com/knoblauch-reduziert-lungenkrebsrisiko-rauchern-drastisch/

Knoblauchsirup
http://www.erhoehtesbewusstsein.de/dieser-knoblauchsirup-ist-10x-starker-als-penizillin-und-behandelt-viele-krankheiten-einschliesslich-krebs/
http://allhealthalternatives.com/dieser-knoblauchsirup-ist-10x-starker-als-penizillin-und-behandelt-viele-krankheiten-einschliesslich-krebs/#sthash.hQgUldxs.dpbs
https://www.gesundes-leben.net/blog/knoblauchsirup/
http://www.gesunde-naturheilmittel.de/2017/04/knoblauchsirup-wundermittel-gegen-viele.html

Koriander
http://www.zeitung.de/gesundheit/ernaehrung/gewuerze/koriander/
https://www.fid-gesundheitswissen.de/pflanzenheilkunde/koriander/
https://www.gesundheit.de/lexika/heilpflanzen-lexikon/koriander-anwendung
https://www.zentrum-der-gesundheit.de/koriander.html
http://www.natuerlich-online.ch/suche/
https://freidok.uni-freiburg.de/data/5661
https://www.sciencedaily.com/releases/2011/08/110823193857.htm

Zitrone
https://fitnfemale.com/10-grunde-weshalb-zitronen-so-gesund-sind-2/?v=04c19fa1e772
https://www.zentrum-der-gesundheit.de/zitrone.html
https://www.evidero.de/zitronensaft-gegen-krankheiten
http://www.greensoul.de/zitronenwasser/
https://bessergesundleben.de/was-zitronen-alles-fuer-deine-gesundheit-koennen/
http://www.fitforfun.de/gesundheit/178374.html

Lorbeerblätter
http://heilpflanzen24.com/lorbeer-wirkung-und-gesundheit-649

http://www.naturheilkraeuter.org/lorbeer/
http://www.vorsichtgesund.de/glossary/lorbeer-laurus-nobilis/
http://www.gesundheute.com/lorbeerblaetter/
https://www.heilpflanzen-welt.de/2006-11-Ausgezeichneter-Lorbeer/

Zwiebeln
https://www.youtube.com/watch?v=0NNlfb5mJ5U&app=desktop
https://www.naturalnews.com/045470_onions_natural_treatment_allicin.html
https://www.ncbi.nlm.nih.gov/pubmed/8536847
https://www.ncbi.nlm.nih.gov/pubmed/17093154
https://www.ncbi.nlm.nih.gov/pubmed/27296404
https://www.fid-gesundheitswissen.de/pflanzenheilkunde/zwiebel/
http://www.ndr.de/ratgeber/gesundheit/Zwiebel-Heilpflanze-2015,zwiebel100.html

Granatapfel
https://www.gesundheit.de/medizin/naturheilmittel/heilpflanzen/granatapfel-in-der-modernen-naturheilkunde
https://www.apotheken-umschau.de/Ernaehrung/Wie-gesund-Granataepfel-wirklich-sind-102237.html
https://www.granatapfel-ratgeber.info
https://www.unboundmedicine.com/medline/citation/22648092/abstract/Effects_of_Pomegranate_Juice_Supple
mentation_on_Pulse_Wave_Velocity_and_Blood_Pressure_in_Healthy_Young_and_Middle_aged_Men_and_Wome
n_
Salbei
https://www.fid-gesundheitswissen.de/pflanzenheilkunde/salbei/
https://www.gesundheit.de/lexika/heilpflanzen-lexikon/salbei-wirkung
https://www.zentrum-der-gesundheit.de/salbei.html
http://www.zeitung.de/gesundheit/ernaehrung/gewuerze/salbei/
https://www.gesundheit.gv.at/leben/ernaehrung/kraeuter-gewuerze/kraeuter/salbei

Karotten
http://www.focus.de/gesundheit/praxistipps/karotten-essen-so-gesund-sind-moehren_id_7781206.html
https://www.ncbi.nlm.nih.gov/pubmed/15572756
https://www.ncbi.nlm.nih.gov/pubmed/16309738
http://www.sciencedirect.com/science/article/pii/S1756464615005952
https://www.zentrum-der-gesundheit.de/karotten.html
https://www.welt.de/wissenschaft/article708050/Bereits-ein-Moehre-am-Tag-hilft-der-Gesundheit.html
http://www.wissenschaft.de/home/-/journal_content/56/12054/1109559/

Gewürz Nelken
https://www.ncbi.nlm.nih.gov/pubmed/15588682?dopt=Abstract
https://www.ncbi.nlm.nih.gov/pubmed/19589904
http://www.kneippianum.de/blog/gewuerznelken-wirkung-rezepte
https://www.fid-gesundheitswissen.de/pflanzenheilkunde/gewuerznelke/
http://www.100-gesundheitstipps.de/heilpflanze-gewuerznelke.html
https://www.zentrum-der-gesundheit.de/gewuerznelken.html

Lavendel
https://gesund.co.at/lavendel-gesund-12369/
https://www.fid-gesundheitswissen.de/pflanzenheilkunde/lavendel/
https://www.welt.de/lifestyle/article1530953/Was-gewoehnlicher-Lavendel-alles-kann.html
http://www.lavendel.net/wirkung/
http://www.zeitung.de/gesundheit/alternativmedizin/lavendel/
http://www.gesundheit-aktuell.de/artikel/lavendel-in-der-naturheilkunde.html

Tomaten
http://www.hundertorangen.de/artikel/tomaten-enthaltenes-lycopin-wirkt-gegen-krebs-1043
https://www.welt.de/wissenschaft/article6344823/Rotwein-und-Tomaten-als-Krebskiller-identifiziert.html
http://www.epochtimes.de/gesundheit/mit-tomaten-gegen-krebs-bioaktive-stoffe-zeigen-wirkung-
a1341842.html
http://www.praxisvita.de/wunderwaffe-gegen-erhoehte-blutfette-herzinfarkt-und-krebs

http://www.rp-online.de/leben/gesundheit/ernaehrung/krebs-wie-ketchup-schuetzen-kann-aid-1.4300203
https://www.gesundheit.de/ernaehrung/lebensmittel/gemuese/tomaten
https://www.zentrum-der-gesundheit.de/tomaten.html
https://www.netdoktor.at/gesundheit/gesunde-ernaehrung/tomaten-so-gesund-sind-sie-6800486
http://www.ndr.de/ratgeber/gesundheit/Tomaten-gesund-und-knackig,tomaten266.html
https://www.welt.de/gesundheit/article109711719/Tomaten-senken-Schlaganfallrisiko-drastisch.html

Goji
https://www.ncbi.nlm.nih.gov/pubmed/19669955
https://www.ncbi.nlm.nih.gov/pubmed/20066520
https://recipes.howstuffworks.com/goji-berry4.htm
https://www.gesundheit.de/ernaehrung/lebensmittel/goji-beeren
https://www.fid-gesundheitswissen.de/pflanzenheilkunde/goji-beere/
https://www.zentrum-der-gesundheit.de/goji-beeren-ia.html

Blaubeeren/Heidelbeeren
https://www.lifeline.de/ernaehrung-fitness/gesund-essen/die-heidelbeere-id113906.html
http://www.spiegel.de/gesundheit/ernaehrung/herzinfarkt-blaubeeren-sollen-vor-herz-kreislauf-krankheiten-schuetzen-a-877559.html
https://www.hoerzu.de/wissen-service/gesundheit/gesunde-ernaehrung/gesundheitswunder-heidelbeere
http://www.hundertorangen.de/artikel/beeren-9-erstaunliche-vorteile-fuer-die-gesundheit-2135
https://www.blaubeere.net
https://www.welt.de/gesundheit/article166109799/Helfen-Heidelbeeren-wirklich-gegen-Entzuendungen.html
http://www.praxisvita.de/blaubeeren-schuetzen-vor-krebs-das-blaubeeren-wunder

Erdbeeren
https://www.apotheken-umschau.de/Erdbeere
https://www.welt.de/gesundheit/article141006119/Je-dunkler-das-Rot-desto-gesuender-die-Erdbeere.html
http://www.freundin.de/warum-erdbeerblaetter-gut-fuer-unsere-gesundheit-sind-309501.html
http://www.augsburger-allgemeine.de/wissenschaft/Erdbeere-gegen-Brustkrebs-So-wirkt-die-Frucht-id41237277.html
https://www.dr-feil.com/lebensmittel/erdbeeren.html
https://www.provegan.info/de/studien/alle-studien/erdbeeren-und-krebs/
https://www.aerztezeitung.de/medizin/krankheiten/krebs/bronchial-karzinom/article/805574/erdbeeren-lungenkrebs.html
http://www.heilpraxisnet.de/naturheilpraxis/krebsforscher-erdbeeren-koennen-vor-brustkrebs-tumoren-schuetzen-20170419273642

Cranberry
http://www.homeopathy.at/cranberry
http://vitamine-ratgeber.com/koennen-cranberries-krebsrisiko-mindern/
https://gesund.co.at/cranberries-bioaktive-substanzen-schuetzen-vor-krankheiten-23762/
http://www.gesund.at/a/cranberry-gesundheit
http://www.bankhofer-gesundheitstipps.de/cranberry-gegen-blasenentzuendung-harndrang.html

Pilze
https://www.eurekalert.org/pub_releases/2011-06/coh-coh060311.php
http://xcnet.de/projekte/xnetcreate.de_v2/pics/kunden/dateimanager/82/7.0Heilkraft_der_Pilze,_korrigierte_Version_Februar_2007.pdf
http://www.br.de/themen/ratgeber/inhalt/ernaehrung/pilze-radioaktivitaet100.htmlbcastId=17986474&documentId=46326588
http://dgk.de/gesundheit/umwelt-gesundheit/informationen/nahrung/heilende-pilze-pfifferlinge-bei-sehstoerungen-champignons-fuer-die-verdauung.html

Trauben
http://www.wissenschaft.de/leben-umwelt/medizin/-/journal_content/56/12054/1002820/Traubenkernextrakt-treibt-Krebszellen-in-den-Selbstmord/
https://kurier.at/wissen/resveratrol-mit-trauben-gegen-den-krebs/30.706.186
http://rundgesund.com/default.asp?opt=1&id=5373

https://www.ncbi.nlm.nih.gov/pubmed/11401934
https://www.ncbi.nlm.nih.gov/pubmed/15785317?access_num=15785317&link_type=MED&dopt=Abstract

Senfkohl/Pak Choi
http://www.bauch.de/ernaehrung/superfoods/superfood-pak-choi
https://www.gesundheit.com/news/ernaehrung/1/pak-choi-hat-was-mit-essen-zu-tun
https://www.zentrum-der-gesundheit.de/pak-choi.html
http://www.gemuese-info.de/pakchoi/gesundheit.html
http://www.enjoyliving.at/essen-und-geniessen-magazin/essen-und-trinken/nahrungsmittel/gemuese/pak-choi-asiatischer-kohl-im-trend.html

Grapefruit
https://www.apotheken-umschau.de/Grapefruit
http://www.gesundheute.com/3-gute-gruende-oefter-grapefruits-zu-essen/
http://www.focus.de/gesundheit/ratgeber/diabetes/news/grapefruit-pflanzenstoff-wirkt-wie-medikament_aid_545409.html
http://www.wecarelife.at/gesundheit-medizin/rat-wissen/arzneimittel/grapefruits-vitaminbomben-mit-gefahrenpotential/grapefruits-vitaminbomben-mit-gefahrenpotential.html
https://www.zentrum-der-gesundheit.de/grapefruit-und-medikamente-ia.html
http://www.wissenschaft.de/leben-umwelt/pharmazie/-/journal_content/56/12054/927313/Mit-bitterer-Frucht-in-den-Kampf-gegen-Krebs/
http://sciencev2.orf.at/stories/1702895/index.html
https://www.derwesten.de/gesundheit/grapefruitsaft-macht-krebsmittel-wirksamer-id6961899.html

Kresse
https://www.zentrum-der-gesundheit.de/kresse.html
https://www.lifeline.de/ernaehrung-fitness/gesund-essen/kresse-id144434.html
http://www.t-online.de/gesundheit/heilmittel-medikamente/id_78539690/kresse-anpflanzen-und-mehr-zur-heilsamen-wirkung-von-kresse.html
https://www.klinikum.uni-heidelberg.de/fuer-Patienten.111688.0.html
https://tspace.library.utoronto.ca/handle/1807/40747

Himbeeren
https://www.lifeline.de/ernaehrung-fitness/gesund-essen/himbeeren-wunderwaffen-fuer-die-gesundheit-id42884.html
https://www.fid-gesundheitswissen.de/pflanzenheilkunde/himbeere/
http://www.hundertorangen.de/artikel/beeren-9-erstaunliche-vorteile-fuer-die-gesundheit-2135
https://www.fitundgesund.at/himbeere-artikel-655
http://anders-leben.de/2014/06/10/himbeere-ist-ein-geheimtipp-in-der-krebs-praevention/
https://deutsche-wirtschafts-nachrichten.de/2014/06/10/praevention-himbeere-kann-krebszellen-ueberlisten/
http://www.huffingtonpost.de/richard-beliveau/krebs-ernaehrung_b_6845374.html

Cannabis
http://www.supermed.at/gesundheit/5-gesundheitliche-vorteile-die-cannabis-konsum-bewirken-kann/
http://www.zeit.de/wissen/gesundheit/2017-05/cannabis-demenz-wirkstoff-gehirn-maeuse-versuche-thc
https://www.beobachter.ch/gesundheit/medizin-krankheit/cannabis-dies-ist-ein-heilmittel
https://www.zentrum-der-gesundheit.de/hanf-ia.html
https://www.lecithol.de/krebs-und-cannabis/
https://www.biokrebs.de/therapien/weitere-therapieansaetze/cannabis
https://www.3sat.de/page/?source=/wissenschaftsdoku/sendungen/184966/index.html
https://www.krebsinformationsdienst.de/aktuelles/2017/news5-cannabis-als-arzneimittel.php
http://www.huffingtonpost.de/2016/12/12/cannabis-krebs_n_13576856.html

Brombeeren
http://www.focus.de/gesundheit/ernaehrung/gesunde-ernaehrung/superfrucht-fuer-knochen-und-nerven-die-brombeere_id_4861640.html
https://www.fitundgesund.at/brombeere-artikel-585
https://www.hoerzu.de/wissen-service/gesundheit/gesunde-ernaehrung/brombeeren

http://stilfimmel.ru/gesundheit-und-wellness/zutaten-und-verwendungen/2321-14-erstaunliche-vorteile-von-brombeeren-fr-haut.html

http://www.hundertorangen.de/artikel/brombeeren-vitamine-und-mineralstoffe-deshalb-so-gesund-1048

http://www.praxisvita.de/brombeeren-senken-das-krebsrisiko

Johannisbeeren Rot

http://www.hundertorangen.de/artikel/johannisbeeren-gesund-dank-beeriger-vitamine-1042

http://www.heilpraxisnet.de/naturheilpraxis/rote-johannisbeere-sauer-und-gesund-901241.php

https://www.gartenjournal.net/rote-johannisbeere-wirkung

http://www.focus.de/gesundheit/ernaehrung/geniessen/ernaehrung-rote-johannisbeere-sauer-macht-gesund_aid_765526.html

https://www.gesundheit.de/ernaehrung/lebensmittel/obst/die-10-kalorienaermsten-obstsorten/rote-johannisbeeren

http://www.ecowoman.de/34-gesundheit/3362-beeren-mit-antioxidantien-erdbeere-johannisbeere-gesund-jung-gegen-krebs

Johannisbeeren Schwarz

https://eatsmarter.de/ernaehrung/gesunde-lebensmittel/schwarze-johannisbeere-gesund

http://www.hundertorangen.de/artikel/johannisbeeren-gesund-dank-beeriger-vitamine-1042

http://schwarzejohannisbeere.com/?page_id=17

https://www.derwesten.de/gesundheit/die-schwarze-johannisbeere-ist-eine-vitamin-c-bombe-id5016311.html

http://symptomat.de/Schwarze_Johannisbeere

https://www.netdoktor.de/heilpflanzen/johannisbeeren/

Fenchel

http://www.ndr.de/ratgeber/gesundheit/Natuerlich-gesund-Fenchel,fenchel106.html

http://www.t-online.de/gesundheit/heilmittel-medikamente/id_76208378/fenchel-ist-gesund-wirkung-der-heilpflanze.html

http://www.n-tv.de/leute/essen/Ein-Kraut-fuers-ganze-Leben-article14582226.html

http://foodfacts.mercola.com/fennel.html

https://www.uzuma.de/blog/537-wofur-ist-fenchel-gut-6-vorteile-fur-die-gesundheit

https://www.vitamine.com/lebensmittel/fenchel/

https://www.zentrum-der-gesundheit.de/fenchel.html

Weißkohl

http://www1.wdr.de/verbraucher/gesundheit/wie-gesund-ist-kohlgemuese-wirklich-100.html

http://www.bankhofer-gesundheitstipps.de/wintergmuese-kohl-super-medizin.html

http://www.planet-wissen.de/gesellschaft/lebensmittel/kohlgemuese/pwiekohlgemuesemitheilkraft100.html

https://www.zentrum-der-gesundheit.de/heilkraft-von-kohl.html

https://academic.oup.com/carcin/article/31/2/281/2477408

http://www.sciencedirect.com/science/article/pii/S1043661807000321

Wirsing

https://www.vitamine.com/lebensmittel/wirsing/

https://www.hoerzu.de/wissen-service/gesundheit/gesunde-ernaehrung/wirsing-wirkt-und-macht-schlank

http://www.fr.de/wissen/gesundheit/gruenkohl-wirsing-darum-ist-wintergemuese-so-gesund-a-394955

Rotkohl

http://www.t-online.de/leben/essen-und-trinken/id_71601878/rotkohl-gesund-und-naehrstoffreich-im-winter.html

https://www.zentrum-der-gesundheit.de/rotkohl.html

https://www.gymondo.de/magazin/gesund-abnehmen/rotkohl

https://www.fid-gesundheitswissen.de/innere-medizin/krebsrisiko/rotkohl-schuetzt-sie-vor-krebs/

https://www.lifeline.de/ernaehrung-fitness/rotkohl-gemuese-rezept-id123176.html

Aronia

https://www.netdoktor.de/heilpflanzen/aronia/

http://www.naturinstitut.info/aronia.html

https://www.srf.ch/sendungen/puls/lifestyle/aronia-kleine-beere-mit-grosser-wirkung

https://www.zentrum-der-gesundheit.de/aroniabeeren-ia.html
https://www.swr.de/swr4/rp/aronia-beeren-gesund/-/id=233378/did=17954216/nid=233378/wzoyuq/index.html
http://www.aroniabeeren.com/studien.html
http://aronialive.com/de/blog/aronia-und-kurkuma-bei-der-krebsbekämpfung.html
https://www.ncbi.nlm.nih.gov/pubmed/14690795

Karottensaft
http://www.praxisvita.de/7-gute-gruende-karottensaft-zu-trinken
http://www.harpersbazaar.de/beauty/karottensaft-gesund
https://www.zentrum-der-gesundheit.de/karotten.html
https://www.ncbi.nlm.nih.gov/pubmed/16309738
http://www.sciencedirect.com/science/article/pii/S1756464615005952
https://www.researchgate.net/publication/258245236_The_Role_of_Carotenoids_in_Human_Skin

Meerrettich
https://www.apotheken-umschau.de/heilpflanzen/meerrettich
https://www.lifeline.de/medikamente/hausmittel/meerrettich-id98315.html
http://www.phytodoc.de/heilpflanzen/meerrettich
https://www.klinikum.uni-heidelberg.de/fuer-Patienten.111688.0.html
http://www.kneippianum.de/blog/pflanze-des-monats-september-meerrettich
http://www.ndr.de/ratgeber/gesundheit/Meerrettich-gesunde-scharfe-Wurzel,meerrettich104.html
http://www.br.de/br-fernsehen/sendungen/gesundheit/meerrettich-heilpflanze-gesundheit-100.html
http://www.bankhofer-gesundheitstipps.de/kuechenkraeuter/meerrettich-bekaempft-bakterien.html

Graviola-Stachelannone-Sauersack
http://gejo-sixt-lebensmut.at/wp-content/uploads/2015/09/Aloe-Graviola-Krebs.pdf
http://www.graviola-extrakt.de/graviola-krebs/
http://www.zeitung.de/gesundheit/alternativmedizin/naturheilkraeuter/graviola/
http://www.foodgroove.de/graviola-die-stachelannone/
http://www.graviola-extrakt.de
https://www.robert-klaushofer.com/graviola-eine-starke-frucht/
http://heilpflanzen24.com/graviola-stachelannone-krebsheilmittel-aus-dem-regenwald-411

Grüner Tee
http://www.dr-rath-gesundheitsallianz.org/infothek/ri/pdfs/2007_02_de.pdf
https://assets.krebsliga.ch/downloads/03_04_rath_d_neu.pdf
http://www.gruenertee.de/wirkung/
https://www.gesundheit.de/ernaehrung/richtig-trinken/tee-und-kaffee/gruener-tee-ein-wundermittel
http://www.ndr.de/ratgeber/gesundheit/Wie-gesund-ist-gruener-Tee,gruenertee102.html
http://www.spiegel.de/gesundheit/ernaehrung/gruener-tee-wie-der-wirkstoff-ecgc-die-gesundheit-foerdert-a-869518.html
http://www.daserste.de/information/wissen-kultur/w-wie-wissen/sendung/2011/wie-gesund-ist-gruener-tee-100.html
https://www.zentrum-der-gesundheit.de/tee-gegen-krebs-ia.html
http://www.bankhofer-gesundheitstipps.de/gruener-tee-verhindert-krebs.html

Chili
https://www.naturalnews.com/021449_Capsaicin_chili_peppers.html
https://www.dr-feil.com/lebensmittel/chili.html
https://www.welt.de/gesundheit/article144855837/Wer-scharf-isst-lebt-laenger.html
http://www.yoga-aktuell.de/yoga-und-leben/ernaehrung/chili-scharf-schon-und-gesund/
https://www.naturalnews.com/023017_food_chili_disease.html

Kohlrabi
https://www.ncbi.nlm.nih.gov/pubmed/23553059
https://www.ncbi.nlm.nih.gov/pubmed/23389114
https://www.ncbi.nlm.nih.gov/pubmed/21712538
http://www.gemuese-info.de/kohlrabi/gesundheit.html
https://www.gesundheits-fakten.de/kohlrabi-gesundes-gemuese-mit-wertvollen-inhaltsstoffen/

https://www.apotheken-umschau.de/Kohlrabi
https://www.zentrum-der-gesundheit.de/kreuzbluetengewaechse-gegen-krebs-ia.html
https://stanislav7212.wordpress.com/2008/09/03/dr-kohlrabi-schutzt-sie-vor-krebs/

Spinat
https://www.ncbi.nlm.nih.gov/pubmed/24993695
https://www.welt.de/gesundheit/article1993237/Popeye-behaelt-Recht-Spinat-macht-stark.html
https://www.fid-gesundheitswissen.de/ernaehrung/obst-und-gemuese/spinat/
https://www.zentrum-der-gesundheit.de/spinat.html
https://www.gesundheit.de/ernaehrung/lebensmittel/gemuese/spinat
http://www.foodadvice.de/spinat-essen-gesund/

Radieschen
https://www.klinikum.uni-heidelberg.de/fuer-Patienten.111688.0.html
https://kraeuterkultur.de/radieschen-als-wundermedizin-auch-bei-krebs/
http://www.ndr.de/ratgeber/gesundheit/Krebs-mit-Brokkoli-und-Co-vorbeugen,krebs302.html
https://www.gymondo.de/magazin/gesund-abnehmen/radieschen
https://www.gesundheitsindustrie-bw.de/de/fachbeitrag/aktuell/pflanzliche-wirkstoffe-gegen-krebsstammzellen/
http://www.gesundheitundwissenschaft.com/2016/09/radieschen-gesundheit-pur.html
https://www.lifeline.de/ernaehrung-fitness/gesund-essen/radieschen-id107189.html
https://www.essen-gesund.de/lebensmittel/radieschen/

Basilikum
https://www.ncbi.nlm.nih.gov/pubmed/15514282?dopt=Abstract
https://www.ncbi.nlm.nih.gov/pubmed/26853158
http://www.gesundheitundwissenschaft.com/2016/12/warum-das-entzundungshemmende-basilikum.html
https://www.zentrum-der-gesundheit.de/basilikum.html
https://www.smarticular.net/basilikum-das-koenigskraut-fuer-kueche-und-gesundheit/

Oregano
http://www.praxisvita.de/oregano-stoppt-krebs-wachstum
https://www.gesundheit.de/medizin/naturheilmittel/heilpflanzen/oregano-der-schmuck-der-berge
https://www.ajol.info/index.php/ejbmb/article/view/60802
http://www.kraeuterweisheiten.de/oregano.html
https://de.wikihow.com/3-Wege-Oreganoöl-für-deine-Gesundheit-zu-nutzen
http://www.zeitung.de/gesundheit/ernaehrung/gewuerze/oregano/
https://www.zentrum-der-gesundheit.de/oregano.html

Feigenkaktus
http://www.energie-gesundheit.com/feigenkaktus-eine-antikrebs-erregende-pflanze/
https://bessergesundleben.de/gesundheitsfoerdernde-eigenschaften-des-feigenkaktus/
http://stilfimmel.ru/gesundheit-und-wellness/zutaten-und-verwendungen/2340-14-top-vorteile-von-feigenkaktus-nagfani-fr-haut.html
http://www.oeko-treff.at/nopal.htm
Brunnenkresse
http://www.20min.ch/wissen/gesundheit/story/Hilft-Brunnenkresse-gegen-Krebs--20746406
http://www.gesundheute.com/3-gruende-mehr-brunnenkresse-zu-essen/
http://www.t-online.de/gesundheit/heilmittel-medikamente/id_78847296/heilpflanze-brunnenkresse-wirkung-von-brunnenkresse.html
https://www.fitundgesund.at/brunnenkresse-artikel-586
http://www.100-gesundheitstipps.de/heilpflanze-brunnenkresse.html

Senf
https://www.welt.de/gesundheit/article13622137/Taeglich-etwas-scharfer-Senf-senkt-das-Krebsrisiko.html
http://www.whfoods.com/genpage.php?tname=foodspice&dbid=93
https://www.ncbi.nlm.nih.gov/pubmed/21605497
http://edoc.sub.uni-hamburg.de/haw/volltexte/2010/951/pdf/ern_y_559.pdf
https://www.ncbi.nlm.nih.gov/pubmed/26343628

https://www.ncbi.nlm.nih.gov/pubmed/15180577
https://www.ncbi.nlm.nih.gov/pubmed/23224634
http://pepperworld.com/senf-ist-gut-fuer-die-gesundheit/
http://www.epochtimes.de/gesundheit/ist-senf-das-naehrstoffreichste-lebensmittel-mit-anti-krebs-wirkung-aus-der-westlichen-welt-a1326872.html
https://www.zentrum-der-gesundheit.de/senf.html

Ginseng
https://www.ncbi.nlm.nih.gov/pubmed/24473234
https://www.ncbi.nlm.nih.gov/pubmed/?term=ginseng+bad+breath
https://www.ncbi.nlm.nih.gov/pubmed/23853057
https://www.welt.de/gesundheit/article1892247/Die-wundersame-Heilkraft-der-Ginseng-Wurzel.html
https://www.ginseng-wirkung.de
https://www.fid-gesundheitswissen.de/pflanzenheilkunde/ginseng/
https://www.zentrum-der-gesundheit.de/ginseng-ia.html
http://www.ipn.at/ipn.asp?BPF

Mönchspfeffer
https://www.ncbi.nlm.nih.gov/pubmed/24245554
https://www.ncbi.nlm.nih.gov/pubmed/28237870
https://www.ncbi.nlm.nih.gov/pubmed/12645832?dopt=Abstract
https://www.ncbi.nlm.nih.gov/pubmed/9021345
https://www.ncbi.nlm.nih.gov/pubmed/23136064
https://www.ncbi.nlm.nih.gov/pubmed/22359078
https://www.gesundheit.de/medizin/naturheilmittel/heilpflanzen/moenchspfeffer
https://www.meine-gesundheit.de/medizin/heilpflanzen/moenchspfeffer
https://www.zentrum-der-gesundheit.de/moenchspfeffer.html

Schnittlauch
https://www.gesundheit.de/medizin/naturheilmittel/heilpflanzen/heilwirkung-von-kuechenkraeutern/schnittlauch
http://www.t-online.de/heim-garten/garten/id_69572918/so-gesund-ist-schnittlauch-vitamine-und-inhaltsstoffe.html
https://gesund.co.at/schnittlauch-gesund-12478/
https://www.evidero.de/gesunder-schnittlauch
https://www.lifeline.de/ernaehrung-fitness/Ernaehrung-Gesundheit-Rezept-Schnittlauch-Petersilie-id116638.html

Mariendistel
http://www.gesund-heilfasten.de/mariendistel.html
https://www.sciencedaily.com/releases/2015/04/150420144350.htm
https://link.springer.com/article/10.1007/s10555-010-9237-0
https://www.gesundheit.de/medizin/naturheilmittel/heilpflanzen/mariendistel-sanfte-medizin-fuer-die-leber
https://www.zentrum-der-gesundheit.de/darmkrebs-mariendistel-15000039.html
http://www.zeitung.de/gesundheit/alternativmedizin/naturheilkraeuter/mariendistel/
http://www.heilkraeuter.de/lexikon/mariendi.htm

Herbst-Zeitlose
https://translate.google.de/translate
https://www.youtube.com/watch?v=ycLH5SIMmgY
https://translate.google.de/translate?hl=de&sl=en&u=http://www.thetelegraphandargus.co.uk/news/13655518.Work_continues_in_Bradford_to_develop_cancer__smart_bomb__treatment/&prev=search
http://www.zeit.de/1950/05/krebs-nicht-unueberwindlich/seite-2
http://www.heilkraeuter.de/lexikon/herbstzeitlose.htm
http://www.bild.de/ratgeber/gesundheit/krebs/sanfte-chemotherapie-bei-krebs-fast-ohne-nebenwirkungen-krokus-19909984.bild.html
http://www.spiegel.de/spiegel/print/d-25656655.html
http://www.spiegel.de/spiegel/print/d-44420991.html

http://www.deutschlandfunk.de/photopharmakologie-licht-gegen-krebs.676.de.html?dram:article_id=332396
http://www.deutschlandfunk.de/colchicin-frassgift-zu-krebsmittel.676.de.html?dram:article_id=28294

Bärlauch
http://news.tumorzentrum-muenchen.de/2016/04/baerlauch-allium-ursinum/
https://www.ncbi.nlm.nih.gov/pubmed/22397993
https://www.ncbi.nlm.nih.gov/pubmed/23836991
http://lpi.oregonstate.edu/mic/dietary-factors/phytochemicals/chlorophyll-chlorophyllin
https://www.ncbi.nlm.nih.gov/pubmed/10562920
http://www.hundertorangen.de/artikel/baerlauch-mineralstoffbombe-fuer-ihre-gesundheit-1036
http://www.t-online.de/heim-garten/garten/id_68773940/baerlauch-gesunde-wirkung-als-arzneimittel.html
https://www.zentrum-der-gesundheit.de/baerlauch.html

sekundäre Pflanzenstoffe
https://www.univie.ac.at/nutrigenomics/teaching/vo_mikronaehrstoffe/8_sek_Pflanzst.pdf
https://de.wikipedia.org/wiki/Sekundäre_Pflanzenstoffe
http://www.dge.de/wissenschaft/weitere-publikationen/fachinformationen/sekundaere-pflanzenstoffe-und-ihre-wirkung/

Antioxidantien
https://www.medicinenet.com/script/main/art.asp?articlekey=11291
https://www.univie.ac.at/nutrigenomics/teaching/vo_mikronaehrstoffe/8_sek_Pflanzst.pdf
https://www.eurekalert.org/pub_releases/2011-02/tju-jrp021011.php
http://www.sciencedirect.com/science/article/pii/S0891584908007454
https://de.wikipedia.org/wiki/Antioxidans
http://www.dna-sequenzierung.com/was-sind-antioxidantien/

Freie Radikale
https://www.univie.ac.at/nutrigenomics/teaching/vo_mikronaehrstoffe/8_sek_Pflanzst.pdf
http://www.spektrum.de/lexikon/biologie/freie-radikale/25601
https://de.wikipedia.org/wiki/Theorie_der_freien_Radikale
http://www.connexin.de/freie-radikale.html

Senföle
https://www.uni-bonn.de/neues/132-2015
https://de.wikipedia.org/wiki/Senfölglycoside
https://www.senfoel.info
https://vitagate.ch/de/gesund_und_schoen/ratgeber/gesundheitsvorsorge/senfoel
http://symptomat.de/Senföl

Zitate:
Zitat: Gesundheitssystem in der Fortschrittsfalle
https://www.aerzteblatt.de/archiv/32976/Gesundheitssystem-In-der-Fortschrittsfalle
Zitate, die aufhorchen lassen...!
https://www.vitaminum.net/blog/lobbyismus-medizin/zitate-die-aufhorchen-lassen...
Zitate Medizinskandale
http://www.aquathek.com/Wasser/Medizinskandal-Zitate.html
Gute Zitate und Aphorismen
https://gutezitate.com/
https://www.aphorismen.de/
https://www.rueckenfit.net/zitate-gesundheit/
https://www.gesundheit.de/ernaehrung/ernaehrung-und-vorsorge/gesundheitsvorsorge-durch-richtiges-essen/ausgewaehlte-zitate-zum-thema-ernaehrung
https://www.animal-spirit.at/themen/vegetarisch-leben/zitate-ber-hmter-vegetarier

# Die Erde spricht ein Gedicht von Hilde Philippi

Die Erde spricht

Ihr habt mir großen Schmerz bereitet,
habt mich verletzt und ausgebeutet.
Seit ewig hab' ich euch gegeben,
was alles ihr gebraucht zum Leben.
Ich gab euch Wasser, Nahrung, Licht,
lang hieltet ihr das Gleichgewicht,
habt urbar mich gemacht, gepflegt,
was ich euch bot betreut, gehegt,
doch in den letzten hundert Jahren
ist Satan wohl in euch gefahren.

Was in mir schlummert wird geraubt,
weil ihr es zu besitzen glaubt,
ihr bohrt nach Öl an tausend Stellen,
verschmutzt die Meere, Flüsse, Quellen,
umkreist mich sinnlos Tag und Nacht,
seid stolz, wie weit ihr es gebracht,
habt furchtbar mich im Krieg versehrt,
kostbaren Lebensraum zerstört,
habt Pflanzen, Tiere ausgerottet,
wer mahnt, der wird von euch verspottet -
kennt Habgier, Geiz und Hochmut nur
und respektiert nicht die Natur.

Drum werde ich jetzt Zeichen setzen
und euch so wie ihr mich verletzen.
Ich werde keine Ruhe geben,
an allen meinen Teilen beben,
schick euch Tsunamiwellen hin,
die eure Strände überziehn,
Vulkane werden Asche spein,
verdunkelt wird die Sonne sein.
Ich bringe Wirbelstürme, Regen,
bald werden Berge sich bewegen,
was himmelhoch ihr habt errichtet,
mit einem Schlag wird es vernichtet,
und Blitze, wie ihr sie nicht kennt,
lass fahren ich vom Firmament.

Ich kann es noch viel ärger treiben,
drum lasst den Wahnsinn endlich bleiben!

Hört, Menschen, was die Erde spricht –
**denn ihr braucht sie, sie braucht euch nicht!**

Hilde Philippi